CGM interpretieren

Grundlagen, Technologie, Charakteristik des kontinuierlichen Glukosemonitorings (CGM)

Andreas Thomas
Ralf Kolassa
Simone von Sengbusch
Thomas Danne

„Ohne endogenen Glukosefluss ist Diabetestherapie einfach“

Ein Arbeitsbuch
auf der Grundlage von „CareLink™“-Daten

Bibliografische Information der Deutschen Bibliothek

Die Deutsche Bibliothek verzeichnet diese Publikation in der Deutschen Nationalbibliografie; detaillierte bibliografische Daten sind im Internet über <http://dnb.ddb.de> abrufbar.

ISBN 978-3-87409-631-7

Dieses Buch wurde mit größtmöglicher Sorgfalt geschrieben; dennoch sind einzelne Fehler nicht auszuschließen. Soweit in diesem Buch eine Dosierung oder Applikation sowie sonstige Daten erwähnt werden, darf der Leser zwar darauf vertrauen, dass Autoren und Verlag große Sorgfalt darauf verwandt haben, dass die Angaben dem aktuellen Wissensstand bei Fertigstellung des Werkes entsprechen. Es kann jedoch vom Verlag keine Gewähr übernommen werden. Derartige Angaben müssen vom jeweiligen Anwender im Einzelfall anhand der Originalliteraturstellen auf ihre Richtigkeit und/oder Aktualität überprüft werden.

Die Autoren freuen sich über konstruktive Kritik bzw. Hinweise auf Fehler oder Ungenauigkeiten im Text. Geschützte Warennamen (Warenzeichen) wurden kenntlich gemacht, aber aus dem Fehlen eines solchen Hinweises kann nicht geschlossen werden, dass es sich um freie Warennamen handelt.

Titelillustration: © fotolia - Zffoto
Lektorat: Dr. Katrin Kraatz (Kirchheim-Verlag)

KIRCHHEIM

1. Auflage 2017
© Kirchheim-Verlag + Co GmbH
Kaiserstr. 41, 55116 Mainz
www.kirchheim-shop.de

Autoren

Dr. Andreas Thomas
Scientific and Therapy Development Manager Diabetes
Medtronic GmbH
Earl-Bakken-Platz 1
40670 Meerbusch

Dr. med. Ralf Kolassa
Diabetesschwerpunktpraxis Bergheim
Priamosstraße 5
50127 Bergheim/Erft

Dr. med. Simone von Sengbusch
Universitätsklinikum Schleswig-Holstein
Campus Lübeck
Klinik für Kinder- und Jugendmedizin
Ratzeburger Allee 160
23538 Lübeck

Prof. Dr. med. Thomas Danne
Diabetes-Zentrum für Kinder und Jugendliche
Kinder- und Jugendkrankenhaus AUF DER BULT
Janusz-Korczak-Allee 12
30173 Hannover

Vorwort

Das kontinuierliche Glukosemonitoring (CGM) kam im Jahr 1999 mit dem System CGMS® des Unternehmens MiniMed in den USA auf den Markt und wurde ein Jahr später auch in Deutschland eingeführt. Dabei wurde ein Glukosesensor, bestehend aus einer elektrochemischen Enzymelektrode, im Unterhautfettgewebe platziert. Der Sensor zeichnete die interstitielle Glukosekonzentration im Abstand von fünf Minuten auf. Da die Glukosedaten nicht unmittelbar angezeigt, sondern erst nach dem Auslesen in eine spezifische Software retrospektiv sichtbar wurden, diente dieses Gerät zunächst nur der diagnostischen Anwendung, vergleichbar etwa mit der 24-Stunden-Blutdruckmessung oder dem Langzeit-EKG. Erstmals war damit aber eine lückenlose Darstellung des Glukoseverlaufs unter klinischen Alltagsbedingungen möglich. Darüber hinaus zeigte die Glukosekurve dem Betrachter den Zeitverlauf der glykämischen Regulation. Anders als bei der punktuellen Glukosemessung, bei der nur ein Glukosewert zu einem bestimmten Zeitpunkt gemessen wird, gibt eine CGM-Kurve die dynamische Regulation des Organismus wieder. Die fortlaufenden Werte zeichnen ein zeitliches Bild des Glukosestoffwechsels. Zweifellos stellte das eine Revolution dar, ähnlich wie der Übergang von der punktuellen zur 24-Stunden-Blutdruckmessung.

Als nächste Entwicklungen folgten CGM-Systeme mit der unmittelbaren Anzeige der Glukosewerte, wie der wenig verbreitete GlucoWatch-Biographer (Cygnus) und das nur unter klinischen Bedingungen nutzbare Glucoday (Menarini). Ab dem Jahr 2004 stand dann mit dem Guardian®RT von MiniMed-Medtronic erstmals ein unter Alltagsbedingungen einfach nutzbares kontinuierliches Real-Time-CGM-System (rtCGM) zur Verfügung. Später folgten der FreeStyle Navigator (Abbott) und der Dexcom (Dexcom). Dem Anwender zeigte sich von nun an nicht mehr nur ein Glukosewert wie bei der punktuellen Blutglukosemessung, sondern zusätzlich die Richtung der Glukoseänderung. Das stellte eine neue Herausforderung dar, denn anders als beim „verblindeten" und retrospektiv ausgelesenen CGMS® konnten die Patienten nun unmittelbar auf ihre Glukosedaten reagieren. Individuell festgelegte Alarmgrenzen bei zu hohen oder zu niedrigen Glukosewerten unterstützten die optische Anzeige. Zahlreiche Studien konnten belegen, dass ausgewählte Patienten davon profitieren. Es gab aber auch Patienten, welche die Unterschiedlichkeit der Glukoseverläufe an verschiedenen Tagen irritierte. Damit stellte sich eine neue Herausforderung an die Auswahl und Schulung der Patienten.

Von dem Betrachter erfordert die Auswertung von CGM-Profilen eine etwas andere Herangehensweise, als wenn Blutglukosewerte in einem Blutglukoseheft beurteilt werden sollen. Er muss sich in das dynamische Bild der Aufzeichnung hineindenken, gewinnt dadurch aber detaillierte Erkenntnisse zur Glukosestoffwechselregulation. Dass damit möglicherweise ein Paradigmenwechsel in der Diabetologie verbunden ist, erscheint naheliegend, schon allein durch die vollständige Beurteilung der glykämischen Variabilität – ein kontrovers diskutierter Faktor bei der Beurteilung des Entstehens von diabetischen Gefäßschäden. Darüber hinaus ist zu beachten, dass CGM die Glukosekonzentration im Unterhautfettgewebe misst. Während in der Glukosestabilität Blutglukose und interstitielle Glukose übereinstimmen, gibt es beim Anstieg bzw. Abfall der Glukose, z. B. bei/nach einer Mahlzeit physiologisch bedingte Differenzen. Unterschiede treten immer auch dann auf, wenn endogene Glukose aus der Leber, der Niere oder der Muskulatur eine Rolle spielt – über das Maß der Nüchternglukose als Folge der Glukoneogenese hinaus. Das ist zum Beispiel beim/nach dem Sport oder im Zusammenhang mit Hypoglykämien der Fall. Umgekehrt lassen sich aus diesen Unterschieden Aussagen zu endogenen Glukoseflüssen im Organismus ableiten. So bietet CGM auch neuartige Bewertungsmöglichkeiten der Stoffwechselregulation wie Glukosevariabilität oder „Time in Range“, die gegenüber dem bewährten Goldstandard „HbA_{1c}“ völlig neue Einschätzungen ermöglichen. Die Bedeutung dieser neuen Messgrößen aus der interstitiellen Glukose für Akut- und Langzeitkomplikationen, aber auch die Lebensqualität des Patienten wird bereits heute von einigen Kollegen höher eingestuft als die des durch die durchschnittliche Blutglukose bedingten HbA_{1c}-Werts.

In diesem Buch beschreiben wir die theoretischen Grundlagen des kontinuierlichen Glukosemonitorings (CGM) nur kurz, weil der Schwerpunkt auf der Herangehensweise bei der Auswertung und Interpretation der Daten auf der Basis der „Care-Link™“-Software des Medtronic-Systems liegt. Die dabei abgeleiteten Erkenntnisse lassen sich größtenteils auch in anderen Softwarelösungen finden, so dass die CareLink™-CGM-Profile nur als Beispiele anzusehen sind. Es folgt die Darstellung zahlreicher CGM-Muster und deren Analyse. Unverzichtbar sind Fallbeispiele, die anhand der vorher dargestellten Methodik interpretiert werden. Zum Schluss wird kurz auf die weitere Entwicklung von CGM eingegangen: die automatische Abschaltung der Insulinabgabe bei Gefahr einer Hypoglykämie, der „SmartGuard®“-Algorithmus des Systems MiniMed® 640G bis hin zu CGM als ein Bestandteil eines „artifiziellen Pankreas“ oder „Closed-Loop-Systems“.

Das durch CGM-Profile gezeichnete Bild der Glukoseregulation ist faszinierend und durchaus nicht schwierig zu beurteilen. Es bietet Erkenntnisse und Details über die Therapie, ja sogar auch über den gesamten Lebensrhythmus und das Verhalten der Patienten, was teilweise überraschend ist und deshalb eine große Sensibilität bei der Beratung der Patienten verlangt. Zweifellos hat mit dem CGM nicht nur eine diagnostische Methode ihren Einzug in die Diabetestherapie gehalten – CGM ist der Übergang von der erfahrungsbasierten zur datenbasierten Diabetologie mit dem Ausblick auf eine „künstliche Bauchspeicheldrüse" als geschlossenes System aus Insulinpumpe und CGM.

Zusätzlich bedeutungsvoll wird die Beschäftigung mit CGM-Glukoseprofilen durch den Beschluss des Bundesministeriums für Gesundheit, auf Grundlage der Entscheidung des Gemeinsamen Bundesausschusses vom 16. Juni 2016*, Real-Time CGM als Leistung der gesetzlichen Krankenkassen anzuerkennen. Die Autoren dieses Buches waren an diesem über fast 10 Jahre währenden Zulassungsprozess entscheidend beteiligt, neben Lutz Heinemann, Ralf Ziegler, Sylvia Rossi, Rudolf Messer und auch Vertretern von Patientenvereinigungen, um stellvertretend nur einige zu nennen. Damit ist ein breiterer Einsatz von CGM bei Patienten mit entsprechender Indikation möglich, was eine schnelle und effektive Auswertung und Interpretation von CGM-Daten durch das medizinische Personal erfordert. Dieses Buch soll dazu einen Beitrag leisten.

Oktober 2016

Dr. Andreas Thomas, Wissenschaftlicher Leiter Medtronic,
Geschäftsbereich Diabetes, Meerbusch

Dr. med. Ralf Kolassa, Diabetologische Schwerpunktpraxis in Bergheim, Erft

Dr. med. Simone von Sengbusch, Oberärztin Kinderklinik der Universitätsklinik Lübeck

Prof. Dr. med. Thomas Danne, Chefarzt Kinder- und Jugendkrankenhaus
AUF DER BULT, Hannover

---

*Bundesministerium für Gesundheit: Bekanntmachung eines Beschlusses des Gemeinsamen Bundesausschusses über eine Änderung der Richtlinie Methoden vertragsärztliche Versorgung: Kontinuierliche interstitielle Glukosemessung mit Real-Time-Messgeräten (rtCGM) zur Therapiesteuerung bei Patientinnen und Patienten mit insulinpflichtigem Diabetes mellitus vom 16. Juni 2016. Bundesanzeiger, herausgegeben vom Bundesministerium der Justiz und für Verbraucherschutz, vom 6. September 2016

Inhaltsverzeichnis

1. Kurzer Überblick über das kontinuierliche Glukosemonitoring: Methode und Systeme — Seite 13

1.1. Zugang zur Methode des kontinuierlichen Glukosemonitorings (CGM) — Seite 13
1.2. Glukosesensoren für das kontinuierliche Glukosemonitoring — Seite 14
1.3. CGM-Messsysteme — Seite 16
1.4. Eigenschaften und Vergleich der verfügbaren Systeme vom Nadelsensortyp — Seite 23
Literatur zu Kapitel 1 — Seite 27

2. Charakteristik des kontinuierlichen Glukosemonitorings (CGM) — Seite 29

2.1. CGM – eine Herausforderung für das Diabetesteam? — Seite 29
2.2. Unterschiede von CGM und Blutglukosemessung — Seite 31
2.3. Kalibrierung des CGM-Systems — Seite 35
2.4. Was zeigt CGM, was sonst nicht sichtbar wäre? — Seite 37
2.4.1. Überblick — Seite 37
2.4.2. Lückenlose Aufzeichnung des Glukoseverlaufs — Seite 39
2.4.3. Nachweis der dynamischen glykämischen Regulation — Seite 41
2.4.4. Nachweis von hypoglykämischen Ereignissen und deren Intensität — Seite 43
2.4.5. Nachweis unphysiologischer postprandialer Auslenkungen — Seite 47
2.5. Was besagen die Unterschiede zwischen Blut- und interstitiellen Glukosewerten? — Seite 53
2.5.1. Grundsätzliche Fragen — Seite 53
2.5.2. Unterschiede in den Glukoseamplituden — Seite 55
2.5.3. Unterschiede bei erhöhter körperlicher Aktivität/Sport — Seite 57
2.5.4. Unterschiede im Zusammenhang mit Hypoglykämien — Seite 58
2.5.5. Konsequenzen für die Diabetesbehandlung — Seite 63
Literatur zu Kapitel 2 — Seite 64

3. Software für die Darstellung, Analyse und Beurteilung von CGM-Profilen — Seite 67

3.1. Übersicht — Seite 67
3.2. Die Darstellungen in der Software CareLink™ — Seite 69
3.2.1. CareLink™ Personal — Seite 69
3.2.2. CareLink™ Pro — Seite 73
03.3. Zusammenfassung — Seite 80
Literatur zu Kapitel 3 — Seite 81

4. Beurteilung von CGM-Profilen — Seite 83

4.1. Grundsätzliche Bedeutung des kontinuierlichen Glukosemonitorings für die Diabetestherapie — Seite 83
4.2. Voraussetzungen für die erfolgreiche Beurteilung von CGM Profilen — Seite 85
4.2.1. Überblick — Seite 85
4.2.2. Messdauer — Seite 86
4.2.3. Eventuell bestehende Datenlücken — Seite 89
4.2.4. Dokumentation der Stoffwechselführung — Seite 91
4.2.5. Kalibrierung des CGM-Systems — Seite 92
4.2.6. Alarme einstellen beim CGM-System — Seite 96
4.2.7. Zusammenfassung: Voraussetzungen für die Beurteilung von CGM-Profilen — Seite 101
4.3. Analyse von CGM-Profilen — Seite 101
4.3.1. Einfluss von Hypoglykämien auf die CGM-Kurven — Seite 101
4.3.2. Kriterien für die umfassende Beurteilung der Glukoseregulation aus den CGM-Profilen — Seite 106
4.3.2.1. Überblick — Seite 106
4.3.2.2. Glukosestabilität — Seite 106
4.3.2.3. Niveau der Glukosekonzentration — Seite 109
4.3.2.4. Glukosemuster — Seite 114
4.3.2.5. Feinanalyse von CGM-Profilen — Seite 121
4.3.2.6. Zusammenfassung — Seite 122
Literatur zu Kapitel 4 — Seite 123

5. Charakterisierung von CGM-Kurven unter der sensorunterstützten Pumpentherapie (SuP) — Seite 125

5.1. Unterschiede von CGM-Kurven unter verschiedenen therapeutischen Optionen — Seite 125

5.2. Reihenfolge bei der Analyse der SuP-Kurven Seite 126
5.3. Besonderheiten bei der SuP mit Hypoglykämieabschaltung bei festem Glukosewert (LGS) Seite 131
5.4. Besonderheiten bei der SuP mit prädiktivem Hypoglykämiemanagement (SmartGuard®) Seite 132
Literatur zu Kapitel 6 Seite 136

6. Fallbeispiele zur sensorunterstützten Pumpentherapie (SuP) Seite 137

6.1. Fallbeispiel 1 Seite 137
6.2. Fallbeispiel 2 Seite 141
6.3. Fallbeispiel 3 Seite 146

7. CGM-Katalog: Beispiele von CGM-Mustern Seite 151

7.1 Überblick Seite 151
7.2. Differenzen zwischen Blut- und interstitieller Glukose Seite 152
7.2.1. (Fehlerhafte) Differenzen zwischen Blut- und interstitieller Glukose Seite 152
7.2.1.1. Unterschiede zwischen Blut- und interstitieller Glukose wegen falscher Kalibrierung Seite 152
7.2.1.2. Unterschiede zwischen Blut- und interstitieller Glukose wegen falscher Lage des Glukosesensors Seite 155
7.2.1.3. Unterschiede zwischen Blut- und interstitieller Glukose kurz nach dem Legen des Glukosesensors Seite 157
7.2.1.4. Unterschiede zwischen Blut- und interstitieller Glukose am Ende der Lebenszeit des Glukosesensors Seite 158
7.2.1.5. Unterschiede zwischen Blut- und interstitieller Glukose wegen fehlerhafter Blutglukosemessung zwecks Kalibrierung Seite 159
7.2.2. Reale Differenzen zwischen Blut- und interstitieller Glukose Seite 160
7.2.2.1. Physiologische Unterschiede zwischen Blut- und interstitieller Glukose: Zugang Seite 160
7.2.2.2. Physiologische Unterschiede zwischen Blut- und interstitieller Glukose bei Glukoseanstiegen und -abfällen Seite 162
7.2.2.3. Physiologische Unterschiede zwischen Blut- und interstitieller Glukose im postprandialen Zustand Seite 164

7.2.2.4. Physiologische Unterschiede zwischen Blut- und interstitieller Glukose bei erhöhter körperlicher Aktivität/Sport Seite 165
7.2.2.5. Physiologische Unterschiede durch defizitäre Glykogenspeicher Seite 166
7.3. CGM-Muster bei Hypoglykämien Seite 168
7.3.1. Zugang: Hypoglykämien als Grundproblem für den Glukosestoffwechsel Seite 168
7.3.2. Repetitive Hypoglykämien Seite 170
7.3.3. Gegenregulation nach Hypoglykämien und „Aufschaukeln" von Glukoseverläufen Seite 171
7.3.4. „Pseudonormalisierung" durch dauerhaft defizitäre Glykogenspeicher Seite 175
7.3.5. „Falsche" Hypoglykämien Seite 176
7.3.6. Nächtliche Hypoglykämien Seite 177
7.3.7. Präprandiale Hypoglykämien Seite 179
7.3.8. Postprandiale Hypoglykämien Seite 180
7.3.9. Hypoglykämien bei/nach körperlicher Aktivität/Sport Seite 183
7.3.10. Hypoglykämien aus Angst vor zu hohen Glukosewerten/diabetischen Folgeerkrankungen Seite 185
7.3.11. Änderung des Therapiemanagements bei Hypoglykämien Seite 186
7.4. CGM-Muster bei Hyperglykämien Seite 187
7.4.1. Charakteristik der Daten im CareLink™ Pro Seite 187
7.4.2. Hyperglykämien vor dem Schlafengehen/spätabendliche Hyperglykämien Seite 188
7.4.3. Nächtliche Hyperglykämien Seite 190
7.4.4. Morgendliche Hyperglykämien Seite 192
7.4.5. Postprandiale Hyperglykämien Seite 194
7.4.6. Hyperglykämien aus Angst vor Hypoglykämien Seite 196
7.4.7. „Falsche" Hyperglykämien Seite 197
7.5. Beurteilung von Mahlzeiten im Rahmen der CGM-Muster Seite 198
7.5.1. Richtige Dosierung des Mahlzeitenbolus: Bolusmanagement Seite 198
7.5.2. Postprandiale Hypoglykämien Seite 200
7.5.3. Postprandiale Hyperglykämien Seite 201
7.5.4. Langanhaltend höhere Glukosewerte nach Snacks Seite 203
7.5.5. Große postprandiale Glukoseanstiege Seite 204
7.5.6. Geringfügige oder fehlende postprandiale Glukoseanstiege Seite 206
7.5.7. „Fleischerhakenmuster" Seite 208
Literatur zu Kapitel 7 Seite 210

8. Abschließende Bemerkungen — Seite 211

Literatur zu Kapitel 8 — Seite 214

9. Anhang — Seite 215

Anhang 1: Algorithmus für die Beurteilung von CGM-Profilen — Seite 215
Anhang 2: Checklisten zur Auswertung von CGM-Profilen nach dem Flussschema — Seite 217
Anhang 3: Vorbereiten für das erste Kalibrieren — Seite 219
Anhang 4: Programmierung von Alarmgrenzen — Seite 220
Anhang 5: Graphische Interpretationshilfen für CGM — Seite 221
Anhang 6: Handlungshilfen für den Anwender in diversen Situationen — Seite 223
Anhang 7: Prozessbeschreibung SuP/Verfahrensanweisung SuP — Seite 225

10. Sachwortverzeichnis — Seite 227

1. Kurzer Überblick über das kontinuierliche Glukosemonitoring: Methode und Systeme

1.1. Zugang zur Methode des kontinuierlichen Glukosemonitorings (CGM)

Ein wesentlicher Wunsch von Patienten mit Diabetes in Bezug auf eine Erleichterung der Therapie bestand und besteht darin, sich für das Blutglukosemessen nicht mehr in den Finger stechen zu müssen. Das ist nachvollziehbar, muss dieses doch durchschnittlich ca. 2000-mal im Jahr erfolgen. Bei jüngeren Kindern mit häufig instabilem Stoffwechsel kann diese Zahl sogar noch deutlich höher liegen, auch in Anbetracht der Sorge der Eltern um ihr Kind. Auf dem Gebiet der Blutglukosemessung haben zwar viele Innovationen dazu geführt, dass die zum Messen nötigen Blutmengen gering sind (≤ 0,5 µl) und die Blutentnahme durch scharfe Lanzetten in einer Stechhilfe mit sehr kurzem, schnellem Einstich erfolgt

2000x/J. BZ-Messungen

Für Patienten gibt es zwei Gründe für kontinuierliches Glukosemonitoring (CGM):

1. der Wunsch, die Glukosewerte ständig angezeigt zu bekommen und folglich über die aktuelle Situation des Glukosestoffwechsels informiert zu sein
2. sich möglichst gar nicht bzw. nur selten stechen zu müssen zum Zweck der Glukosemessung

Für Ärzte besteht das Interesse an CGM in den vollständig erfassten Glukosedaten.

Weiterhin ist CGM die Voraussetzung zur Steuerung einer Insulinpumpe: Hypoglykämie-Abschaltung (MiniMed® Veo™), prädiktive Hypoglykämie-Abschaltung (SmartGuard®), Hybrid-Closed-Loop (FDA-Zulassung im Oktober 2016: MiniMed® 670G mit Mahlzeiten- und Sporteingabe), Full-Closed-Loop-System (bisher nur in Studien).

– dennoch würden die Patienten auf diese invasive Blutglukosemessung gern verzichten. Leider ist es trotz vieler Bemühungen von akademischen Einrichtungen und Unternehmen bisher nicht gelungen, eine vollkommen nichtinvasive, also unblutige Glukosemessung mit der für die Diabetestherapie notwendigen Genauigkeit (Messung der Glukosekonzentration im Promillebereich) und Reproduzierbarkeit zur Verfügung zu stellen. Ein Ausweg ist daher, die Glukose mittels eines minimalinvasiven Glukosesensors kontinuierlich zu messen. Das ist mit CGM der

Fall, aber auch mit Flash-Glukose-Monitoring (FGM), bei dem ebenfalls ein Glukosesensor in das Unterhautfettgewebe insertiert wird, die Daten allerdings nicht ständig angezeigt werden.

Der Wunsch, die Glukosekonzentration kontinuierlich angezeigt zu bekommen, resultierte auch besonders aus der Erfahrung mit Hypoglykämien. Patienten, welche eine schwere Hypoglykämie mit Fremdhilfe erleben mussten, nehmen häufig eher hohe Blutglukosewerte in Kauf mit zum Teil katastrophalen Folgen für die Langzeitprognose [1.1, 1.2]. Solche mit Kontrollverlust verbundenen Ereignisse können sogar zu psychischen Problemen führen [1.3]. Die Tatsache, dass eine schwere Unterzuckerung relativ rasch eintreten kann, auch wenn gerade noch ein normoglykämischer Wert gemessen wurde, verstärkt die Problematik. Solche Situationen verdeutlichen, dass ein punktuell gemessener Glukosewert keine Aussage zulässt, ob der Glukosespiegel steigt, fällt oder gleich bleibt. Weiterhin zeigt die Messung von vier bis sechs Blutglukosewerten am Tag nur ein unvollständiges Bild der Stoffwechselregulation. Bei einer stabilen Glykämie sind diese durchaus ausreichend, nicht jedoch bei instabilem Diabetes. Die im Alltag geforderte Flexibilität in Beruf und Familienleben erklärte ebenfalls den Wunsch, zu jedem Zeitpunkt über den Glukosewert und insbesondere auch den Glukosetrend informiert zu sein.

Natürlich waren und sind auch diabetologisch tätige Ärzte an der vollständigen Aufzeichnung des Glukoseprofils interessiert, wird doch damit lückenlos ersichtlich, wie erfolgreich oder wie mangelhaft die Therapieeinstellung ist. Die kontinuierliche Glukosemessung stellt für diese auch eine diagnostische Methode dar, vergleichbar etwa mit einem 24-Stunden-EKG.

Schließlich besteht auch nach wie vor der Wunsch nach einer technischen Lösung für eine künstliche Bauchspeicheldrüse (artifizielles Pankreas). Eine künstliche Bauchspeicheldrüse bedarf eines geschlossenen Regelkreises aus kontinuierlicher Glukosemessung und bedarfsgerechter Insulinabgabe (ein Closed-Loop-System). Die fortwährende Messung der Glukosekonzentration stellt eine wichtige Voraussetzung dafür dar.

1.2. Glukosesensoren für das kontinuierliche Glukosemonitoring

Unabhängig davon, wo die Glukose gemessen wird (im Blut, in der interstitiellen Flüssigkeit oder gar im Liquor), und unabhängig davon, ob die Messung punktuell oder kontinuierlich erfolgt: Die zugrunde liegende Methode der Glukosemessung ist die gleiche. Dabei lassen sich prinzipiell zwei unterschiedliche Verfahren zur Glukosemessung anwenden:

- **physikalische Messverfahren**, welche die Wechselwirkung von Glukose mit zugeführter Energie (Strahlung, Wärme, elektromagnetische Felder u.a.) für die Messung nutzen,
- **chemische Messverfahren**, bei denen die Glukosekonzentration über die bei einer chemischen Reaktion entstandenen Reaktionsprodukte gemessen wird.

Physikalische Messverfahren haben den großen Vorteil, dass für die Messung kein Probenmaterial benötigt wird, wodurch die Messung der Glukosekonzentration ohne eine Verletzung der Haut möglich ist (nichtinvasive Messung). Dabei stellen die in die Haut eindringenden Strahlen (Licht und andere elektromagnetische Wellen, Wärme u.a.) die Messsonde dar, die zur Zeit der Messung zerstörungsfrei in einem Gewebevolumen wirksam wird. Durch deren Wechselwirkung mit den Glukosemolekülen verändert sich die eingestrahlte Energie, was durch Analyse der Strahlung zur Bestimmung der Glukosekonzentration führt. Leider haben zahlreiche Entwicklungen nicht die für die Diabetestherapie notwendige Messgenauigkeit und Anwendungssicherheit erreicht, so dass trotz immer wieder erfolgter Ankündigungen nach wie vor keine nichtinvasive Messmethode im Markt verfügbar ist [1.4, 1.5].

> Alle derzeit verfügbaren Glukosesensoren für das CGM basieren auf der elektrochemischen Messmethode: Eine dünne Enzymelektrode wird von den Patienten selbst mittels einer Einstechhilfe im Unterfettgewebe platziert und misst dort kontinuierlich 5 bis 7 Tage. Die Messwerte werden an einen Monitor oder eine Insulinpumpe drahtlos übertragen.

elektrisch - Elektro-chemische Messmethode

Dagegen sind chemische Messverfahren Standard und finden Anwendung im Laborbereich, bei der Blutglukoseselbstkontrolle und auch beim CGM. Dabei wird Glukose mithilfe von Enzymen (z.B. Glukoseoxidase, GOD) chemisch umgewandelt. Bei der GOD-Reaktion befindet sich unter den Reaktionsprodukten Wasserstoffperoxid (H_2O_2), welches in einer nachgeschalteten zweiten Reaktion zum Beispiel elektrochemisch zersetzt wird. Die dabei entstehenden Elektronen erzeugen einen Stromfluss (jedes Elektron trägt eine Elementarladung), der die umgewandelte Glukosemenge repräsentiert (eine genauere Erläuterung ist zu finden z.B. in [1.6]). Nachteilig ist, dass für die Messung Probenmaterial benötigt wird, also Blut oder interstitielle Flüssigkeit, welches dem Körper entnommen oder in welches die Messsonde platziert werden muss.

Letzteres findet Anwendung bei den derzeit verfügbaren CGM-Systemen. Das Enzym Glukoseoxidase ist auf einem dünnen Kunststoffsubstrat aufgebracht, ebenso wie die Elektroden. Überdeckt wird das Schichtsystem mit einer biokompatiblen Membran, welche es gegen diverse störende Bestandteile des Organis-

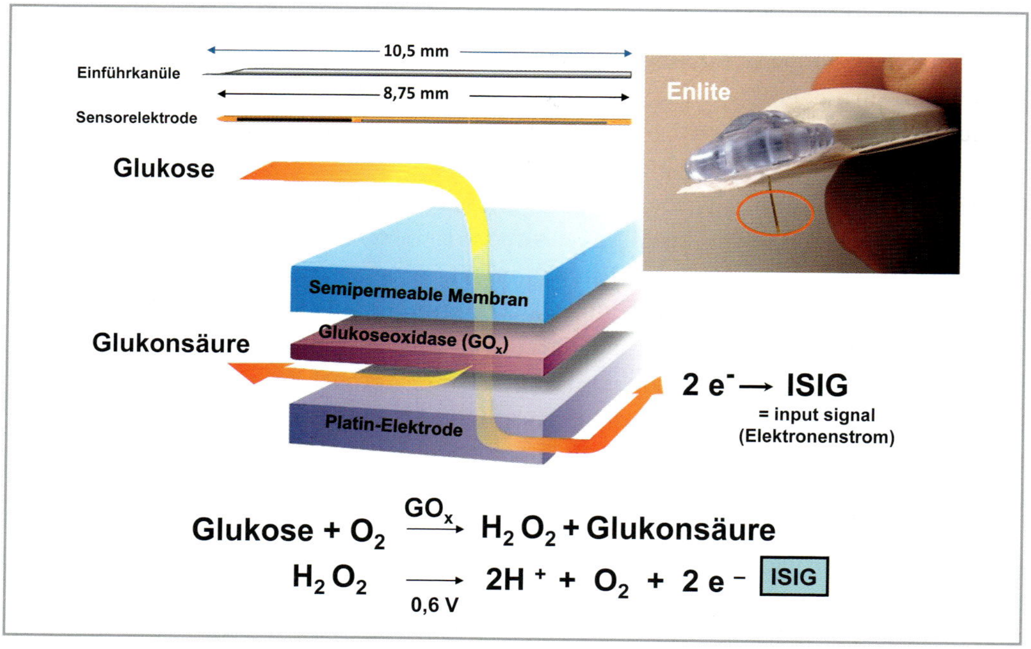

Abb. 1.1 Prinzip des kontinuierlichen Glukosemonitorings mithilfe von enzymatischen Glukoseelektroden (Nadelsensor; im Beispiel: Enlite™). Bestimmt wird die Glukosekonzentration durch die enzymatische Umwandlung der Glukose und die elektrochemische Zersetzung des dabei entstandenen Wasserstoffperoxids (H_2O_2). Der ISIG (input signal)-Wert gibt den entstehenden Stromfluss an und korreliert damit mit der Glukosekonzentration (modifiziert nach [1.7]).

mus abschirmt, jedoch für die Glukosemoleküle durchlässig ist. Diese dünne Enzymelektrode (Abmessungen z. B. beim Enlite™-Sensor: 0,3 mm x 0,4 mm) wird mithilfe einer Einführkanüle und einer Einführhilfe („Serter") direkt unter der Haut platziert, was zu dem Begriff des „Nadelsensors" geführt hat (Abb. 1.1). Mit der Kalibrierung wird der Anschluss der im Unterhautfettgewebe gemessenen interstitiellen Glukosekonzentration an die Blutglukosekonzentration hergestellt. Die Häufigkeit der Kalibrierung hängt vom verwendeten Glukosesensor ab. Bei den Systemen von Medtronic/MiniMed und Dexcom sind zwei Kalibrierungen pro Tag nötig, bei dem von Abbott fünf in fünf Tagen. Die zulässige Messdauer beträgt je nach System zwischen fünf und sieben Tagen.

1.3. CGM-Messsysteme

Im Jahr 1999 wurde CGM Realität für die klinische Anwendung [1.8]. Mit dem CGMS® des Unternehmens MiniMed kam ein System auf den Markt, bei dem ein enzymatischer „Nadelsensor" (wie im Abschnitt 1.2. beschrieben) die Glukosewerte zunächst nicht anzeigte, sondern verblindet aufzeichnete. Das erfolgte im Abstand von fünf Minuten, wodurch sich 288 Messwerte pro Tag ergaben. Die Daten wurden erst sichtbar, wenn das Messgerät nach der Messung über 72 Stunden durch eine spezielle Software ausgelesen worden war. Voraussetzung für die Angleichung der Messergebnisse an den Glukosespiegel des Patienten waren vier Kalibrierungswerte pro Tag mithilfe herkömmlich gewonnener Blutglukosewerte. Die nachfolgend ermittelte CGM-Kurve mit Messwerten entstand folglich retrospektiv nach Analyse der aufgezeichneten Messwerte. Der fünfminütige Abstand zwischen zwei Messwerten ist kürzer als relevante Effekte im Rahmen der Stoffwechselregulation. Mit diesem CGM-Gerät war erstmals der Wunsch der Therapeuten nach der lückenlosen Darstellung des Glukoseverlaufs realisiert. Auch wenn damit die Glukoseregulation nicht aktuell angezeigt wurde, bot diese verblindete Aufzeichnung sogar Vorteile in diagnostischer Hinsicht. Auf die CGM-Daten konnte und kann der Patient nämlich nicht unmittelbar reagieren (da er sie nicht sieht), wodurch ein von ihm unbeeinflusstes Bild der Glukoseregulation entsteht.

Aktuell existiert mit dem iPro™2 eine deutlich einfachere Variante für die verblindete Glukoseaufzeichnung. An den Glukosesensor wird ein Rekorder angesteckt, welcher neben der Stromversorgung für den Glukosesensor die Rohdaten der Messung bis zu sechs Tage aufzeichnet. Das gesamte System besitzt nur etwa die Größe zweier aufeinandergelegter 2-Euro-Münzen, wird also von den Patienten kaum wahrgenommen. Die Patienten müssen keine Eingaben vornehmen und auch sonst nichts weiter beachten. Der Sensor wird beispielsweise in der Arztpraxis angelegt. Nach sechs Tagen erscheinen die Patienten erneut, um den iPro™2 wieder abgenommen zu bekommen. Danach werden die Daten mittels Software ausgewertet. Zur Datenanalyse werden die gemessenen Blutglukosewerte aus einem Blutglukosemessgerät in die Software eingelesen.

Auch das Flash-Glukose-Monitoring (FGM) mit dem FreeStyle Libre des Unternehmens Abbott stellt zunächst eine verblindete Messung dar. Dabei misst ein werksseitig vorkalibrierter Glukosesensor die Glukosewerte im Unterhautfettgewebe über einen Zeitraum von 14 Tagen. Zwar sind die aktuellen Glukosedaten nicht automatisch sichtbar, sie werden aber genauso wie der Trend erfasst, wenn der Sensor mit einem dazugehörigen Lesegerät gescannt wird. Auf diese Weise wird retrospektiv die Glukosekurve der letzten acht Stunden dargestellt. Die Möglichkeit von Alarmen als Schutz vor Hypoglykämien besteht nicht. Das FGM stellt eine Zwischenstufe zwischen herkömmlicher, punktueller Blutglukosemessung und CGM dar, auch wenn zur unmittelbaren Messung ein Glukosesensor Verwendung findet [1.9].

Die verblindete CGM-Messung erfüllte und erfüllt zwar die Bedürfnisse der Therapeuten nach einer lückenlosen Glukosediagnostik, nicht aber den Wunsch der Patienten, aktuelle Werte zur Unterstützung ihrer Therapie zur Verfügung zu haben. Das erste alltagstaugliche Gerät mit Anzeige aktueller Glukosewerte war im Jahr 2002 der GlucoWatch®Biographer des Unternehmens Cygnus (das Gerät wird nicht mehr produziert, das Unternehmen wurde übernommen durch Animas/Johnson & Johnson). Bei diesem Gerät wurde die Glukose mittels Iontophorese durch die Haut hindurch gewonnen, was prinzipiell eine nichtinvasive Messung darstellte [1.10]. Dazu waren an der Unterseite der GlucoWatch® zwei Elektroden angebracht, an welche mittels einer Batterie eine elektrische Spannung angelegt war. Darunter befand sich ein Pflaster (GlucoPad) mit gelöstem Kochsalz (folglich positiv geladene Natriumionen und negativ geladene Chloridionen). Wurde

> Die verfügbaren CGM-Systeme unterscheiden sich nach deren Verwendungszweck:
> - Als Monitoring- und Diagnostiksystem können sowohl verblindete als auch die Glukosewerte anzeigende Geräte genutzt werden. Für die Therapieunterstützung sind aktuell angezeigte Glukosewerte unabdingbar.
> - Stand-alone-Geräte besitzen einen separaten Monitor und/oder die Möglichkeit der Datenübertragung auf ein Smartphone. Bei der Verbindung mit einer Insulinpumpe dient deren Display der Anzeige der CGM-Werte. Neuere Systeme verwenden dagegen die Glukosewerte auch zur Steuerung der Insulinzufuhr.

die elektrische Spannung zugeschaltet, floss der Strom durch das Pflaster und mit ihm die gelösten Ionen in die Haut. Während ihrer Wanderung durch die Haut wurde an die Natriumionen zwischenzelluläre Flüssigkeit angelagert. Da sich in dieser Flüssigkeit auch Glukose befindet, wurde diese mit dem Strom zur anderen Elektrode mittransportiert. Die Glukose verblieb dann in dem Pflaster, welches auch das Enzym Glukoseoxidase (GOD) enthielt. Mit dessen Hilfe erfolgten die chemische Umwandlung der Glukose und die Messung der Reaktionsprodukte ähnlich wie auf einem Blutglukoseteststreifen. Neben dem Vorteil der nichtinvasiven Messung gab es aber auch eine Reihe von Nachteilen, wie eine relativ kurze Messdauer (ein Tag), das Versagen der Messung bei Hautschweiß und teilweise Hautirritationen an der Stelle, an der die Kontakte auf der Haut auflagen. Dadurch verbreitete sich das System nur wenig, war für den Hersteller Cygnus wenig profitabel und führte zu dessen Insolvenz.

Ebenfalls die aktuellen Glukosewerte zeigt das GlucoDay® des Unternehmens Menarini an, welches seit 2003 verfügbar ist. Dabei handelt es sich um die Verbindung von Glukosesensor und Mikrodialyse. In frühen Experimenten mit Glukosesensoren (1970er bis 1980er Jahre), bei denen die Sensorelektrode im Unterhautfettgewebe platziert wurde (die Nadelsensoren), erwies es sich immer wieder als Problem, dass die Messwerte bereits nach drei bis vier Stunden stark drifteten. Eine Lösung für dieses Problem konnte sein, die Enzymelektrode des Sensors nicht mehr unter der Haut zu platzieren, sondern stattdessen mittels Mikrodialyse isotone Kochsalzlösung durch das Gewebe zu transportieren. Der Dialysekatheter muss dazu semipermeabel sein, so dass die Glukosemoleküle aus der zwischenzellulären Flüssigkeit „herausgewaschen“ und zu dem außerhalb der Haut in einer Messzelle befindlichen Glukosesensor transportiert werden können. Dort erfolgen dann die Glukosemessung und die Anzeige des Messwerts. Zur Probengewinnung wird beim GlucoDay® ein Tunnelkatheter durch die Haut hindurchgezogen [1.11]. Die in der oberen Hautschicht verbleibende Mikrofaser ist zwar sehr dünn, ein selbständiges Verlegen des Katheters für den Betroffenen aber nicht gut praktikabel und wenig komfortabel. Folglich ist der Einsatz unter Alltagsbedingungen nur schwer möglich und beschränkt sich nahezu ausschließlich auf den klinischen Einsatz. Aktuell wird dessen Verwendung kaum noch beobachtet.

Die Ära von für die Patienten alltagstauglichen CGM-Geräten mit Anzeige aktueller Glukosewerte begann 2005 mit dem Guardian® Real-Time des Unternehmens Medtronic [1.12]. Dieses System beruhte auf der gleichen Sensortechnologie wie das seit 1999 eingesetzte CGMS®, d.h. es handelte sich um ein CGM-System vom „Nadelsensortyp“, bei dem im Abstand von fünf Minuten ein Messwert angezeigt wird (dieser beruht auf 30 Messungen, je eine alle zehn Sekunden). Im Unterschied zum CGMS® waren durch verbesserte biokompatible Membranen nur noch zwei Kalibrierungen am Tag nötig.

Alle aktuell im Alltag von Patienten genutzten Real-Time-CGM-Systeme (Guardian® Real-Time von Medtronic, FreeStyle Navigator II von Abbott und Dexcom Seven Plus bzw. Dexcom G4®/G5® von Dexcom) sind vom Nadelsensortyp, verwenden also Enzymelektroden zur Messung. Wie bereits beim CGMS® legen sich die Patienten die kleinen Sensoren problemlos selbst mithilfe eines Serters.

Um die Insulintherapie unmittelbar unterstützen zu können, ist die Anzeige der aktuellen Glukosewerte notwendig. Es werden jedoch nicht nur die Glukosewerte angezeigt, sondern auch der Glukosetrend. Dieser ergibt sich aus der Darstellung der Glukosekurve auf dem Display des Monitors. Zusätzlich werden bei hoher Glukosedynamik Trendpfeile sichtbar, die anzeigen, ob und mit welcher Geschwindigkeit sich die Glukosekonzentration ändert. So bedeuten beispielsweise beim Medtronic-System zwei Pfeile nach unten, dass die Glukosekonzentration mit einer Geschwindigkeit von 2 mg/dl pro Minute sinkt. Liegt dazu der Glukosewert bei 110 mg/dl, so weiß der Patient, dass in 20 Minuten eine Hypoglykämie droht, wenn er nicht vorher adäquat reagiert. Weiterhin gibt es Voralarme, die auf kommende Ereignisse, Hypoglykämie oder Hyperglykämie, hinweisen, bzw. Alarme, welche melden, wenn ein solches Ereignis eingetreten ist

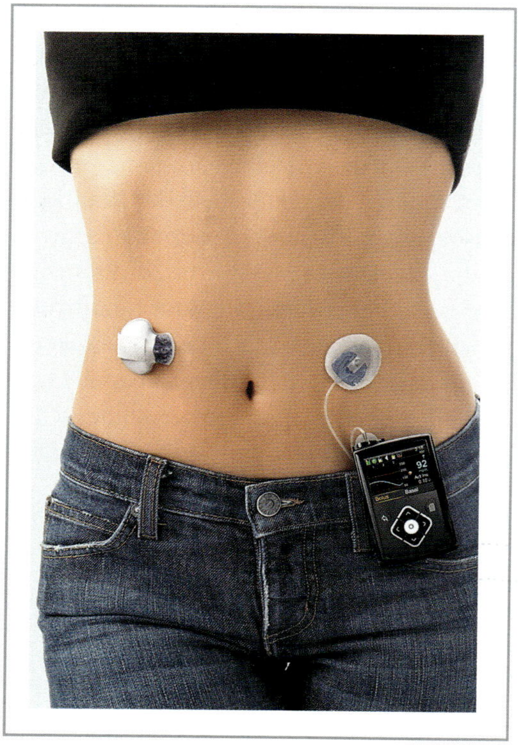

Abb. 1.2 SuP mit dem System MiniMed® 640G, einer Therapieform mit automatisiertem Hypoglykämiemanagement. Links am Bauch (aus Sicht der abgebildeten Person) die Insulinpumpe mit dem Infusionsset, rechts der Glukosesensor mit dem Transmitter, der die Daten zur Insulinpumpe überträgt. Die Insulinpumpe kann auch unabhängig von CGM genutzt werden.

(Schwellenwertalarme). Alle Alarme sind individuell einstellbar. Die Kunst besteht darin, die Grenzen so festzulegen, dass sie einerseits hilfreich sind und andererseits den Patienten nicht allzu sehr stören.

Neben den drei genannten CGM-Systemen als einzeln nutzbare Systeme, welche aus dem Glukosesensor, dem Transmitter für Stromversorgung und Datenübertragung und dem Monitor bestehen (bzw. der Datenübergabe an ein Smartphone), existiert die Verbindung solcher Systeme mit einer Insulinpumpe. Das wurde erstmals 2007 realisiert mit dem im Guardian® Real-Time genutzten Sensor und der Insulinpumpe Paradigm® Real-Time [1.13]. Wie bei der seit 2011 verfügbaren Kombination von Insulinpumpe Animas® Vibe® und Glukosesensor Dexcom G4® werden auch hier die aktuellen Glukosewerte und -profile auf dem Display der Pumpe angezeigt, wodurch ein zusätzlicher Monitor entfällt. Der Glukosesensor greift aber nicht steuernd in die Insulinabgabe der Insulinpumpe ein. Diese Systeme wurden als sensorunterstützte Pumpentherapie (SuP) in den Sprachgebrauch eingeführt.

Nun wäre zu erwarten, dass sich durch die Anzeige von aktuellen Glukosedaten mit Wert und Trend und die zusätzlichen Alarmierungsfunktionen Hypoglykämien prinzipiell vermeiden ließen. Das setzt aber voraus, dass der Patient die Alarme und Warnmeldungen wirklich wahrnimmt. Leider ist das nicht immer der Fall, zum Beispiel während einer Tiefschlafphase. Es ist deshalb folgerichtig, die Werte des Sensors zu nutzen, um die Insulinabgabe zu unterbinden, wenn eine Hypoglykämie auftritt oder aufzutreten droht. Über diese Möglichkeit der autonomen Hypoglykämieabschaltung (LGS: Low Glucose Suspend) verfügte erstmals das im Jahr 2009 in den Markt eingeführte System Paradigm® Veo™ (heute: MiniMed® Veo™). Im Fall oder bei Gefahr (abhängig vom eingestellten Schwellenwert) einer Hypoglykämie gab das System zunächst einen Alarm ab. Reagierte der Patient nicht darauf, zum Beispiel bei zu tiefem Schlaf, so wurde die Insulinabgabe automatisch für 120 Minuten unterbrochen. Nach Ablauf dieser Zeit schaltete sie sich wieder zu, falls dies der Patient nicht vorher bereits manuell getan hatte.

> Die Unterstützung der Insulintherapie durch CGM-Systeme hat zu zwei neuen Behandlungsoptionen geführt: zur sensorunterstützten Therapie (Verbindung von ICT und CGM) und zur sensorunterstützten Pumpentherapie (Verbindung von Insulinpumpe [CSII] und CGM). Letzteres erlaubt, unmittelbar die Insulinabgabe über Glukosesensorwerte zu beeinflussen, was zu einem artifiziellen Pankreas im Sinne eines geschlossenen Kreises aus Messung, Berechnung und Abgabesteuerung (Closed Loop, geschlossener Kreis) führen wird.

Damit ließen sich schwere Hypoglykämien zum Teil ganz vermeiden [1.14–1.17]. Dennoch zeigt sich, dass noch eine Reihe milder Hypoglykämien auftrat, wenn der Schwellenwert auf dem Niveau oder unterhalb des Niveaus der Hypoglykämie (70 mg/dl bzw. 3,9 mmol/l) eingestellt wurde. Zwar wäre die Einstellung eines höheren Schwellenwerts denkbar, dann würde das Leben der Patienten jedoch erheblich durch eine Vielzahl von Alarmen gestört.

Ein nächster Schritt war deshalb die Markteinführung der Insulinpumpe MiniMed® 640G, in welche ein prädiktiver Abschaltalgorithmus (PLGM: Predictive Low Glucose Management), bezeichnet als SmartGuard®, implementiert ist [1.18, 1.19]. Darunter zu verstehen ist die vorausschauende Abschaltung der Insulinabgabe, wenn sich die Glukosewerte in Richtung einer Hypoglykämie bewegen, und die nachfolgend selbständige Wiederaufnahme der Insulinabgabe, wenn die Gefahr der Hypoglykämie vorbei ist. Dazu ein Beispiel: Angenommen, ein Patient stellt seine Abschaltschwelle („Glukosewert Niedrig“) bei 70 mg/dl (3,9 mmol/l) ein. Die Insulinpumpe unterbricht die Insulinabgabe, wenn der aktuelle Glukosewert erstens weniger als 70 mg/dl (3,9 mmol/l) über dem eingestellten Wert liegt (also < 140 mg/dl bzw. 7,8 mmol/l) und zweitens derart fällt, dass er in den nächsten 30 Minuten einen Wert von 20 mg/dl (1,1 mmol/l) über dem einge-

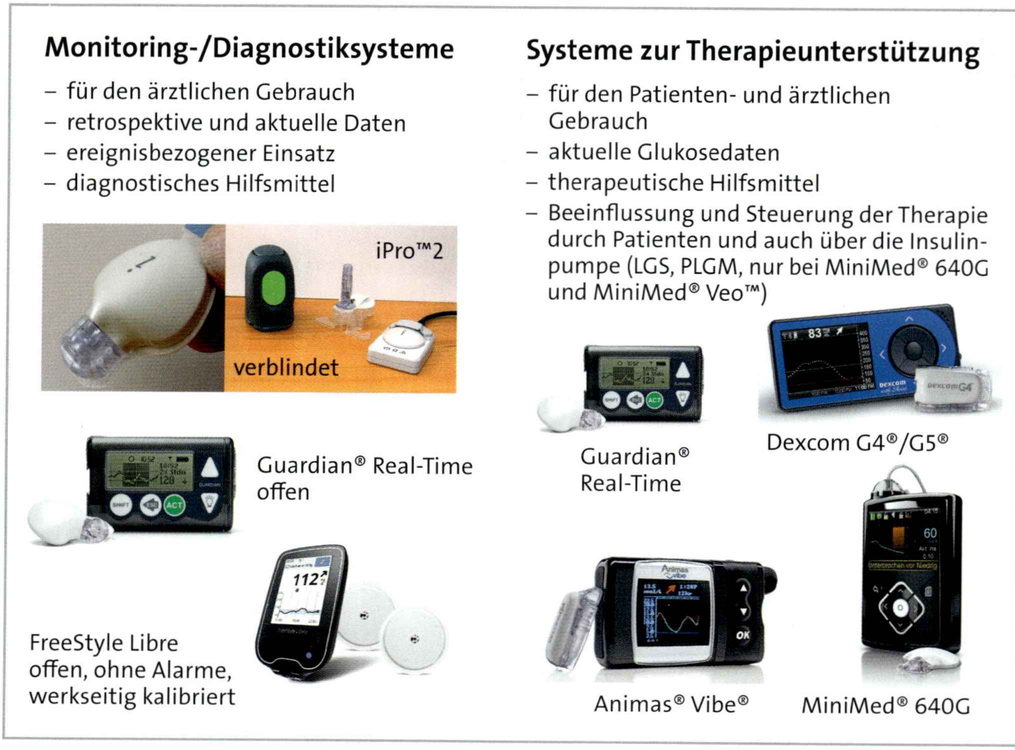

Abb. 1.3 Optionen und Systeme zum kontinuierlichen Glukosemonitoring. Das für das Flash-Glukose-Monitoring angelegte System FreeStyle Libre kann auch zur Datenaufzeichnung genutzt werden. Nicht gezeigt sind der FreeStyle Navigator II des Unternehmens Abbott und das kaum noch eingesetzte GlucoDay® des Unternehmens Menarini. Weitere Systeme sind Ende 2016 und ab 2017 zu erwarten.

stellten Grenzwert erreichen würde (also 90 mg/dl bzw. 5,0 mmol/l). Nach mindestens 30 Minuten, höchstens jedoch 120 Minuten wird die Insulinabgabe automatisch wieder zugeschaltet. Dazu muss der Glukosespiegel um mindestens 40 mg/dl (2,2 mmol/l) über den eingestellten „Glukosewert Niedrig" angestiegen sein (in diesem Fall auf 110 mg/dl bzw. 6,1 mmol/l). Der Patient merkt diese Prozedur gar nicht, wenn er die Warnfunktion ausgeschaltet hat, kann aber jederzeit selbständig reagieren. Im Prinzip liegt damit erstmals ein vollständig automatisiertes Management der Insulinzufuhr vor, wenn auch nur für die kritische Stoffwechselsituation Hypoglykämie. Es kann von einem Semi-Closed-Loop-System gesprochen werden, mit welchem die Wahrscheinlichkeit für Hypoglykämien auf weniger als zehn Prozent der sonst üblichen Rate sinkt [1.20]. Dabei ist weiterhin zu beachten, dass die Intensität einer Hypoglykämie erheblich abnimmt, falls sie denn wirklich eintreten sollte; darunter ist zu verstehen das Produkt aus Area under the Curve (AUC) mal die Zeit im hypoglykämischen Glukosebereich. Die SmartGuard®-Option gibt den Patienten ein hohes Maß an Sicherheit in ihrer Therapie. Darüber hinaus wird die Therapie für den Arzt überschaubar und kalkulierbar, weil die mit Hypoglykämien häufig verbundenen Gegenregulationen entfallen, was letztendlich Glukoseauslenkungen und -schwankungen verringert.

Die in der nahen Zukunft weiter zu erwartenden Innovationen sind zunächst die vollständig autonome Kontrolle der basalen Insulinversorgung und schließlich die selbständige Steuerung des Systems. Auf diese Weise erfolgt Schritt für Schritt die Entwicklung zum vollständigen Closed-Loop-System.

Zusammenfassend gibt Abbildung 1.3 einen Überblick über die Methoden des CGM (inklusive FGM) und die dazu aktuell verfügbaren Systeme.

1.4. Eigenschaften und Vergleich der verfügbaren Systeme vom Nadelsensortyp

In Tabelle 1.1 sind die Eigenschaften der CGM-Systeme zusammengestellt. Dort finden sich auch Angaben zur Messgenauigkeit. Aufgrund der Entwicklung der Glukosesensoren ist bei der Beurteilung der Messgenauigkeit immer auch der Zeitpunkt der Publikation in Betracht zu ziehen. So stellt zum Beispiel der Glukosesensor Enlite™ II bereits die neunte Sensorgeneration bei Medtronic, der Dexcom G4® die vierte und der Dexcom G5® die fünfte Generation bei Dexcom dar. Da die Entwicklung bzw. Verbesserung der Glukosesensoren nicht automatisch auch ein neues CGM-Gerät zur Folge hatte, kann ein CGM-System zwangsläufig mit Glukosesensoren des gleichen Unternehmens aus verschiedenen Generationen betrieben werden. Weiterhin wichtig zu wissen ist, dass sich die angegebene Messgenauigkeit immer auf das System Glukosesensor und Messge-

> Als Parameter für die Messgenauigkeit von CGM-Systemen gelten die MARD und der Error-Grid-Plot. Dabei ist zu beachten, dass CGM bei sich ändernden Glukosewerten im Interstitium andere Glukosewerte vorfindet, als zum gleichen Zeitpunkt die Blutglukosemessung zeigt. Wertepaare stimmen nur in der Glukosestabilität überein, aber alle Wertepaare werden in der MARD bzw. dem Error-Grid-Plot berücksichtigt. Eine Standardisierung der Messbedingungen erfolgte bisher leider noch nicht. Deshalb sind beide Parameter nur eingeschränkt aussagekräftig, wenn es um die Beurteilung der wahren Messqualität geht.

MARD

rät bezieht. Ursache ist, dass die Rohdaten des Glukosesensors in einem Algorithmus verarbeitet und dann erst als Glukosewerte ausgegeben werden [1.21]. Der Algorithmus berücksichtigt Faktoren wie die Kalibrierung, die statistische

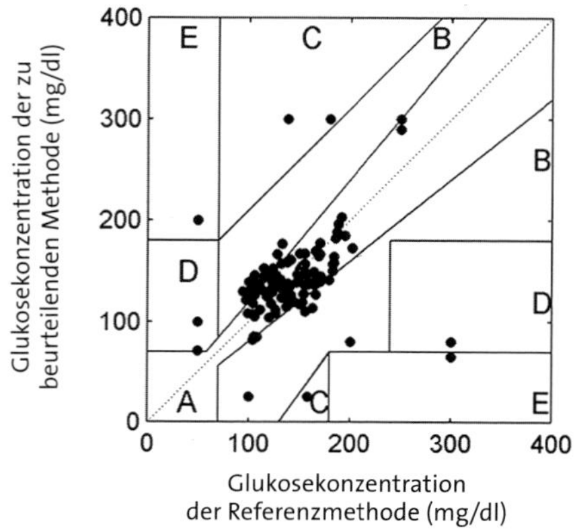

Abb. 1.4 Clarke-Error-Grid-Plot zur Beurteilung eines Messsystems im Vergleich zu einer Referenzmethode. Die Einteilung der Zonen erfolgt unter diabetologischen Gesichtspunkten [1.23]. Streng genommen wird dieser Plot nur den statischen Blutglukosemessungen gerecht, weil sich bei der interstitiellen Messung mit CGM physiologische Unterschiede ergeben, wenn sich die Glukosekonzentration rasch ändert. Der hier dargestellte Plot ist aber allgemein akzeptiert.

Sicherung des Messwerts, die Sensorempfindlichkeit in verschiedenen Glukosebereichen usw. So kann es sein, dass zwei leicht unterschiedliche Messkurven entstehen, wenn in einem Experiment die Rohdaten eines Glukosesensors gleichzeitig an zwei unterschiedliche Monitore gesendet werden (z. B. Guardian® Real-Time und MiniMed® Veo™). Das mag zunächst verwundern. Ursache für den genannten Fall ist, dass bei der MiniMed® Veo™ wegen der Option zur Hypoglykämieabschaltung der Algorithmus im niedrigen Glukosebereich sensibilisiert wurde, was auf Kosten der Toleranz im übrigen Glukosebereich geschehen musste. Generell sind die Abweichungen jedoch so gering, dass sie im Toleranzbereich der Messung selbst liegen. Sie wirken sich allerdings geringfügig auf die Angaben zur Messgenauigkeit aus. Ein Überblick über die aktuell verfügbaren CGM-Geräte und die dazugehörigen Glukosesensoren findet sich nachfolgend in Tabelle 1.1.

Für die Beurteilung der Messgenauigkeit existieren verschiedene Parameter [1.22]. Die wichtigsten Parameter sind die mittlere absolute relative Differenz (MARD), also die Abweichung der Messwerte gegenüber einem Referenzmessgerät, und der Error-Grid-Plot (EGP). Bei Letzterem werden Wertepaare, bestehend aus dem Referenzwert und dem Messwert des zu untersuchenden Messgeräts (also des CGM-Systems) über einen Glukosebereich von 40 bis 400 mg/dl (2,2 – 22,2 mmol/l) aufgetragen. Das Diagramm ist unter diabetologischen Gesichtspunkten eingeteilt in fünf verschiedene Zonen [1.23] (Abb. 1.4). Dabei ist eine Messung im Bereich A akkurat und führt zu korrekten Behandlungsentscheidungen, Bereich B ist ebenfalls klinisch akzeptabel, da hier nur benigne Behandlungsentscheidungen bzw. keine Behandlungsänderung folgen würde. Klinisch signifikante Fehler entstehen, wenn die Bestimmung in den Bereich C, D oder E fällt. Im Bereich C kommt es zu einer Überkorrektur normaler Glukosewerte, Bereich D erkennt hohe Werte nicht bzw. würde hohe oder niedrige Werte nicht korrekt behandeln und Bereich E würde zu erheblich falschen Behandlungsentscheidungen führen. Bei der Beurteilung der Daten muss unbe-

40-400 mg/dl

dingt beachtet werden, unter welchen Bedingungen gemessen wurde. Da die CGM-Systeme die Glukosekonzentration in der interstitiellen Flüssigkeit des subkutanen Gewebes messen, ist eine direkte Vergleichbarkeit mit der Blutglukosemessung nur bei relativ konstantem Glukosespiegel gegeben. Dagegen kommt es im Fall eines Glukoseanstiegs oder -abfalls zu einer zeitlichen Verzögerung (Timelag) von 5 bis 25 Minuten (darauf wird in Kapitel 2 noch ausführlich eingegangen) zwischen den Messwerten im Blut und in der interstitiellen Flüssigkeit. Werden zu diesem Zeitpunkt die Glukosewerte in beiden Kompartimenten verglichen, so differieren diese physiologisch bedingt [1.21, 1.27–1.29]. Folglich müssen also Messbedingungen geschaffen werden, die immer nur Vergleiche in der Glukosestabilität vornehmen. Die beste Methode wäre ein Vergleich im Glukose-Clamp-Test auf verschiedenen, stabil eingestellten Glukoseniveaus. Leider lassen die meisten Untersuchungen vermuten, dass alle gemessenen Wertepaare in die MARD eingegangen sind, also auch die bei rascher Änderung des Glukosespiegels. Da die Vorgehensweise bisher nicht standardisiert ist, bietet die MARD einen breiten Interpretationsspielraum – kein guter Zustand aus wissenschaftlicher Sicht. Diesbezüglich erscheint die PARD (Precision Absolute Relative Difference) als ein sinnvoller Parameter, welche den paarweisen Vergleich von zwei subkutan messenden Glukosesensoren beschreibt [1.30]. Durch die Messung im gleichen Kompartiment ist die Vergleichbarkeit gegeben, allerdings zeigt diese keine absolute Genauigkeit bezüglich eines Standards. Eine niedrige PARD zeigt aber die gute Reproduzierbarkeit der Glukosemessungen zweier Sensoren, z. B. einer Charge, was auch geeignet ist, deren Zuverlässigkeit zu beurteilen.

> Die Messgenauigkeit von CGM-Systemen ist etwas geringer als die der meisten Blutglukosemessgeräte. CGM zeigt aber nicht nur den Glukosewert, sondern darüber hinaus den Glukosetrend. Das erweitert wesentlich den durch CGM zu erzielenden Informationsgehalt.

In Tabelle 1.1 sind die MARD und der Anteil der Werte im Error-Grid-Plot in den Bereichen A und B aufgeführt. Die Daten stammen aus verschiedenen Arbeiten [1.24–1.26, 1.31]. Die Unterschiede entstehen durch Streuungen in den Chargen an Glukosesensoren in den verschiedenen Studien, was aber für die klinische Betrachtung wenig relevant ist.

Insgesamt gesehen ist die Messgenauigkeit der CGM-Systeme etwas geringer als die von herkömmlichen Blutglukosemessgeräten, erfüllen aber die für die Diabetesbehandlung notwendigen Erfordernisse. Folglich sind die Systeme auch durch die verantwortlichen Behörden (FDA-Zulassung in den USA, CE-Zertifizie-

Sensor	Enlite™ II	Enlite™ II	Dexcom G4®/G5®	Navigator
CGM-System	– offen: Guardian® Real-Time,- MiniMed® Veo™ – verblindet: iPro™2	MiniMed® 640G	Dexcom G4® (kann auch verblindet werden), Animas® Vibe®, Dexcom G5®	FreeStyle Navigator II
Stärke der Sensorelektrode	27 Gauge (0,36 mm)	≈ 31 Gauge (≈ 0,23 mm)	≈ 31 Gauge (≈ 0,23 mm)	22 Gauge (0,7 mm)
Länge der Sensorelektrode	8,75 mm	8,75 mm	13 mm	6 mm
Einstechwinkel	90 Grad	90 Grad	45 Grad	90 Grad
Lebensdauer	6 Tage	6 Tage	7 Tage	5 Tage
Zeit von Sensoranlage bis Messbeginn	2 Stunden (gilt nicht für iPro™2)	2 Stunden	2 Stunden	1 Stunde
Kalibrierung	2, 8, dann alle 12 Stunden (gilt nicht für iPro™2)	2, 8, dann alle 12 Stunden	1, 1,5, dann alle 12 Stunden	1, 2, 10, 24 und 72 Stunden
aktuelle Werte	alle 5 Minuten	alle 5 Minuten	alle 5 Minuten	jede Minute
Displayanzeigen	3, 6, 12, 24 Stunden (gilt nicht für iPro™2)	3, 6, 12 und 24 Stunden	1, 3 und 9 Stunden	2, 4, 6, 12 und 24 Stunden
Daten-Download	essentiell	möglich	möglich	möglich
Messgenauigkeit – MARD	13,8–18,5 %	11,6 %	10,8–16,5 % (G4®), ca. 10 % (G5®)	12,3–14,5 %
– Anteil Werte in Zonen A und B des EGP	98,9 %	100,0 %	98,3 % (G4®), 98,5 % (G5®)	98,6 %

Tab. 1.1 Eigenschaften der auf dem Markt verfügbaren CGM-Systeme, die aufgrund der Anzeige der aktuellen Glukosewerte als therapeutisches Hilfsmittel eingesetzt werden können [1.22–1.26] (MARD: mittlere absolute relative Differenz, EGP: Error-Grid-Plot).

rung in Europa) zugelassen worden. Dabei ist zu beachten, dass durch die Anzeige des Glukosetrends zusätzliche Daten verfügbar sind, insbesondere auch Glukosemuster entstehen, welche den Informationsgehalt gegenüber der punktuellen Messgenauigkeit deutlich erhöhen. Damit ist für CGM eine wesentlich größere punktuelle Messtoleranz möglich [1.32, 1.33].

Das kontinuierliche Glukosemonitoring (CGM) hat sich etabliert, auch wenn es noch eine geringe Verbreitung besitzt. Eine wesentliche Limitierung war in der in Deutschland lange Zeit fehlenden Kostenerstattung zu sehen, die aber seit September 2016 mit der Veröffentlichung des Beschlusses des Gemeinsamen Bundesausschusses (G-BA) durch das Bundesministerium für Gesundheit der Vergangenheit angehört [1.36]. Grundlage dafür bildeten ein Experten-Konsensuspapier der Arbeitsgruppe Diabetes & Technologie der Deutschen Diabetes Gesellschaft [1.34] und ein positives Statement des Instituts für Qualität und Wirtschaftlichkeit im

Gesundheitswesen (IQWiG) [1.35]. Wichtig ist, dass es eine Reihe von CGM-Systemen gibt, die prinzipiell verfügbar sind. Besondere Bedeutung kommt sicher der Kombination von CGM mit der Insulinpumpentherapie im Sinne der sensorunterstützten Pumpentherapie (SuP) zu, weil dabei zusätzlich eine Steuerung der Insulinpumpe im Fall der kritischen Stoffwechselsituation Hypoglykämie möglich wird [1.14–1.20]. Dies ist ein erster Schritt hin zu einem artifiziellen Pankreas.

Literatur

1.1 Cryer PE: Hypoglycaemia: the limiting factor in the glycaemic management of type 1 and type 2 diabetes. Diabetologia 2002; 45: 937–948

1.2 Cryer PE, Davis SN, Shamoon H: Hypoglycemia in diabetes. Diabetes Care 2003; 26: 1902–1912

1.3 Cox DJ, Gonder-Frederick LA, Kovatchev BP et al.: Biopsychobehavioral model of severe hypoglycemia. II. Understanding the risk of severe hypoglycemia. Diabetes Care 1999; 22: 2018–2025

1.4 Thomas A, Heinemann L: Diabetestechnologie als ein Pfeiler der Diabetestherapie. Diabetes Stoffw Herz 2013; 22: 387–398

1.5 Thomas A, Heinemann L: Nichtinvasive Glucosemessung. Diabetologe 2014; 10: 36–42

1.6 Thomas A, Hasche H: Selbstkontrolle bei Diabetes – Aufgabe und Notwendigkeit. Kirchheim, Mainz, 2003

1.7 Mastrototaro JJ: The MiniMed continuous glucose monitoring system. Diabetes Technol Ther 2000; 2 (Suppl. 1): S13–S18

1.8 Gross TM, Mastrototaro JJ: Efficacy and reliability of the continuous glucose monitoring system. Diabetes Technol Ther 2000; 2 (Suppl. 1): S19–S26

1.9 Heinemann L, Freckmann G: CGM versus FGM oder: Kontinuierliches Glukosemonitoring ist nicht gleich Flash Glucose Monitoring. Diabetes Stoffw Herz 2015; 24: 208–210

1.10 Tamada JA, Garg S, Jovanovic L et al.: Noninvasive glucose monitoring. Comprehensive clinical results. JAMA 1999; 282: 1839–1844

1.11 Maran A, Crepaldi C, Tiengo A et al.: Continuous subcutaneous glucose monitoring in diabetic patients: a multicenter analysis. Diabetes Care 2002; 25: 347–352

1.12 Bode B, Gross K, Rikaldo N et al.: Alarm based on real-time sensor glucose values alert patients to hypo- and hyperglycemia: the Guardian continuous monitoring system. Diabetes Technol Ther 2004: 6: 105–113

1.13 Danne T, Liebl A, Reichel A et al.: First user experience with an integrated insulin pump and real-time continuous glucose monitoring system in German patients with type 1 diabetes. Diabetes 2006; 55 (Suppl. 1): A194–A195

1.14 Choudhary P, Shin J, Wang Y et al.: Insulin pump therapy with automated insulin suspension in response to hypoglycemia. Diabetes Care 2011; 34: 2023–2025

1.15 Danne T, Kordonouri O, Holder M et al.: Prevention of hypoglycemia by using low glucose suspend function in sensor-augmented pump therapy. Diabetes Technol Ther 2011; 13: 1129–1134

1.16 Bergenstal RM, Klonoff DC, Garg SK et al.: Threshold-based insulin-pump interruption for reduction of hypoglycemia. N Engl J Med 2013; 369: 224–232

1.17 Ly TT, Nicolas JA, Retterath A et al.: Effect of sensor-augmented insulin pump therapy and automated insulin suspension vs standard insulin pump therapy in patients with type 1 diabetes. A randomized clinical trial. JAMA 2013; 310: 1240–1247

1.18 Zecchin C, Facchinetti A, Sparacino G et al.:. Reduction of number and duration of hypoglycemic events by glucose prediction methods: a proof-of-concept in silico study. Diabetes Technol Ther 2013; 15: 66–77

1.19 Danne T, Tsioli C, Kordonouri O et al.: The PILGRIM study: in silico modeling of a predictive low glucose management system and feasibility in youth with type 1 diabetes during exercise. Diabetes Technol Ther 2014; 16: 338–347

1.20 Choudhary P, Olsen BS, Conget I, Welsh JB, Vorrink L, Shin JJ: Hypoglycemia prevention and user acceptance of an insulin pump system with predictive low glucose management. Diabetes Technol Ther 2016; 18: 288–291

1.21 Keenan DB, Mastrototaro JJ, Voskanyan G et al.: Delays in minimally invasive continuous glucose monitoring devices: a review of current technology. J Diabetes Sci Technol 2009; 3: 1207–1214

1.22 Siegmund T, Kolassa R, Thomas A: Sensorunterstützte Therapie (SuP) und Sensorunterstützte Pumpentherapie (SuP). Unimed Science, Bremen, 2011

1.23 Clarke W, Cox D, Gonder-Frederick L et al.: Evaluating the clinical accuracy of systems for self-monitoring of blood glucose. Diabetes Care 1987; 10: 622–628

1.24 Kovatchev B, Heinemann L, Anderson S et al.: Comparison of the numerical and clinical accuracy of four continuous glucose monitors. Diabetes Care 2008; 31: 1160–1164

1.25 Luijf YM, Mader JK, Doll W et al. on behalf of the AP@home consortium: Accuracy and reliability of continuous glucose monitoring systems: a head-to-head comparison. Diabetes Technol Ther 2013; 15: 721–726

1.26 Damiano ER, El-Khatib FH, Zhemg H et al.: A comparative effectiveness analysis of three continuous glucose monitors. Diabetes 2013; 62 (Suppl. 1): A41

1.27 Kulcu E, Tamada JA, Reach G et al.: Physiological differences between interstitial glucose and blood glucose measured in human subjects. Diabetes Care 2003; 26: 2405–2409

1.28 Wolpert HA: The nuts and bolts of achieving end points with real-time continuous glucose monitoring. Diabetes Care 2008; 31 (Suppl. 2): S146–S149

1.29 Mazze RS, Strock E, Stout P et al.: A novel methodology to evaluate continuous glucose monitoring accuracy and clinical representation of glucose exposure and variability. Diabetes 2007; 56 (Suppl. 1): A107

1.30 Schoemaker M, Schmelzeisen-Redeker G, Jager J: CGM sensor design principles for reliable and accurate glucose monitoring in the subcutaneous tissue. Diabetes Technol Ther 2014; 16 (Suppl. 1): A17

1.31 Medtronic: 640G/GST3B User Evaluation Study (ERP077). Data on File, 2015

1.32 Koschinski T, Heckermann S, Heinemann L: Continuous glucose monitoring allows for larger measurement errors than for SMBG: a new application of the diabetes error test model. Diabetes 2007; 56 (Suppl. 1): A109

1.33 Liebl A, Henrichs HR, Heinemann L et al.: Continuous glucose monitoring: evidence and consensus statement for clinical use. J Diabetes Sci Technol 2013; 7: 500–519

1.34 Liebl A, Henrichs HR, Heinemann L et al. für die Arbeitsgruppe CGM der Arbeitsgemeinschaft Diabetologische Technologie (AGDT) der Deutschen Diabetes Gesellschaft: Kontinuierliches Glukosemonitoring (CGM): Evidenz und Konsens für den klinischen Einsatz von CGM. Diabetes Stoffw Herz 2012; 21: 32–47

1.35 Institut für Qualität und Wirtschaftlichkeit im Gesundheitswesen (IQWiG): [D12-01] Kontinuierliche interstitielle Glukosemessung (CGM) mit Real-Time-Messgeräten bei insulinpflichtigem Diabetes mellitus. https://www.iqwig.de/de/projekte-ergebnisse/projekte/nichtmedikamentoese-verfahren/d12-01-kontinuierliche-interstitielle-glukosemessung-cgm-mit-real-time-messgeraten-bei-insulinpflichtigem-diabetes-mellitus.3258.html (letzter Zugriff: 02.07.2015)

1.36 Bundesministerium für Gesundheit: Bekanntmachung eines Beschlusses des Gemeinsamen Bundesausschusses über eine Änderung der Richtlinie Methoden vertragsärztliche Versorgung: Kontinuierliche interstitielle Glukosemessung mit Real-Time-Messgeräten (rtCGM) zur Therapiesteuerung bei Patientinnen und Patienten mit insulinpflichtigem Diabetes mellitus vom 16. Juni 2016. Bundesanzeiger, herausgegeben vom Bundesministerium der Justiz und für Verbraucherschutz, vom 6. September 2016

2. Charakteristik des kontinuierlichen Glukosemonitorings (CGM)

2.1. CGM – eine Herausforderung für das Diabetesteam?

„Früher haben wir gedacht: Wenn wir einmal lückenlos Glukosedaten zur Verfügung haben, erkennen wir den Glukosestoffwechsel. Heute haben wir die Daten und stellen fest: Wir verstehen ihn nicht!“

Aussage eines Diabetologen im Jahr 2001 bei der Analyse eines CGM-Profils

Diese Aussage war so oder in ähnlicher Weise häufig zu hören, als die diabetologisch tätigen Ärzte begannen, sich mit CGM-Messungen zu beschäftigen. Für Diabetesteams und Betroffene stellte der Paradigmenwechsel von der Bewertung punktueller Blutglukosemessdaten hin zur Trendanalyse mit CGM-Profilen eine erhebliche Umstellung dar. Das hatte unterschiedliche Ursachen. Zum einen wurden nun Daten sichtbar, die nicht selten chaotisch erschienen. Und natürlich unterschieden sich diese von den Darstellungen über die physiologische Glukosestoffwechselregulation von Menschen ohne Diabetes, wie sie aus Lehrbüchern bekannt sind. Das war erwartet worden, aber man hatte nicht damit gerechnet, dass Glukosekurven an aufeinanderfolgenden Tagen völlig verschieden sein können, obwohl der Patient behauptete, sich an diesen Tagen näherungsweise ähnlich verhalten zu haben. Selbst wenn im stationären Bereich vergleichbare Bedingungen

> CGM zeigt nicht nur Werte, es zeigt Muster mit Wert und Trend. CGM zeigt sozusagen den „Film des Tages und seines Glukoseverlaufs“. Die „Untertitel“ werden allerdings nicht mit angezeigt. Von den Mahlzeiten einmal abgesehen, ist also nicht sofort klar, was an dem jeweiligen Tag konkret passiert ist. CGM-Kurven allein ersetzen daher nicht die Gespräche mit den Patienten.

geschaffen wurden, traten zum Teil sehr unterschiedliche Tagesprofile auf. Weiterhin wurden die Diabetesteams mit einer großen Datenmenge konfrontiert. Da bis zur Einführung von CGM der Fokus auf der Betrachtung einzelner Glukosewerte lag, die gedanklich oder auch in einer entsprechenden Software miteinander verbunden wurden, fiel es schwer, umzudenken in ein „Bild des Glukoseverlaufs“, welches zu jedem Glukosewert auch die zeitliche Änderung von diesem mitlieferte. Mancher empfand die Wertevielfalt als eine Datenflut, die schwer interpretierbar ist. Zum anderen ergab sich eine gewisse Unsicherheit durch die Messmethode selbst. Die auftretenden Messwertabweichungen waren zur Zeit der Markteinführung von CGM zum Teil erheblich. Viele Diabetologen, die auf diese Weise erste Erfahrungen machten, verwarfen die Methode als unausgereift, zu aufwendig und obendrein kostenmäßig nicht durch die Kostenträger unterstützt.

Allerdings zeigte sich bereits in dieser Anfangszeit (um das Jahr 2000 herum), dass sich in den CGM-Profilen Muster erkennen ließen, selbst wenn die Messgenauigkeit gering sein sollte. Schnell wurde klar, dass eine Kurve zumindest in einem begrenzten Zeitraum zueinander konsistent war. Das heißt, dass von Messpunkt zu Messpunkt, der alle fünf Minuten ausgegeben wurde, keine großen Messwertabweichungen zu sehen waren. Die Abweichungen betrafen eher zu hoch oder zu niedrig liegende Glukoseniveaus. Aus den Kurven über anfangs drei Tage ließ sich bereits ableiten, ob diese plausibel waren. Erste Erfahrungen zeigten, dass sich eine „technische Plausibilität" gut von der „biologischen Plausibilität" unterscheiden ließ. Letzteres betraf die Frage, ob die Glukoseverläufe dem Verständnis über die physiologische Glukoseregulation entsprachen.

Bei den zunächst ausschließlich „verblindet" aufgezeichneten und erst nach dem Hochladen in eine Software sichtbaren Glukoseprofilen wurden mehr oder weniger nur die Diabetesteams mit den Daten konfrontiert. Mit der Anzeige der aktuellen Glukosedaten vom Real-Time-CGM wurden jedoch auch die Patienten in die Lage versetzt, die Daten zu sehen, und das direkt und nicht mehr nur retrospektiv. Für die Diabetesteams ergab sich nun die Herausforderung, den Patienten die Daten erklären zu müssen, die diese in ihrer Alltagsanwendung gesehen hatten.

Eine weitere wichtige Erkenntnis war, dass die CGM-Tagesprofile einerseits die Auswirkungen der eingestellten Diabetestherapie zeigen, andererseits die Lebensumstände des Patienten. Beides steht in einer engen Wechselwirkung. Diese

> CGM-Profile sind die Konsequenz der **angewendeten Therapie** unter den gegebenen **Lebensumständen**. CGM bietet die Möglichkeit, die Therapie optimal anzupassen, sofern diese über genügend Stellmöglichkeiten verfügt und damit flexibel genug ist.

Aussage mag trivial erscheinen, hat aber zur Konsequenz, dass eine nicht optimal eingestellte Insulintherapie sichtbar wird. Plötzlich wird bedeutsam, inwieweit eine Feineinstellung der Insulinbehandlung überhaupt möglich ist. Lässt sich unter der intensivierten Insulintherapie (ICT) nur das Verhältnis der Insulindosis in Bezug auf die Kohlenhydratmenge und die Höhe der Blutglukose optimieren, so betrifft das unter der Insulinpumpentherapie (CSII) die Basalrate und das Bolusmanagement mit verschiedenen, an die Art der Kohlenhydrate anpassbaren Bolusformen. Eine nicht optimale Insulineinstellung kann zur Folge haben, dass die Patienten diese nicht nur sehen, sondern ggf. auf deren Optimierung drängen oder selbständig die Therapie verändern. Ohne CGM wären diese Defizite gar nicht erst sichtbar geworden. Zweifellos ist auch dieser Komplex eine Herausforderung an die Diabetesteams, der aber lohnend ist, wenn das alltägliche Praxismanagement darauf eingestellt wird.

2.2. Unterschiede von CGM und Blutglukosemessung

Bis zum Markteintritt von CGM wurde die Glukoseregulation ausschließlich mithilfe der punktuellen Blutglukosemessung begutachtet. Zweifellos ist die Blutglukosemessung eine hervorragende Methode zur Charakterisierung eines Augenblickszustands – eine der wichtigsten Errungenschaften in der Diabetesbehandlung der letzten Jahrzehnte –, aber sie ist statisch. Ein Blutglukosewert stellt nur einen Messpunkt zu einem Zeitpunkt dar, er charakterisiert einen zeitlichen Moment. Daraus kann nicht abgeleitet werden, aus welcher Richtung er kam und in welche Richtung er sich entwickelt. Ihm fehlt die Information über den Zeitverlauf und folglich auch über den Glukosetrend. Die gedankliche oder auch graphische Verbindung mit dem vorhergehenden und dem nachfolgenden Blutglukosemesswert bietet nicht die Sicherheit, dass zwischen den Werten keine Maxima oder Minima aufgetreten sind, es sei denn, es wurde mit einer Sequenz von weniger als 15 bis 20 Minuten gemessen. Dass der punktuelle Blutglukosewert in vielen Fällen ausreichend Informationen bietet, liegt einerseits an seinem hauptsächlichen Einsatz zur Dosierung des Insulins. Andererseits verfügen die Therapeuten über Kenntnisse und Erfahrungen bezüglich des Glukosestoffwechsels bei gut eingestellten Patienten. Insbesondere bei geringer Glukosedynamik und logischer Glukoseregulation ist eine gewisse Sicherheit bei der Begutachtung des Therapieerfolgs mithilfe von Augenblicksblutglukosewerten gegeben.

Allerdings weist der Organismus ein dynamisches Verhalten auf und diese Dynamik ist besonders interessant, wenn sich die Situation rasch ändert:

- zu Mahlzeiten,
- beim Sport,
- bei hoher Insulinlast,
- im Zusammenhang mit Hypoglykämien usw.

Solche Situationen lassen sich nur aufklären, wenn eine dynamische Messmethode eingesetzt wird. Diese ist in der Lage, die zeitliche Änderung der Glukosekonzentration abzubilden. Eine solche dynamische Methode ist das CGM. Allerdings erfordert diese, den von der punktuellen Blutglukosemessung gewohnten statischen Blickwinkel in eine dynamische Betrachtungsebene zu transferieren. Es sei darauf hingewiesen, dass diese und auch folgende Aussagen nicht bedeuten, dass die statische Betrachtung obsolet ist. In vielen Fällen, das heißt bei logischer Glukosestoffwechselregulation und geringer Glukosedynamik, ist die statische Diagnostik (Augenblicksblutglukosemessung) absolut ausreichend. Die erfolgreiche Behandlung vieler Diabetespatienten beweist das. CGM als dynamische Methodik erweitert folglich die bestehende Glukosediagnostik und deckt unklares Glukoseverhalten auf, ersetzt diese aber nicht.

Wesentliche Unterschiede zwischen der punktuellen Blutglukosemessung und dem kontinuierlichen Glukosemonitoring (CGM)

- die Blutglukosemessung ist eine hervorragende statische Methode zum Charakterisieren eines Augenblickszustands
- CGM bietet die Möglichkeit, den dynamischen Prozess der Glukoseregulation mit einer dynamischen Methode zu betrachten
- die Glukosemessung erfolgt im Interstitium und nicht im Blut
- beides, Blutglukose und interstitielle Glukose, stimmen im Zustand geringer Glukosedynamik überein, nicht jedoch bei rascher Änderung der Glukosekonzentration

Ein weiterer, sehr wichtiger Unterschied zwischen der punktuellen Glukosemessung und CGM besteht darin, dass die Messungen in unterschiedlichen Kom-

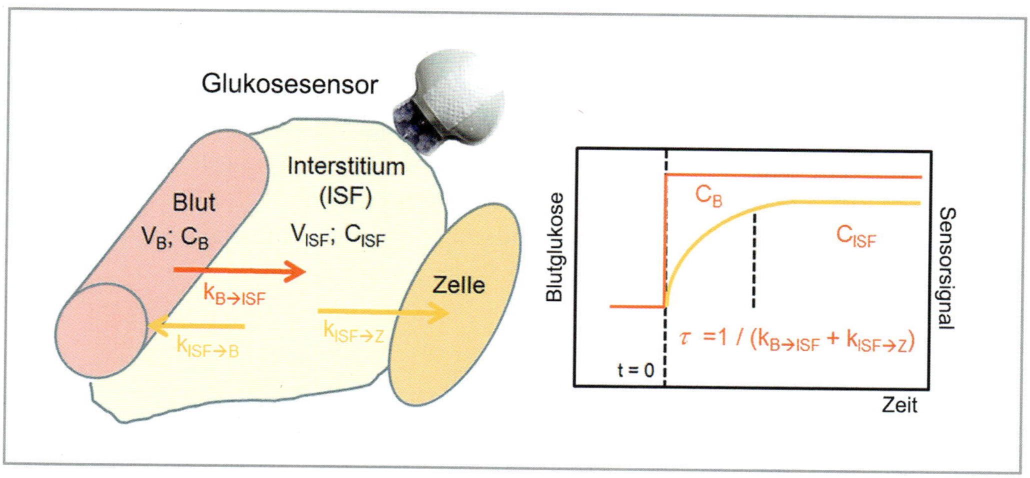

Abb. 2.1 Modell zum Glukoseaustausch zwischen Blut, Interstitium und Zelle (links) und die Reaktion des Glukosesensorsignals (interstitielle Glukose) auf einen Anstieg der Blutglukose (rechts) [2.1, 2.2].

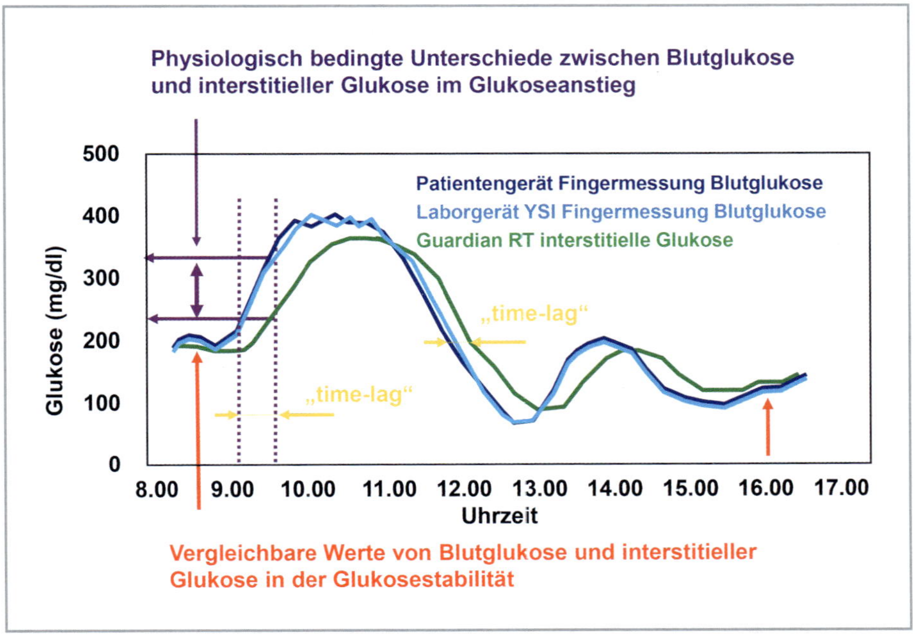

Abb. 2.2 Differenz zwischen den Glukosekonzentrationen, gemessen im Blut und in der interstitiellen Flüssigkeit: In Phasen der Glukosestabilität stimmen die Messwerte überein (rote Pfeile). In Phasen mit einem raschen Glukoseanstieg und -abfall kommt es dagegen zu einem physiologisch bedingten Timelag. Bei Diabetespatienten liegt dieser zwischen 5 und 25 Minuten (gelbe Pfeile) und ist abhängig vom metabolischen Zustand (Abbildung nach [2.3]).

Time-lag!

partimenten erfolgen: einerseits im Blut (punktuelle Glukosemessung), andererseits in der interstitiellen Flüssigkeit (CGM). Das hat Konsequenzen, denn daraus können sich physiologisch bedingte Unterschiede ergeben. Abbildung 2.1 zeigt die Situation: Die Glukose besitzt im Blut mit dem Volumen V_B eine Konzentration C_B. Im Interstitium mit dem Volumen V_{ISF} (ISF steht für interstitiellen Fluss) hat die Glukose die Konzentration C_{ISF}. Ist die Glukosekonzentration in beiden Kompartimenten gleich, so ist der Glukosegradient Null, das heißt, es fließt keine Glukose von einem Kompartiment in das andere. Wissenschaftlich ausgedrückt: Es findet keine Osmose, also keine Diffusion der Glukosemoleküle über die Gefäßwände, statt. Die Glukoseflussraten $k_{B \rightarrow ISF}$ (Übergang Blut → ISF) bzw. $k_{ISF \rightarrow B}$ (Übergang ISF → Blut) sind damit ebenfalls Null. Sind die Glukosekonzentrationen jedoch unterschiedlich (beim Anstieg oder Abfall der Glukose), so kommt es zu einem zeitlich abhängigen Fluss der Glukose mit der entsprechenden Flussrate in das Kompartiment mit der geringeren Glukosekonzentration. Die Flussrate hängt dabei vom Glukosegradienten ab. Es ist leicht nachvollziehbar, dass dann der Messwert im Blut anders sein muss als der Messwert des Glukosesensors im Interstitium, einfach weil die Messumgebungen unterschiedliche Glukosekonzentrationen aufweisen. Das ist über einen gewissen Zeitraum der Fall, der als Timelag bezeichnet wird und die Verzögerung der Glukosekonzentration im Interstitium gegenüber der im Blut charakterisiert (in Abbildung 2.1 mit τ bezeichnet). Wie Abbildung 2.1 weiter zeigt, wird aber auch Glukose verbraucht, durch den Verbrauch in den Körperzellen und nachfolgender Verstoffwechselung. Je nach Körperzelle erfolgt das unter Vermittlung von Insulin (bei Herz- und Skelettmuskulatur sowie im Fettgewebe über den Glukosetransporter GLUT4) oder auch ohne Insulin (z. B. im Gehirn über den Glukosetransporter GLUT3). Geht die Glukose in die Zelle mit der Glukoseflussrate $k_{ISF \rightarrow Z}$, so sinkt die Glukosekonzentration im Interstitium und es entsteht ebenfalls ein Glukosegradient zum Blut, was zu einer weiteren Osmose führt. Letztendlich sinkt auch die Blutglukose. Gemeint sind in dieser Beschreibung periphere Körperzellen, hepatische oder renale Zellen können dagegen auch selbst Glukose durch Glukoneogenese liefern. In diesem Fall käme also noch ein Glukosestrom aus Richtung dieser Zellen hinzu.

Die Unterschiede zwischen Blut- und interstitieller Glukose werden sichtbar, wenn die Glukosewerte durch ein CGM-System mit aktuell angezeigten Glukosewerten (Real-Time-System) mit im Abstand von weniger als 30 Minuten gemessenen Blutglukosewerten verglichen werden (Abb. 2.2).

Dabei zeigen sich die vergleichbaren Werte von Blutglukose und interstitieller Glukose in der Glukosestabilität und die physiologisch bedingten Unterschiede im Glukoseanstieg und -abfall [2.3]. Die Unterschiede hängen von der Geschwindigkeit ab, mit welcher sich die Blutglukose ändert. Im CGM-Profil wird das durch die Steilheit des Anstiegs repräsentiert. Folglich hängt auch die zeitliche Verzögerung (Timelag), mit welcher der interstitielle Wert den Blutglukosewert erreicht, von dieser Steilheit ab und damit:

- von der Glukosekonzentration in beiden Kompartimenten (woraus der Glukosegradient folgt),
- von der Geschwindigkeit, mit der Kohlenhydrate aus der Nahrung resorbiert werden, was wiederum abhängig ist
  - vom Mageninhalt zu Beginn des Essens,
  - der Zusammensetzung der Nahrung,
  - einer ggf. vorliegenden Gastroparese.

Alles das ist bereits bei stoffwechselgesunden Personen der Fall. Bei Diabetespatienten spielt zusätzlich noch der Spritz-Ess-Abstand bei der Insulingabe eine Rolle. Es kann also nicht von einem festen Timelag ausgegangen werden, weil dieser intra- und interindividuell verschieden ist. Nur mit Standardmahlzeiten bei festgelegtem Magenfüllungszustand ist eine typische Verzögerungszeit zu ermitteln, die im Anstieg bei 15 bis 20 Minuten, im Abfall bei 10 bis 15 Minuten liegt [2.4]. Abgesehen von einem noch hinzukommenden technischen Timelag [2.5] zur statistischen Absicherung des Messergebnisses im CGM-Auswertungsalgorithmus sind die über den Rahmen der zu erwartenden Messwerttoleranz hinausgehenden Abweichungen also überwiegend ein physiologischer Effekt, bedingt durch die Messung in verschiedenen Kompartimenten.

> Im Glukoseanstieg bzw. -abfall tritt aus physiologischen Gründen ein Timelag auf. Dieser lässt sich nicht standardisieren, da er individuell vom aktuellen metabolischen Zustand des Patienten abhängt.

2.3. Kalibrierung des CGM-Systems

Da die CGM-Systeme kalibriert werden müssen, um den Anschluss der Gewebsglukose an den Blutglukosewert zu sichern, eignet sich die Glukosestabilität mit übereinstimmenden Werten am besten für diese Prozedur [2.3, 2.6] (siehe Abbildung 2.2). Zum Beispiel muss die Kalibrierung bei den Systemen von Medtronic und Dexcom alle zwölf Stunden erfolgen (siehe Tabelle 1.1 in Abschnitt 1.4.). Ursache ist eine gewisse Messwertdrift über die Zeit, die eine Anpassung notwendig macht, bevor das Signal den Messtoleranzbereich verlässt (ansonsten wäre eine Vorkalibrierung bei einer festgelegten Glukosekonzentration möglich). Die Qualität der Kalibrierung ist ein entscheidender Faktor für die Genauigkeit und die Zuverlässigkeit der CGM-Messung. Stimmen zu den Zeitpunkten der Kalibrierung Blut- und interstitielle Glukosewerte näherungsweise überein, so gilt die Messung als zuverlässig. Möglicherweise zwischen diesen Kalibrierungspunkten auftretende Unterschiede sind dann meist physiologisch bedingt (darauf wird später noch eingegangen).

Erfolgt die Kalibrierung dagegen im Glukoseanstieg oder -abfall, so kann das CGM-Profil entweder nach oben (bei Anstieg) oder nach unten (bei Abfall) verschoben werden (Abb. 2.3). Das zeigt sich als „Sprung“ in der Kurve. Im ersten Fall würde z. B. eine Hypoglykämie nicht angezeigt, was fatale Folgen haben kann, insbesondere wenn ein Patient eine Hypoglykämiewahrnehmungsstörung aufweist und sich auf die Daten des Glukosesensors, einschließlich der eingestellten Alarme, verlässt. Ob und in welchem Maß dieser Effekt auftritt, hängt von der Glukoseänderungsgeschwindigkeit ab. Erfahrungsgemäß sind relativ flache An- bzw. Abstiege unkritisch (Änderungsgeschwindigkeit bis 1 mg/dl pro Minute bzw. 0,056 mmol/l pro Minute, das Gerät zeigt einen Pfeil nach oben oder unten an), weil dann auch der Timelag relativ gering ist. Änderungsgeschwindigkeiten ab 2 mg/dl pro Minute (0,11 mmol/l pro Minute) sind dagegen meist zu hoch für eine vernünftige Kalibrierung. Deshalb sollte grundsätzlich ein Zustand der Glukosestabilität für diese Prozedur gesucht werden, z. B. am Morgen nach dem Aufstehen. Sind Glukoseverläufe generell sehr schwankend, so wird eine fehlerfreie Kalibrierung schwierig. In einem solchen Fall muss über die Optimierung der Therapie nachgedacht werden.

In diese Kategorie gehört auch eine nicht selten zu beobachtende, eine fast reflexartig erfolgende Kalibrierung im Rahmen einer Hypoglykämie, bei der das CGM-System Alarm gibt und der Patient korrekterweise die Alarmmeldung mit einer Messung überprüft. Die Kalibrierung zu diesem Zeitpunkt ist fast immer ungünstig, da sich dabei die Glukosewerte im Blut rasch ändern.

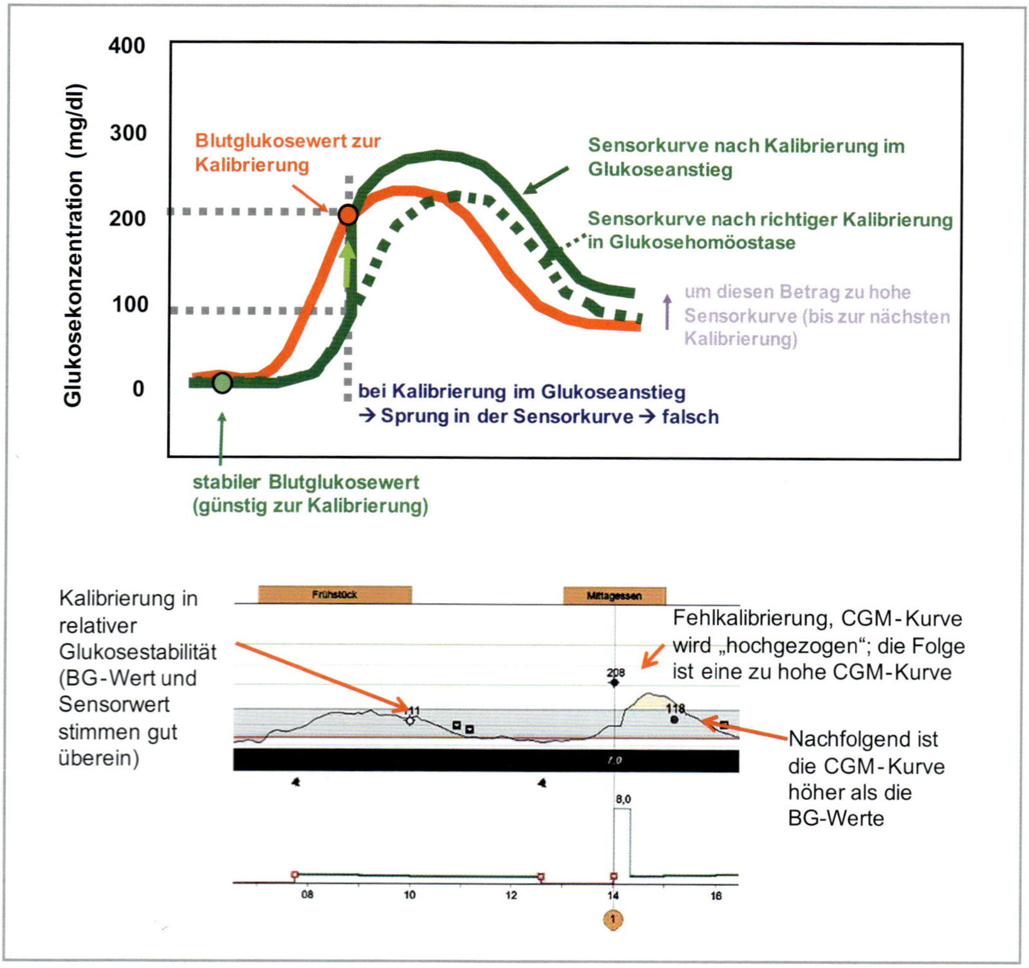

Abb. 2.3 Beispiel für eine fehlerhafte Kalibrierung im Glukoseanstieg, welche eine Verschiebung der CGM-Kurve zu falsch zu hohen Werten zur Folge hat (oben: schematische Darstellung, unten: ein reales Beispiel). Nach der fehlerhaften Kalibrierung zeigt das CGM-System falsch zu hohe Werte an. Allerdings sind die konsekutiven CGM-Werte zueinander konsistent, d. h. das Muster der Kurve ist unabhängig von Kalibrierungsfehlern.

Ein weiterer wichtiger Aspekt bei der Kalibrierung betrifft die Blutglukosemessung. Da diese den Richtwert für die Anpassung des CGM-Systems gibt, sollte sie eine möglichst hohe Genauigkeit aufweisen. Das ist zum Beispiel gegeben bei dem Contour® Next Link 2.4 des Unternehmens Bayer. Dieses Messsystem weist

> Die Kalibrierung ist **ein entscheidender Faktor** für die Genauigkeit und die Zuverlässigkeit der CGM-Messung. Die Kalibrierung sollte nach Möglichkeit in der Glukosestabilität vorgenommen werden, z. B. am Morgen nach dem Aufstehen mit zeitlichem Abstand vor dem Frühstück (zu sichern ist allerdings, dass es nach dem Aufstehen nicht zu einem starken Glukoseanstieg kommt aufgrund einer nächtlichen/frühmorgendlichen Hypoglykämie).

gegenüber Laborgeräten nur eine Abweichung von < 3 % auf [2.7]. Fehlerhafte Blutglukosemessungen können dagegen das gleiche Bild hervorrufen, wie es Abbildung 2.3 zeigt, nur dass dabei der Kalibrierungswert eben nicht dem tatsächlichen Blutglukosewert entsprechen würde. Solche Probleme sind nicht selten und haben ihre Ursache in groben Handhabungsfehlern. Dazu zu zählen sind z. B. die Blutentnahme nach dem Essen von Obst, Kuchen oder Süßigkeiten, ohne sich vorher die Hände zu waschen. Was auch auftreten kann und woran im Alltag selten gedacht wird: Es gibt Handwaschmittel, welche die Messung durch das Händewaschen verfälschen, wie Honigseife oder Fruchtseifen. In allen diesen Fällen treten dann deutlich „falsch zu hohe" Blutglukosewerte auf, die durch die Kalibrierung auf die CGM-Sensorkurve übertragen werden. Die Konsequenz wäre in diesem Fall eine ebenfalls „falsch zu hohe" CGM-Kurve.

2.4. Was zeigt CGM, was sonst nicht sichtbar wäre?

2.4.1. Überblick

Einem Ingenieur oder Naturwissenschaftler mag es merkwürdig erscheinen, dass es gelingt, anhand von vier bis sechs Blutglukosemessungen am Tag und dem HbA_{1c}-Wert, der näherungsweise den Mittelwert über die letzten acht bis zwölf Wochen charakterisiert, eine Therapie vernünftig einzustellen und durchzuführen. Das ist vergleichbar mit einer Autofahrt mit geschlossenen Augen, bei der nur ab und zu einmal kurz die Augen geöffnet werden, um sich zu orientieren. Selbst wenn man voraussetzt, dass sich kein weiteres Auto auf der Straße befindet und dass die Strecke sehr gut bekannt und breit genug ist, wäre das nicht vorstellbar. Übertragen auf die Diabetesbehandlung heißt das, dass der Glukosestoff-

Beispiel Auto-fahren mit geschlossenen Augen

wechsel über den Tag nur zu gewissen Zeitpunkten bekannt ist. Zwar sind die Leitplanken, also die Grenzen des akzeptablen Glukosebereichs, relativ weit auseinander, ist auch die Strecke, sprich die normale Glukoseregulation einigermaßen bekannt – es ist aber in der Zeit dazwischen mit verschiedenen Abweichungen zu rechnen, die insbesondere durch das normale Leben bedingt sind. Die am deutlichsten spürbare Abweichung ist dabei eine Hypoglykämie.

Das soll nicht heißen, dass der Diabetes nur vernünftig einstellbar ist, wenn der Glukosestoffwechsel kontinuierlich angezeigt, also CGM benutzt wird. Viele Patienten kommen auch ohne diese Methode zurecht bei durchaus akzeptablen Glukosewerten. Allerdings kann eine nicht adäquate Diabeteseinstellung vorliegen, deren detaillierte Abklärung die Anwendung von CGM (als diagnostische Methode) sinnvoll erscheinen lässt. Ganz besonders trifft das zu, wenn

- in der bestehenden Therapie Probleme vorliegen, wie
  - häufige, schwere, nächtliche, insbesondere auch unbemerkte Hypoglykämien,
  - eine schlechte glykämische Einstellung (hohe HbA_{1c}-Werte, starke Glukoseschwankungen, Hypoglykämien),
  - häufige postprandiale Hyperglykämien,
  - Dawn- bzw. Dusk-Phänomen,
  - unklarer Zusammenhang von Glukosemesswerten und HbA_{1c}-Wert,
- unklare Glukoseverläufe zu vermuten oder zu verzeichnen sind,
- Sondersituationen wie körperliche Aktivität, fiebrige Erkrankungen, Menstruation, kurzzeitige Gabe von nicht stoffwechselneutralen Medikamenten etc. zu evaluieren sind,
- die Auswirkung verschiedener Mahlzeiten auf den Glukosespiegel sichtbar werden soll,
- eine bestehende Therapie feinjustiert werden soll,
- die Diagnose des Typ-2-Diabetes verifiziert werden soll,
- eine Entscheidung zum Beginn einer Insulintherapie bei MODY (Maturity Onset Diabetes in the Young) oder z. B. bei Mukoviszidose getroffen werden soll,
- die Visualisierung des Glukoseverlaufs für Arzt und Patient erfolgen soll,
- CGM in der Patientenschulung Verwendung finden soll (Erhöhung der Effektivität durch die Möglichkeit, Details der Glukoseregulation im Zusammenhang mit den Aktivitäten sichtbar zu machen),
- CGM der glykämischen Qualitätskontrolle dienen soll (als möglicher zukünftiger Standard, der die glykämische Variabilität einbezieht [2.8–2.11]).

Diese genannte breite Palette verschiedener Anwendungen von CGM [2.12–2.21] betrifft zunächst die Betrachtung durch das Diabetesteam, dient also folglich der Therapiebeurteilung. Das ist unabhängig davon, ob die Messung „verblindet“, also aus rein diagnostischen Gründen erfolgt oder ob der Patient retrospektiv seine Daten präsentiert, die ihm im Alltag als Therapieunterstützung gedient haben.

Was zeigen nun die CGM-Profile, was der Betrachter ohne diese Messmethode gar nicht wissen und vor allem nicht diagnostisch nachweisen könnte? Folgende Aspekte ragen heraus: CGM bietet

- die lückenlose Aufzeichnung des Glukoseverlaufs und demaskiert die zugrunde liegende Therapie,
- den Nachweis der dynamischen glykämischen Regulation,
- den Nachweis und das Verhindern von Hypoglykämien,
- den Nachweis unphysiologischer postprandialer Auslenkungen.

Diese Punkte sollen nachfolgend kurz erläutert und belegt werden.

> CGM zeichnet den Glukoseverlauf lückenlos und folglich alle Details auf. Damit werden die zugrunde liegende Therapie und der Lebensrhythmus des jeweiligen Patienten sichtbar. Daraus lassen sich Konsequenzen für die Verfeinerung der Diabeteseinstellung und die Gestaltung seines Lebens mit Diabetes ziehen.

2.4.2. Lückenlose Aufzeichnung des Glukoseverlaufs

Statt der vier bis sechs Blutglukosewerte pro Tag zeichnet CGM 288 (Medtronic, Dexcom) bzw. 1440 (Abbott) Glukosewerte pro Tag auf, was zu einer näherungsweise geschlossenen Glukosekurve über den Tag führt. Auf jeden Fall ist der Abstand zwischen zwei Messpunkten von maximal fünf Minuten geringer als die für eine signifikante Änderung der Stoffwechselsituation charakteristische Zeit.

> Nicht selten erscheint die Insulineinstellung bei alleiniger Verwendung der Blutglukosemessung und angesichts eines normnahen HbA_{1c}-Werts optimal, muss dann aber durch CGM deutlich korrigiert werden. Der höhere Informationsgehalt von CGM bietet neue und verbesserte Möglichkeiten für die Diabetesbehandlung. Moderne Diabetestherapie ist ohne CGM nicht mehr denkbar [2.26]).

Durch die „quasi kontinuierliche" Messung erfasst CGM auch wichtige Phasen des Tages, wie die Schlafenszeit, postprandiale Phasen mit ihren Glukoseauslenkungen, verstärkte körperliche Aktivität/Sport usw., die sich der punktuellen Blutglukosemessung in der Regel entziehen. Besonders betrifft das akute Stoffwechselsi-

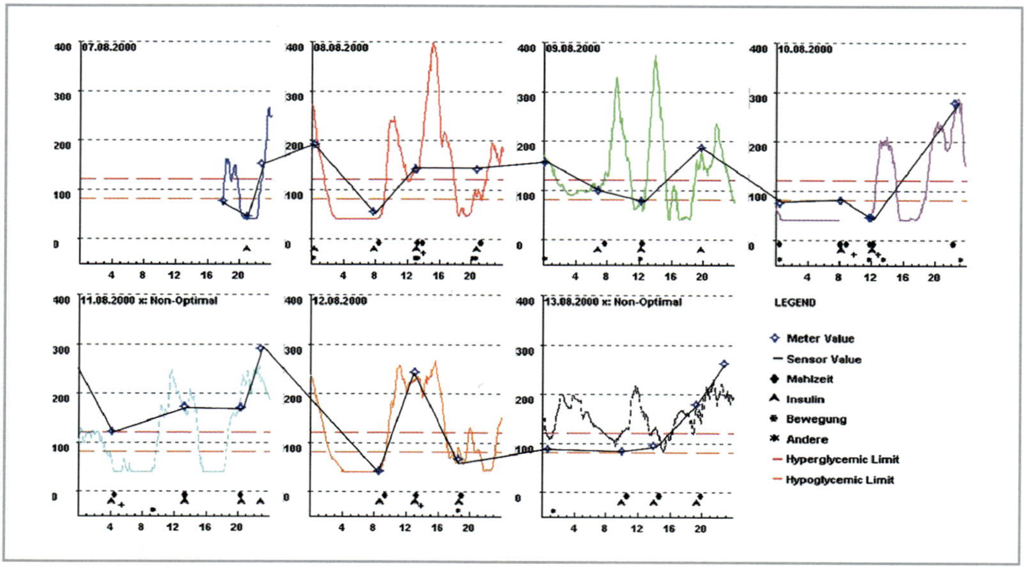

Abb. 2.4 Beispiel für das unterschiedliche Maß an Informationen zum Verlauf der Glukosekonzentration über einige Tage hinweg durch die punktuelle Blutglukosemessung und durch CGM. Die schwarze Linie verbindet die Blutglukosewerte (blaue Rauten), so wie das in der Praxis gedanklich oft getan wird. Das vollständige Bild, welches sich nach Aufzeichnung der Glukoseprofile mit dem „verblindeten" CGMS® Gold ergibt, zeigt eine völlig andere Situation, geprägt durch langanhaltende Hypoglykämien, Gegenregulationen und Glukoseschwankungen. Scheinbar unlogische Verläufe mit der Blutglukosemessung allein (z. B. hohe Abendwerte am 10.08. aufgrund Gegenregulation nach Hypoglykämie) lassen sich nur durch CGM aufklären.

tuationen, die unerkannt bleiben könnten, falls sie nicht zu einer für den Patienten spürbaren Situation führen, wie eine symptomatische Hypoglykämie.

Ein Beispiel dafür ist in Abbildung 2.4 zu sehen. Beim Blick auf die punktuellen Blutglukosemesswerte (blaue Rauten) zeigt sich eine durchaus befriedigende Stoffwechselsituation, bei der über die an den Tagen 4, 5 und 7 abendlich ansteigenden Glukosewerte nachgedacht werden muss. Möglicherweise würde die

> Die lückenlose Aufzeichnung des Glukoseverlaufs gibt Informationen über die Stoffwechselregulation im gesamten Zeitverlauf. Dadurch werden Details sichtbar, welche die Ursachen für sonst nur schwer zu interpretierende Glukosedaten aufdecken.

falsche Schlussfolgerung gezogen, dass das Insulin am Abend häufig nicht richtig wirkt und ggf. der Insulin/Kohlenhydrat-Faktor erhöht werden muss. Das mit dem verblindeten CGMS® Gold aufgezeichnete (also von den Patienten nicht unmittelbar sichtbare) vollständige Bild zeigt jedoch starke Glukoseschwankungen:

lang anhaltende Hypoglykämien, besonders nachts, und entsprechende Gegenregulationen, welche zu den vorher unerklärlichen Anstiegen an den genannten Tagen 4, 5 und 7 führen. Das Beispiel zeigt eindrucksvoll, dass sich die bei punktuellen Blutglukosemessungen vorhandenen Lücken im Tagesprofil nur über die Diagnostik mit CGM schließen lassen. Obwohl dieser Patient einen guten HbA_{1c}-Wert von 7,2 % aufwies, ist der Glukoseverlauf ausgesprochen instabil. Die mit Ausnahme der abendlichen Anstiege scheinbar gut funktionierende Insulintherapie wird demaskiert und zeigt sich als dringend verbesserungswürdig.

2.4.3. Nachweis der dynamischen glykämischen Regulation

In den CGM-Profilen wird nicht nur der Glukoseverlauf vollständig dargestellt, sondern es zeigen sich auch die wahren Glukoseauslenkungen. Darüber hinaus lässt sich die Geschwindigkeit ableiten, mit der sich die Glukosekonzentration ändert. Generell steht damit die wichtige Frage, wie relevant Glukosefluktuationen und hohe Glukoseänderungsgeschwindigkeiten in Bezug auf die Diabetesprognose sind und ob damit der Einsatz von CGM essentiell erscheint.

In der Diabetologie wird bisher hauptsächlich der HbA_{1c}-Wert als Kontrollparameter gesehen, weil sich von diesem auf die Entwicklung von diabetischen Fol-

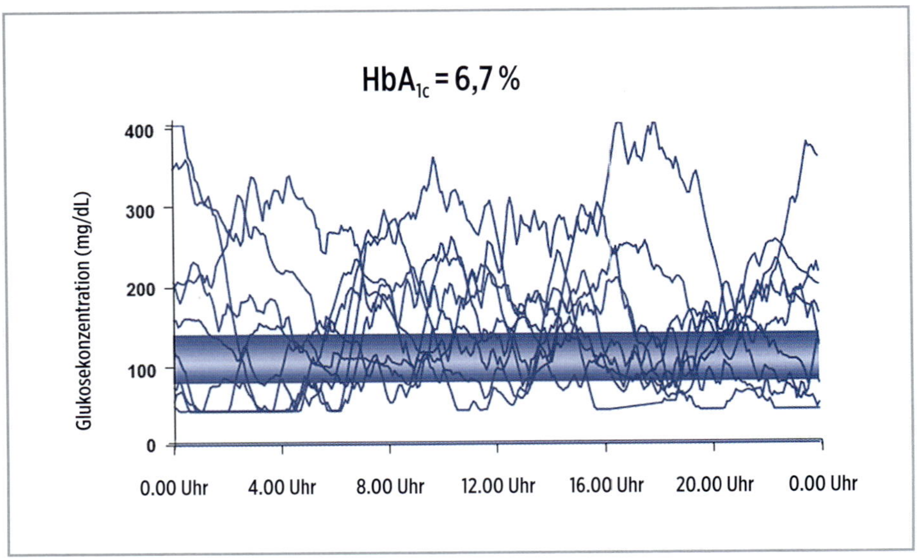

Abb. 2.5 Darstellung der CGM-Kurven von neun verschiedenen Patienten mit Typ-1-Diabetes, die alle den gleichen HbA_{1c}-Wert von 6,7 % aufwiesen. Die Glukosevariabilität ist trotz des gleichen HbA_{1c}-Werts stark unterschiedlich [2.27]. Wesentliche Ursache dafür sind langanhaltende Hypoglykämien (horizontale Striche bei 40 mg/dl) und darauf nachfolgende Gegenregulationen.

geerkrankungen schließen lässt. Er ist für das medizinische Personal ein Erfolgsparameter. Motiviert wurde das durch die Ergebnisse von randomisierten, kontrollierten Studien wie des Diabetes Control and Complications Trial (DCCT)/Epidemiology of Diabetes Interventions and Complications (EDIC) und der United Kingdom Prospetive Diabetes Study (UKPDS) [2.22–2.25], die aus einer Zeit stammen, in der der Therapieerfolg auf dem HbA_{1c}-Wert fundierte und in der Glukoseverläufe nicht kontinuierlich gemessen werden konnten. Seit CGM verfügbar ist, lässt sich allerdings sehr deutlich zeigen, dass bei vergleichbarem HbA_{1c}-Wert vollkommen unterschiedliche Glukoseprofile vorliegen können (Abb. 2.5) [2.27]. Das eröffnet die Frage, welche Bedeutung das in Bezug auf das Erreichen der Therapieziele hat. Bereits eine Detailanalyse der DCCT mit Subgruppen, welche unter konventioneller und intensivierter Insulintherapie den gleichen HbA_{1c}-Wert aufwiesen, zeigte, dass sich in den Subgruppen eine unterschiedliche Rate an diabe-

> Vor der Einführung von CGM konnten Glukoseauslenkungen nur unvollständig bestimmt werden, wenn nicht im Abstand von wenigen Minuten Blutglukosemessungen erfolgten. Noch weniger ließen sich Aussagen zur Glukoseänderungsgeschwindigkeit treffen. Der den Glukosemittelwert repräsentierende HbA_{1c}-Wert war folglich der einzige Parameter, um Aussagen zur Diabetesprognose treffen zu können. Durch CGM sind nun die glykämische Variabilität und die Glukoseänderungsgeschwindigkeit messbar, was eine Erweiterung der Therapieauffassung zur Folge haben sollte, selbst wenn es bisher keine randomisierten, kontrollierten Studien mit kontinuierlich gemessenen Daten über einen längeren Zeitraum (über Jahre, wie den Diabetes Control and Complications Trial [DCCT]) gibt.

tischen Folgeerkrankungen ergab. Demnach betrug bei gleichem HbA_{1c}-Wert das Risiko unter der intensivierten Insulintherapie nur ca. 30 bis 40 % des Risikos der mit konventioneller Insulintherapie behandelten Gruppe [2.23]. Auch wenn in diesem Fall über die Ursachen spekuliert werden muss, da nur punktuelle Blutglukosemessungen und die HbA_{1c}-Werte vorliegen, so sind doch wahrscheinlich Glukoseschwankungen dafür verantwortlich zu machen. Als Schlussfolgerung war also bereits aus der DCCT zu ziehen: „Ein schlechtes HbA_{1c} korreliert mit diabetischen Folgeerkrankungen, aber ein gutes HbA_{1c} gibt keine Garantie für eine gute Langzeitprognose." Studien zur Untersuchung des Zusammenhangs von postprandialer Hyperglykämie und kardiovaskulären Erkrankungen wie die DECODE (Diabetes Epidemiology: Collaborative analysis of Diagnostic criteria in Europe)-Studie [2.28, 2.29] oder die Diabetes Intervention Study (DIS) [2.30] stärken die Vermutung über den Einfluss von Glukoseexkursionen und damit einer hohen glykämischen Variabilität auf die Diabetesprognose ebenfalls. Die wesentliche Frage ist, ob der HbA_{1c}-Wert zur alleinigen Betrachtung der Entwicklung von diabetischen Folgeerkrankungen ausreicht oder ob die glykämische Variabilität da mit einzubeziehen ist. Die Bejahung dieser Frage im Sinne der glykämischen Variabilität käme einem Paradigmenwechsel in der Diabetologie gleich.

2.4.4. Nachweis von hypoglykämischen Ereignissen und deren Intensität

Eine Nebenwirkung der Insulintherapie, und auch der Therapie mit insulinotropen Antidiabetika (Sulfonylharnstoffen, Gliniden), sind Hypoglykämien, auch wenn sie eindeutig die Folge eines Therapiefehlers sind (absolute oder relative Überdosierung). Hypoglykämien können dramatische Folgen haben. Insbesondere wenn ein Patient schon schwere Hypoglykämien mit eigener Hilflosigkeit erlebt hat, nimmt er sicherheitshalber lieber hohe Glukosewerte in Kauf, um das zukünftig zu vermeiden [2.31, 2.32]. Damit wird eine normnahe Diabeteseinstellung behindert, denn ein unkontrollierter Verlust der Autonomie besitzt ein deutliches emotionales Moment. Selbst Hinweise an die Patienten, dass die schlechte Stoffwechseleinstellung prognostisch diabetische Folgeerkrankungen zur Folge haben kann, kompensiert nicht unbedingt die Angst vor einer schweren Hypoglykämie.

Ein im Diabetes Control and Complications Trial (DCCT) gezeigter Zusammenhang von verbesserter glykämischer Einstellung und damit verbundener Hypoglykämierate [2.33] hat lange Zeit als Begründung dafür hergehalten, zum Vermeiden von Hypoglykämien höhere durchschnittliche Glukosespiegel bzw. HbA_{1c}-Werte zu tolerieren [2.33]. Inzwischen ist dieser Zusammenhang sowohl durch Daten der deutsch-österreichischen DPV-Initiative als auch der amerikanischen T1D-Exchange widerlegt [2.34]. So finden sich schwere Hypoglykämien unabhängig vom jeweiligen Durchschnitts-HbA_{1c}, was das Augenmerk auf Schulungsaspekte insbesondere hinsichtlich eines Selbstwahrnehmungstrainings für individuelle, erste Symptome einer Unterzuckerung legt.

Schwere Hypoglykämien können sogar eine Gefahr für das Leben der Patienten darstellen. Eine immer wieder von Eltern gestellte Frage ist, ob Kinder mit Typ-1-Diabetes im Rahmen einer schweren Hypoglykämie sterben können. Sie wurde lange Zeit mit einem klaren Nein beantwortet. Inzwischen scheint man jedoch zu wissen, dass extrem selten auch eine schwere Hypoglykämie zum Tod führen kann.

1991 wurde über einige Todesfälle unklarer Genese bei Jugendlichen und meist jungen Erwachsenen mit Typ-1-Diabetes berichtet. Das als „Dead in Bed Syndrome“ bezeichnete Ereignis weist folgende Kriterien auf: Der Patient wird tot im Bett gefunden, einen Tag vor dem Ereignis erscheint der Patient gesund, diabetische Folgeerkrankungen liegen nicht vor. In der Autopsie ist in typischer Weise keine Ursache feststellbar [2.35–2.37].

Das „Dead in Bed Syndrome" tritt meist vor dem 30., seltener bis zum 50. Lebensjahr auf. Bei kleinen Kindern mit Typ-1-Diabetes, die die weitaus höchste Inzidenz schwerer Hypoglykämien haben, wird es nicht beobachtet. Nur ein Fall ist bislang bei einem siebenjährigen Kind vor der Adoleszenz beschrieben worden. Dies sollte besonders die Eltern junger Kinder beruhigen.

Die Hypoglykämie betrifft etwa 6 % aller Todesfälle bei jugendlichen oder erwachsenen Patienten mit Typ-1-Diabetes. Die Inzidenz liegt nach den vorliegenden Daten zwischen zwei und sechs Ereignissen pro 10 000 Patientenjahren. Die Pathogenese ist nach wie vor unklar. Am häufigsten wird eine schwere Hypoglykämie in Betracht gezogen, deren Ursache eine Insulinüberdosierung aus Versehen oder auch in suizidaler Absicht sein kann.

Gefährdet sind Patienten mit Diabetes aber häufig nicht so sehr durch die Hypoglykämie selbst, sondern durch die Situation, in der sie sich zum Zeitpunkt der

> Hypoglykämien sind ein wichtiges und relevantes Problem der Insulintherapie. Ohne CGM lässt sich die Rate an nichtsymptomatischen Hypoglykämien nur unvollständig zeigen. Mit CGM kann dagegen sogar die Intensität einer Hypoglykämie bewertet werden, die sich aus der Area under the Curve (AUC) und der Zeit im hypoglykämischen Glukosebereich ergibt. Darüber hinaus können Hypoglykämien mit endogenen Substratflüssen verbunden sein. Das führt zu nichtkalkulierbaren Glukoseverläufen, ausgeprägten Glukoseschwankungen und zur Gefahr von Folgehypoglykämien. Insbesondere auch zur Beurteilung der Hypoglykämieraten in klinischen Studien wird daher CGM zunehmend zur lückenlosen und nicht subjektiv durch Erfassungsfehler verfälschten Häufigkeitsberechnung von Regulationsbehörden gefordert.

Hypoglykämie befinden. Jugendliche sollten daher beraten werden, bei drohender Hypoglykämie risikoreiche Tätigkeiten (z. B. allein im Meer schwimmen gehen, aktive Teilnahme am Straßenverkehr, Bergsteigen usw.) zu unterlassen. Verschiedene Publikationen zeigen, dass Hypoglykämien Herzrhythmusstörungen verursachen können, was besonders für Patienten mit bereits bestehenden kardialen Schäden eine Gefahr darstellen kann. Eine Untersuchung an Patienten mit Typ-1-Diabetes mittels CGM und Langzeit-EKG wies nach, dass 62 % der nächtlichen Hypoglykämien mit kardialen Arrhythmien und einer QT-Streckenverlängerung verbunden waren, von den Autoren diskutiert als Prädiktoren für das „Tod im Bett"-Syndrom [2.38]. Nachweislich führt eine QT-Streckenverlängerung bei Diabetikern zu einer erhöhten Mortalität [2.39]. Eine britische Analyse anhand der Totenscheine von

23752 Patienten mit Typ-1-Diabetes (Beobachtungsjahre 1972–1997) zeigte die Relevanz des Problems [2.40, 2.41]. Demnach stellten schwere Hypoglykämien bei 6 % der weiblichen und 18 % der männlichen Patienten die Todesursache dar. Ein Vergleich der Mortalität nach Hypoglykämien und nach langzeitig erhöhtem HbA_{1c}-Wert zeigt ebenfalls ein deutlich erhöhtes Risiko durch Hypoglykämien. So wurden mehr als 1000 Patienten beiden Diabetestyps (21,3 % mit Typ-1-Diabetes) nach erlebten schweren Hypoglykämien befragt. Im Follow-up über einen Zeitraum von fünf Jahren war bei diesen Patienten die Sterberate um das 3,4-Fache erhöht (Steigerung um 240 %) gegenüber Patienten ohne bzw. nur mit milden Hypoglykämien [2.42]. Demgegenüber ergab die Risikoabschätzung zur 5-Jahres-Mortalität nur ein um das 1,12-Fache gesteigertes Risiko (Steigerung um 12 %), wenn der HbA_{1c}-Wert in Bezug auf die Leitlinien erhöht war. Alle Daten waren adjustiert bzgl. Alter, Geschlecht, Diabetestyp und Diabetesdauer.

Ein anderes für die Diabeteseinstellung wesentliches Problem ist, dass Hypoglykämien aufgrund mehr oder weniger ausgeprägter Gegenregulationen reaktive Glukoseverläufe zur Folge haben können, die im Rahmen der alltäglichen Diabetestherapie nicht zu kalkulieren sind [2.43–2.45]. In diesem Fall kommt es zu endogenen Glukoseströmen, einerseits zunächst durch (hauptsächlich hepatische) Glukoneogenese, um den Glukosespiegel wieder anzuheben. Andererseits besteht später bei Vorhandensein eines normalen Glukoseniveaus das Bestreben,

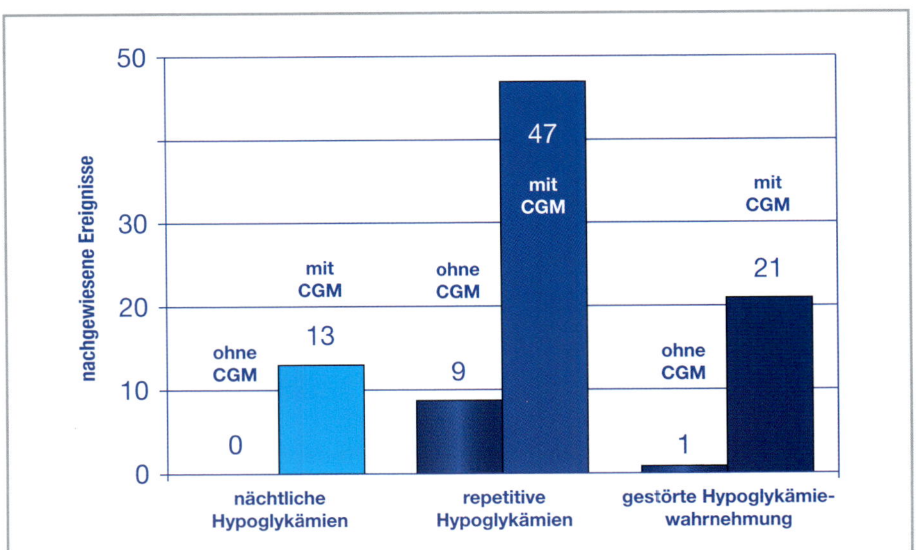

Abb. 2.6 Anzahl von nachgewiesenen Hypoglykämien nach einer retrospektiven Auswertung verblindeter CGM-Daten von 149 Diabetespatienten (87,9 % Typ-1-Diabetiker, Alter: 34,9 ± 13,7 Jahre, HbA_{1c}: 8,2 ± 1,4 %). Mit CGM ließen sich deutlich mehr Hypoglykämien nachweisen, insbesondere nachts und bei Patienten mit Hypoglykämiewahrnehmungsstörung [2.49].

die hepatischen Glykogenspeicher wiederaufzufüllen. Dazu fließt Glukose zur Leber, die nicht für andere Aktivitäten des Organismus zur Verfügung steht. Das heißt, in beiden Fällen kommt es zu einer Fehlabstimmung zwischen exogener Nahrungsglukose und der unter gewöhnlichen Bedingungen festgelegten Insulindosierung. Die Glukoseverläufe sind dann logisch nicht mehr nachvollziehbar. Zusätzlich kann eine vorausgegangene Hypoglykämie die Gegenregulation einer nachfolgenden Hypoglykämie dämpfen, was die Schwelle für die Freisetzung von gegenregulatorischen Hormonen ändert und damit eine Hypoglykämiewahrnehmungsstörung initiiert [2.46, 2.47].

Das Problem ist nun, dass Hypoglykämien mittels Blutglukoseselbstkontrollen in der Regel nur bemerkt werden, wenn entweder der Patient deren Symptome wahrnimmt und deshalb misst oder wenn er zufällig zu dem Zeitpunkt des Auftretens gemessen hat. Asymptomatische, inapparente Hypoglykämien werden da-

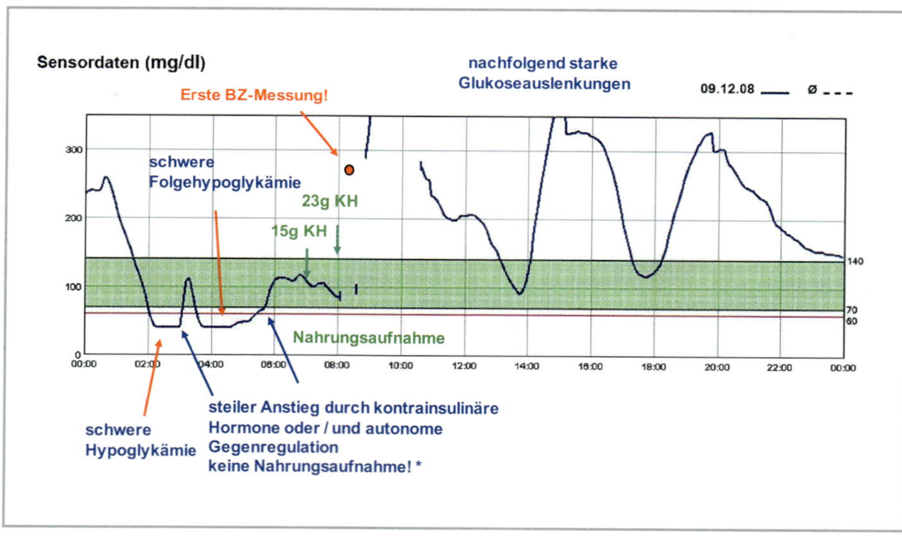

Abb. 2.7 Beispiel für starke Glukoseauslenkungen nach einer tiefen, langanhaltenden, nächtlichen Hypoglykämie über mehrere Stunden (bei komprimierter Gegenregulation während des Schlafs) und nachfolgenden Gegenregulationen nach dem Aufstehen und zu Beginn der Tagesaktivitäten. Die starken Glukoseauslenkungen setzten sich zwei Tage fort.

gegen meist nicht nachgewiesen. Leidet der Patient darüber hinaus noch an einer Hypoglykämiewahrnehmungsstörung, so beruht dieser Nachweis fast ausschließlich auf einer Blutglukosezufallsmessung. Schwere Hypoglykämien mit nachfolgend notwendiger Fremdhilfe sind deshalb wahrscheinlich. Solche Patienten tragen zu deutlich mehr als der Hälfte zu diesen schwerwiegenden Ereignissen bei. Nach einer Abschätzung betrifft das etwa 5 % der Typ-1-Diabetiker [2.48]. Für diese ist die kontinuierliche Glukosemessung ein extrem wichtiges Werkzeug. Die Relevanz von CGM für den Nachweis von Hypoglykämien zeigt auch Abbildung 2.6. Diese zeigt im Vergleich, welche Anzahl an Hypoglykämien mithilfe der Blutglukoseselbstkontrolle bemerkt und welche Anzahl zur gleichen Zeit mit „verblindetem“ CGM aufgezeichnet wurde. Diese retrospektiven Daten von Diabetespatienten belegen, dass sich mit CGM deutlich mehr Hypoglykämien nachweisen ließen, insbesondere nachts und bei Patienten mit Hypoglykämiewahrnehmungsstörung [2.49].

Hypoglykämien sind unterschiedlich stark ausgeprägt. Ohne CGM wird ihre Intensität nur anhand der Symptome erlebbar und in diesem Fall meist auch unverzüglich therapiert. Auch kann mit punktuellen Blutglukoseselbstkontrollen nur wenig über deren Intensität ausgesagt werden, denn der Glukosewert selbst gibt noch keinen Hinweis auf die Dauer der Glukoseentgleisung. Die in diversen Studien zu findenden Angaben zu Hypoglykämien beziehen sich immer auf die Rate und die Tiefe des Werts, welcher die Unterscheidung in milde oder schwere Hypoglykämien ermöglicht. Dass darin nicht die ganze Wahrheit liegt, wissen alle erfahrenen Behandler. Mit CGM sind die Angaben zur Ausprägung einer Hypoglykämie dagegen vollständig möglich, auch wenn diese nicht symptomatisch war. Analysieren lassen sich dazu die Zeit, welche die Hypoglykämie dauerte, und die Area under the Curve (AUC) im Glukosebereich, z. B. < 70 mg/dl (3,9 mmol/l). Auch wenn die Intensität der Hypoglykämie bisher noch nicht richtig definiert ist, so kann diese doch eingeordnet werden nach ihrer Auswirkung auf den weiteren Glukoseverlauf. Da eine Hypoglykämie einen „biologischen Notfall“ darstellt, kommt es mit wachsender Intensität zur Glukoneogenese (unter der Voraussetzung, dass die Glykogenspeicher nicht durch Sport, Nahrungskarenz oder häufige Hypoglykämien entleert sind), folglich zu endogenen Glukoseströmen und, wenn das nicht durch CGM sichtbar gemacht wird, zu Therapiefehlern. Die Folge können instabile Glukoseverläufe über mehrere Tage sein (siehe Abb. 2.7). Die Intensität einer Hypoglykämie hat also entscheidenden Einfluss auf die Stabilität des Stoffwechsels in den Stunden und mitunter sogar den Tagen danach und sollte deshalb zukünftig das Maß für deren Beurteilung sein [2.50].

2.4.5. Nachweis unphysiologischer postprandialer Auslenkungen

Eine spezielle Form der Glukosefluktuation sind die postprandialen Anstiege nach Mahlzeiten, die physiologisch bedingt sind. Unter der Diabetestherapie ohne CGM sind diese im Prinzip nicht bekannt und damit auch nicht, inwieweit sie von den physiologisch bedingten Auslenkungen abweichen. Das betrifft sowohl die Höhe der Auslenkung als auch den Zeitpunkt des Maximalwerts.

Grundsätzlich sind beides wesentliche Parameter, die den Erfolg der Diabetestherapie beschreiben. Unter Erfolg sollte verstanden werden, wie gering die

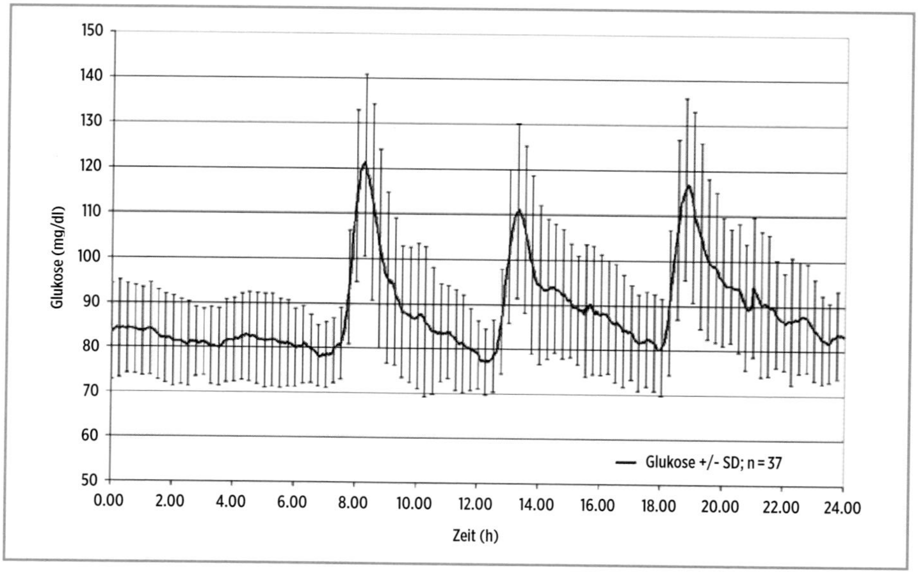

Abb. 2.8 Durchschnittliches kontinuierlich aufgezeichnetes Glukoseprofil von 24 gesunden Probanden. Die Mahlzeiten wurden zu einem festen Zeitpunkt eingenommen. Die postprandialen Auslenkungen liegen bei 120 bis 140 mg/dl (6,7–7,8 mmol/l). Das Glukosemaximum wird 40 bis 60 Minuten nach dem Essen erreicht [2.51].

Abweichungen zu den physiologischen Bedingungen im gesunden Organismus sind. Werden Standardmahlzeiten eingenommen, so finden sich postprandiale Auslenkungen bei Menschen ohne Diabetes in Deutschland von 120 bis 140 mg/dl (6,7–7,8 mmol/l) [2.51, 2.52] (siehe Abb. 2.8). Diese Auslenkungen sind um 30 bis 60 mg/dl (1,7–3,3 mmol/l) höher als die Nüchternglukosewerte (durchschnittlich ca. 80 mg/dl [4,4 mmol/l]). Durch die meist kohlenhydratreichere Frühstücksmahlzeit ist die Auslenkung am Morgen etwas höher als bei den anderen Mahlzeiten. Ein Anstieg auf Werte über 160 mg/dl (8,9 mmol/l) darf als Beginn des pathologischen Bereichs betrachtet werden. Der maximale postprandiale Glukoseanstieg wird 40 bis 60 Minuten nach dem Essen erreicht. Direkt vergleichende Untersuchungen von stoffwechselgesunden Probanden gegenüber Patienten mit Typ-1- und auch Typ-2-Diabetes zeigten, dass der Zeitpunkt, zu dem die postprandialen Glukoseauslenkungen nach verschiedenen Mahlzeiten ihr Maximum erreichen, für alle drei Personengruppen nicht signifikant verschieden sind [2.53]. Dass diese im Mittel bei ca. 70 bis 75 Minuten lagen, hatte seine Ursache darin, dass in dieser französischen Arbeit andere Standardmahlzeiten eingesetzt wurden als in der deutschen Untersuchung (nach [2.51]).

Es ist also festzustellen, dass sich die Resorption der Kohlenhydrate bei Diabetespatienten beiden Typs nicht wesentlich von Menschen ohne Diabetes unterscheidet, vorausgesetzt, es liegt keine Gastroparese vor. Eine andere Frage ist die

Höhe der Auslenkung, die einerseits mit der Wirkung des Insulins, konkret mit dessen Pharmakodynamik zusammenhängt. Andererseits spielt der Spritz-Ess-Abstand eine Rolle. Diese Aussagen erscheinen zunächst trivial, sind es aber nicht.

Es sei einmal vorausgesetzt, dass ein gut geschulter und erfahrener Patient ein gutes Diabetesmanagement aufweist und damit auch die Bolusgabe vernünftig ausführt. Das heißt, er kennt seinen von der Tageszeit abhängigen Insulin/Kohlenhydrat-Faktor, schätzt die Menge der Kohlenhydrate richtig ein und ruft einen adäquaten Insulinbolus ab. Wo liegen die Limitierungen, wenn zur Kontrolle nur die punktuelle Blutglukosemessung zur Verfügung steht? Als Erstes ist festzustellen, dass die Auswirkung dieser therapeutischen Maßnahme eher selten kontrolliert wird. Erfahrungsgemäß werden postprandiale Glukosemessungen unter Alltagsbedingungen nur vorgenommen, wenn z. B. ein 7-Punkte-Tagesprofil erstellt werden soll. Folglich ist auch selten bekannt, wie sich die Glukosekonzentration nach der Mahlzeit wirklich verhält. Im idealen Fall hat diese drei bis vier Stunden nach der Essensaufnahme wieder ihren Ausgangswert erreicht. Liegt der Wert zu diesem Zeitpunkt zu hoch, wird ggf. ein Korrekturbolus verabreicht, um den Glukosenormbereich zu erreichen.

Mit CGM ist die gesamte postprandiale Glykämie sichtbar und auch der Erfolg bei der Abstimmung des Bolus auf die eingenommene Mahlzeit. Damit zeigt sich, ob die Abstimmung der Kohlenhydratresorption nach dem Essen mit der Pharmakodynamik des Insulins durch die Bolusgabe gelungen ist. Die Kohlenhydratresorption hängt u. a. ab

- von der Kohlenhydratmenge,
- vom glykämischen Index (das schließt eine Resorptionsverzögerung infolge des in der Nahrung enthaltenen Fettanteils und auch des Proteinanteils mit ein),
- von der Fülle und dem Inhalt des Magens zu Beginn der Nahrungsaufnahme,
- von Problemen bei der Magenentleerung, insbesondere bei diabetischer Gastroparese.

Die Pharmakodynamik ist dagegen durch das Medikament, also das Insulin festgelegt. Sie wird modifiziert durch

- den Spritz-Ess-Abstand,
- den Spritzort,
- die Dosis-Wirkdauer-Abhängigkeit,
- eine ggf. vorliegende Insulinresistenz.

Angesichts dieser verschiedenen Faktoren wird klar, dass die Übereinstimmung von Kohlenhydratresorption und Pharmakodynamik des Insulins nicht selbstverständlich ist und selten ideal erfolgen wird. In Abbildung 2.10 sind drei Grenzfälle dafür skizziert, die in Abbildung 2.11 mit Beispielen von realen CGM-Profilen dargestellt sind.

Abb. 2.9 Schematische Darstellung zur Abstimmung von Kohlenhydratresorption und Pharmakodynamik des Insulins. Im ersten Fall stimmen beide gut überein, was zu nahenormoglykämischen Werten führen würde (oben). Im zweiten Fall setzt erstens die Insulinwirkung zu früh ein (zu großer Spritz-Ess-Abstand oder zu langsame Resorption der Kohlenhydrate) und wirkt zweitens das Insulin zu kurz, was zu einem „Fleischerhakenmuster" am Anfang und später zur postprandialen Hyperglykämie führt (Mitte). Im dritten Fall ist die Insulinwirkung länger als die Kohlenhydratresorption, was eine postprandiale Hypoglykämie zur Folge hat (unten).

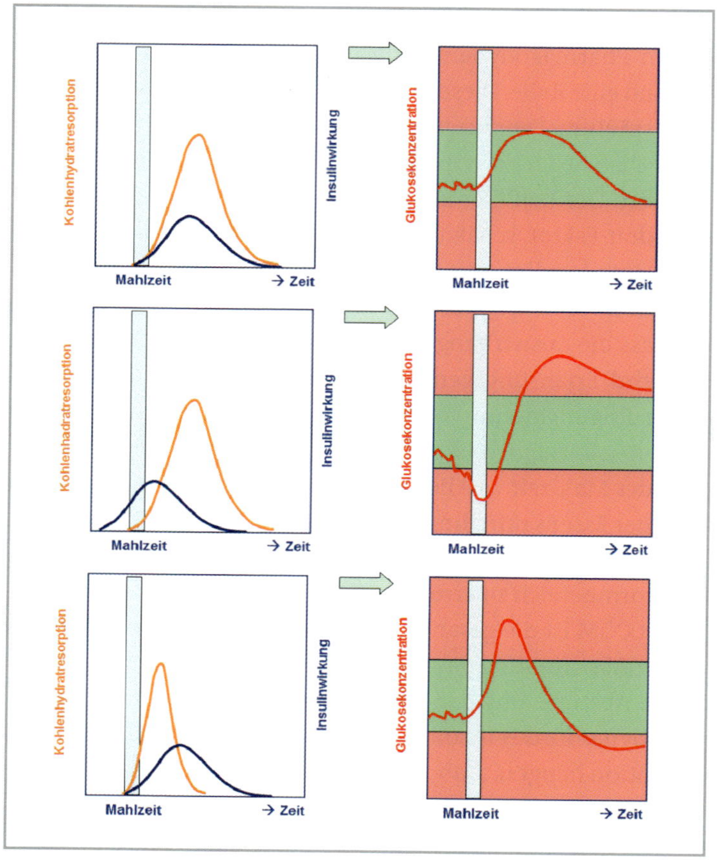

Ohne CGM ist das alles nicht sichtbar und wird die Patienten deshalb auch nicht beunruhigen. Mit CGM zeigen sich dagegen die Auswirkungen einer nicht adäquaten Feinanpassung. Die sich dabei ergebende Frage ist, wie relevant Abweichungen von der idealen Stoffwechselregulation sind. Auch ist die Frage zu stellen, wie das der Patient unter Alltagsbedingungen regeln soll. Als Beispiel sei die Situation im unteren Teil der Abbildungen 2.9 und 2.10 erläutert. Dort erfolgt die Kohlenhydratresorption schneller, als die Wirkung des Insulins einsetzt, obwohl es sich um kurzwirksame Insulinanaloga handelt. In Folge dessen treten als Ers-

Die Übereinstimmung von Kohlenhydratresorption und Wirkung des Insulins ist nur schwer zu realisieren, zumal das exogene Insulin nicht zur notwendigen Zeit am richtigen Ort wirkt. Nichtphysiologische postprandiale Glukoseauslenkungen sind die Folge, die erst durch CGM sichtbar werden, den Patienten aber die Möglichkeit einer besseren Essens- und Bolusanpassung geben.

tes hyperglykämische Glukosewerte auf. Dem kann begegnet werden, indem ein Spritz-Ess-Abstand eingeführt wird.

Ein anderer Fall ist, wenn die Insulinwirkung länger stattfindet, als die Kohlenhydrate resorbiert werden. Die Folge ist eine postprandiale Hypoglykämie. Dieses Problem ist bei den in Deutschland üblichen Frühstücksmahlzeiten nicht selten. Eine Untersuchung mit „verblindetem" CGM zeigte, dass das in 65 % der Fälle auftrat [2.54]. Dazu hatten die Patienten zu allen Mahlzeiten, also auch beim Frühstück, genau 5 Kohlenhydrateinheiten (KHE) zu sich genommen. Zwischenmahlzeiten waren ausgeschlossen, es sei denn, Symptome einer Hypoglykämie traten auf. Durch die „Verblindung" der Messung konnten die niedrigen Werte nicht unmittelbar gesehen werden. Sie wurden selten bemerkt, da nur milde Hypoglykämien auftraten.

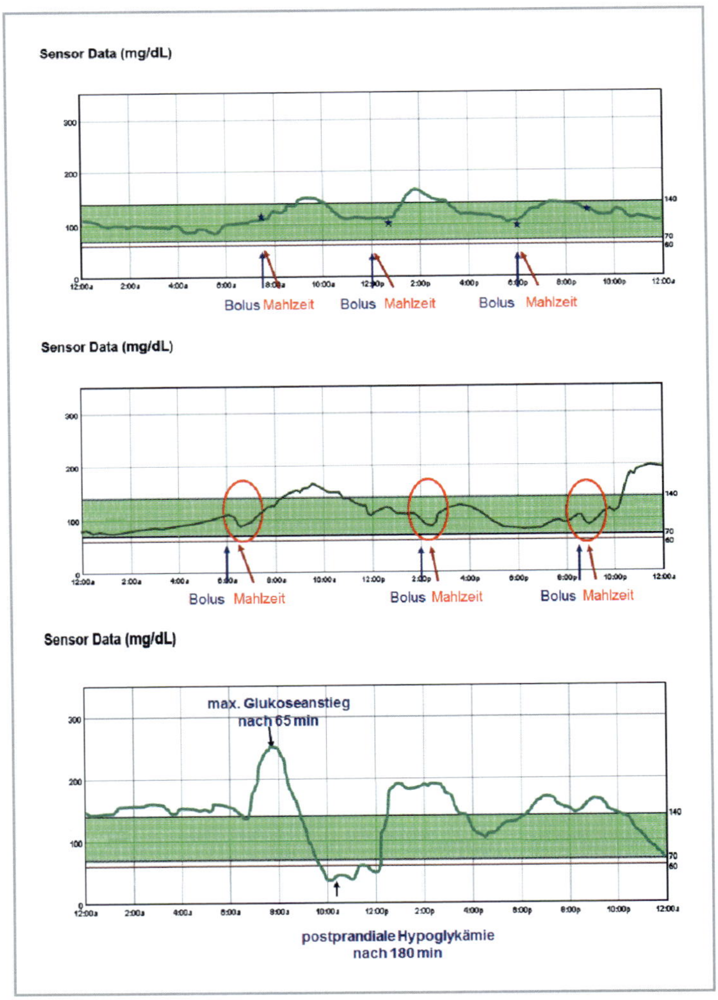

Abb. 2.10 Beispiele für die in Abbildung 2.9 dargestellten Situationen. Gute Abstimmung von Kohlenhydratresorption und Pharmakodynamik des Insulins mit nahenormoglykämischen postprandialen Werten (oben), zu frühe Insulinwirkung durch zu großen Spritz-Ess-Abstand („Fleischerhakenmuster", Mitte) und postprandiale Hypoglykämie durch schnell resorbierte Kohlenhydrate und dadurch relativ zu lange Insulinwirkung (unten). Die Kurven wurden aus Messungen mit dem CGMS® Gold übernommen [nach 2.54].

Dieser hohe Prozentsatz an postprandialen Hypoglykämien nach dem Frühstück ist sicher nicht auf den Alltag zu übertragen, da viele Patienten am Vormittag einen kleinen Snack, z. B. Obst, zu sich nehmen. Es zeigt aber das hohe Maß an Nichtübereinstimmung zwischen Kohlenhydratresorption und Insulinwirkung.

Angesichts dessen, dass die erste große Abweichung von der Physiologie bereits durch die Gabe des Insulins am falschen Ort, nämlich dem Unterhautfett-

> Grundsätzlich zeigt CGM nicht nur die Glukosekurven, sondern damit auch die Abweichungen von der physiologischen Regulation des Glukosestoffwechsels. CGM bietet aber die Möglichkeit, diesen normnäher zu regulieren, vorausgesetzt, die Form der Insulintherapie lässt das zu (z. B. eine Insulinpumpe). In diesem Sinne dient CGM der Therapieunterstützung. Damit lässt sich auch die Diabetesprognose mit der Gefahr diabetesbedingter Folgeerkrankungen verbessern.

gewebe, gegeben ist, ist das alles nicht verwunderlich. Für die Patienten relevant sind eigentlich nur extreme Abweichungen, die für sie mit Missempfindungen verbunden sind. Das betrifft in erster Linie auftretende Hypoglykämien, im weiteren Sinne aber auch hohe postprandiale Glukoseauslenkungen bzw. eine anhaltende Hyperglykämie. Dass die damit verbundene hohe glykämische Variabilität möglicherweise einen eigenen Risikofaktor bezüglich vaskulärer Schäden darstellt, ist noch eine zusätzliche Motivation zur besseren Abstimmung von Glukoseresorption und Pharmakodynamik. Dass dies eine Diagnostik wie das CGM voraussetzt, ist naheliegend, auch wenn das Problem dadurch erst sichtbar wird. Insbesondere bietet aber CGM die Chance, aktiv darauf Einfluss zu nehmen. Im weiteren Sinne bedeutet das, die eingangs dieses Abschnitts aufgeführten Faktoren bei der Essensaufnahme und der Insulingabe zu berücksichtigen. Das betrifft z. B. die Verwendung von Speisen mit niedrigem glykämischen Index, die Aufnahme moderater Nahrungsmengen und damit die Abgabe eines nur geringen Insulinbolus, die Berücksichtigung von Fett-Protein-Einheiten bei der Insulindosierung und damit im Zusammenhang stehend auch die Nutzung von verzögerten Boli, falls der Patient eine Insulinpumpe benutzt. Sicher stellt das für die Patienten eine Herausforderung dar, bietet aber eben die Möglichkeit, die postprandiale Hyperglykämie besser zu beherrschen. Im schlimmsten Fall regeln die Diabetiker ihren Stoffwechsel wie bisher, also ohne CGM und die sich daraus ergebenden positiven, wenn auch herausfordernden Möglichkeiten.

Grundsätzlich ist noch zu bemerken, dass die in diesem Abschnitt aufgeführten Fälle die diagnostische Seite des CGM in den Mittelpunkt stellen. Diese Daten helfen, Stoffwechselprobleme aufzudecken, unabhängig davon, ob sie retrospektiv betrachtet werden oder nicht. Als „offenes System“, also mit Anzeige der aktuellen Glukosedaten, können die Patienten jedoch unmittelbar reagieren. In diesem Anwendungsfall stellt CGM Therapieunterstützung dar.

2.5. Was besagen die Unterschiede zwischen Blut- und interstitiellen Glukosewerten?

2.5.1. Grundsätzliche Fragen

In Abschnitt 2.2. wurde bereits erläutert, dass es in Situationen mit hoher Glukosedynamik zu deutlichen Abweichungen zwischen der Glukosekonzentration im Blut und im Interstitium kommen kann, die physiologisch bedingt sind. Unterschiedliche Messwerte zu Mahlzeiten, beim Sport, bei hoher Insulinlast, im Zusammenhang mit Hypoglykämien usw. sind also nicht als Fehlmessungen des CGM zu interpretieren, sondern haben hauptsächlich etwas mit der zeit-

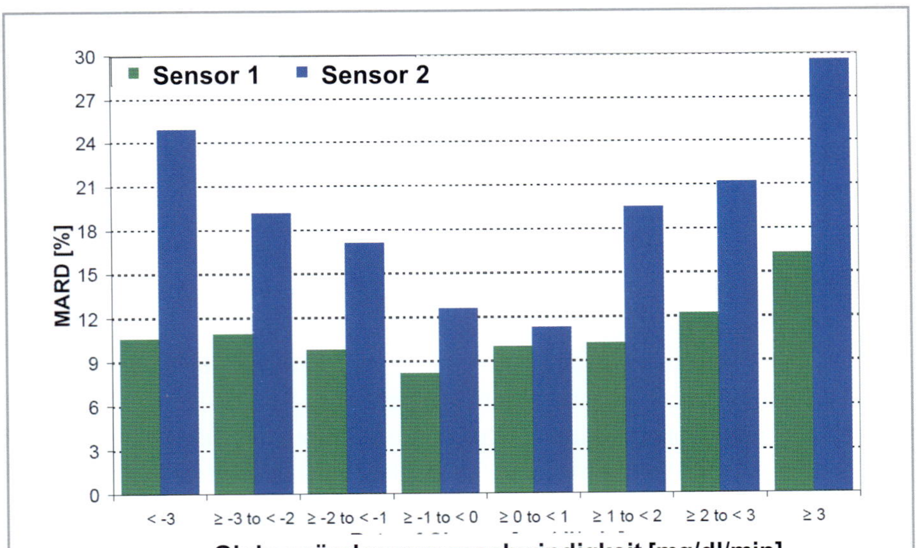

Abb. 2.11 Darstellung der MARD als ein Maß für die Abweichung von CGM-Werten zu Blutglukosewerten über der Glukoseänderungsgeschwindigkeit. Für beide Glukosesensoren zeigt sich, dass mit wachsender Glukosedynamik die Abweichungen der Messwerte zwischen Blut und Interstitium zunehmen [2.55].

lichen Verteilung der Glukose im Organismus zu tun. Vorauszusetzen ist allerdings, dass der Glukosesensor richtig kalibriert wurde und dass er stabil und zuverlässig misst.

Sichtbares Zeichen der Unterschiede zwischen Blut- und interstitiellen Glukosewerten ist der in Abbildung 2.2 dieses Kapitels zu sehende Timelag im Fall eines Glukoseanstiegs bzw. -abfalls. Das bedeutet auch, dass in dieser Situation zu einem festgelegten Zeitpunkt zwei unterschiedliche Glukosewerte existieren. Da beide Werte genau die Glukosekonzentration in dem Kompartiment feststellen, in welchem gemessen wird, entsteht die Frage, an welchem Wert sich die Patienten orientieren sollten. Welcher Wert ist relevant für eine therapeutische Entscheidung?

Bisher war diese Frage unumstritten. Die Patienten sollten sich nach dem Blutglukosewert richten, den sie vor einer therapeutischen Maßnahme mittels Selbstkontrolle ermittelt haben. Auf diesem Wert basiert die sich darauf aufbauende Diabetestherapie. Das ist nicht nur traditionell bedingt, sondern hat seine Ursache darin, dass durch eine relativ geringe Selbstverletzung auf einfache Weise Blut für die Messung gewonnen werden kann und dass eine therapeutische Ausrichtung an der Glukosekonzentration in diesem Kompartiment gegeben ist. Die Entwicklung der Blutglukosemessung war deshalb immer bestrebt, mit möglichst wenig Blut messen zu können, um die Umstände und den Schmerz bei der Pro-

> Die Unterschiede zwischen Blut- und interstitieller Gewebsglukose im Fall hoher Glukosedynamik sind real. Sie zeigen die Feinheiten der physiologischen Glukoseregulation. Deshalb sind beide Methoden nebeneinanderstehend relevant: Blutglukosemessung und CGM.

bengewinnung zu minimieren. Das hat dazu geführt, dass die Selbstkontrolle als vier- bis sechsmalige Anwendung pro Tag erst möglich wurde.

Sollte der Blutglukosewert für alle Zeiten der Standardwert bleiben? Stellt das CGM mit seiner Messung im Interstitium den bisherigen Standard infrage? Wenn ja, ist dann die Blutglukosemessung überhaupt noch notwendig? Oder sollten die Unterschiede einfach mathematisch beseitigt werden, indem die interstitiellen Glukosewerte in Blutglukosewerte umgerechnet werden? Das wäre zum Beispiel der Fall im Anstieg bzw. Abfall der Glukosekonzentration während des Essens/nach dem Essen (Timelag). Eine solche Umrechnung entspräche einer Verschiebung der CGM-Kurve in Richtung der Blutglukosewerte, also in Abbildung 2.2 nach links. Damit wäre der Anschluss an das gewohnte Diabetesmanagement mit der Blutglukoseselbstkontrolle scheinbar gegeben. Wie bereits beschrieben, hängt der Timelag allerdings vom metabolischen Zustand der Patienten ab (Glukoselast, Resorptionsgeschwindigkeit der Glukose aus der Nahrung, Glukosegradient zwischen Blut und Interstitium, Spritz-Ess-Abstand bei Insulingabe) und ist selbst bei stoffwechselgesunden Probanden individuell verschieden. Ein Umrechnen der interstitiellen Glukosewerte in Blutglukosewerte ist deshalb nicht exakt und führt zu einem zusätzlichen Fehler.

Eine andere Frage ist die nach dem Informationsgehalt der unterschiedlichen Glukosewerte. Die Unterschiede in den beiden Kompartimenten, die bei hoher Glukosedynamik auftreten, bei niedriger Glukosedynamik bzw. Glukosestabilität nicht, zeigen doch Feinheiten der physiologischen Glukosestoffwechselregulation. Aus den unterschiedlichen Glukosewerten lässt sich folglich auf das Maß der Glukosedynamik schließen. In Abbildung 2.11 sind Abweichungen des CGM-Werts von den Blutglukosewerten dargestellt [2.55]. Als Maß für die Abweichung wurde die MARD aufgetragen, die mittlere durchschnittliche relative Differenz (Mean Average Relative Difference). Mit wachsender Glukoseänderungsgeschwindigkeit vergrößerte sich die MARD oder besser erhöhte sich die Abweichung zwischen der Blutglukose- und der interstitiellen Glukosekonzentration. Diese Abweichung zeigt nichts anderes als die Glukosedynamik selbst. Folglich würden mit der Anpassung der CGM-Kurve an die Blutglukosewerte Informationen über die Glukoseregulation verloren gehen, allerdings für den Gewinn, die gewohnte Orientierung der Diabetesbehandlung an der Blutglukose beibehalten zu können.

2.5.2. Unterschiede in den Glukoseamplituden

Eine Verschiebung der CGM-Kurve in Richtung der Blutglukosewerte („Linksverschiebung") kann die Timelags kompensieren. Das führt aber trotzdem nicht zwangsläufig zur Übereinstimmung aller im Blut und im Gewebe gewonnenen Glukosewerte. In Abbildung 2.2 war nämlich auch zu sehen, dass nach einer Mahlzeit Unterschiede in der maximalen Auslenkung des Sensorsignals im Vergleich

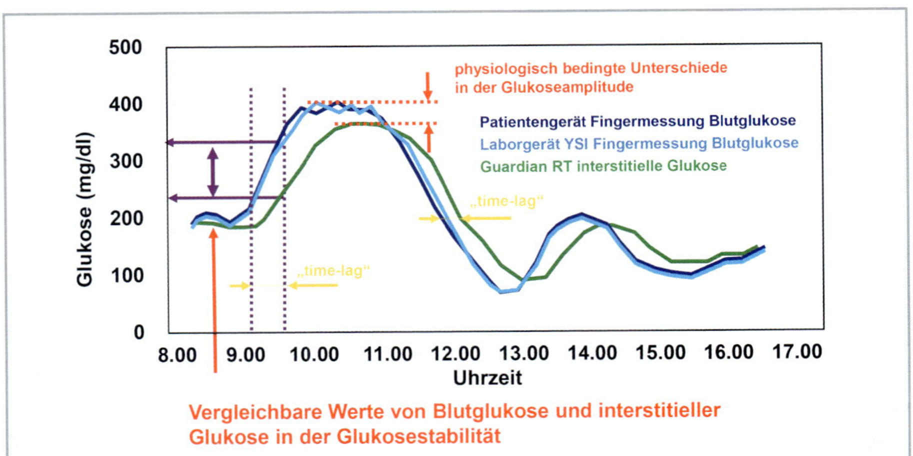

Abb. 2.12 Unterschied in den Glukoseamplituden zwischen CGM- und Blutglukosekurven. Auch diese Unterschiede sind physiologisch bedingt und hängen von der Stoffwechselsituation der Patienten ab, treten also nicht grundsätzlich auf.

zu Blutglukosemesswerten auftreten. Das ist auch bei vorschriftsmäßiger Kalibrierung der Fall. In Abbildung 2.12 ist dieses Detail noch einmal aufgegriffen.

Wie ist das zu interpretieren? Dafür verantwortlich sind zwei Effekte. Der kleinere ist, dass es auf dem Weg vom Blutgefäß zur Liegestelle des Glukosesensors zur Glukoseutilisation in Muskel- und Fettzellen kommt (diese exprimieren den Glukosetransporter GLUT4 und benötigen Insulin, um Glukose aufnehmen zu können). Damit wird ein kleiner Teil der Glukose verbraucht, wodurch der Glukosesensor in seiner Umgebung eine geringere Glukosekonzentration misst, als bei der Blutglukosemessung festgestellt wurde. Die Größe der Unterschiede hängt davon ab, wie wirksam das Insulin ist (hohe oder geringe Insulinempfindlichkeit) und wie dynamisch sich der Vorgang abspielt. Hohe Glukoseutilisation in den Zellen bedeutet hohe Insulinempfindlichkeit und damit größere Unterschiede. Allerdings ist dieser Effekt bei der Messdichte von CGM (alle fünf Minuten bzw. jede Minute ein Wert) nur bei hoher Glukoseutilisation sichtbar. Der zweite Effekt hängt mit den (überwiegend) hepatischen Glykogenspeichern zusammen. Hatte es vorher massive Glukoneogenese gegeben, egal ob durch Sport/körperliche Aktivität, Nahrungskarenz oder Hypoglykämien, so fließt Glukose direkt über den Blutkreislauf zu den Glykogenspeichern, um diese wiederaufzufüllen. Dieser Teil der Glukose fließt folglich nicht in das Interstitium, weshalb die CGM-Kurve auch nicht die Höhe der Blutglukosewerte erreichen kann.

Das lässt sich selbst bei stoffwechselgesunden Personen beobachten, was die beiden Beispiele in Abbildung 2.13 belegen. Beide gesunden Probanden trugen einen Glukosesensor (ein recht genau messendes System, bei welchem die viskosiometrische Veränderung eines Stoffgemischs aus Dextran und Concanavalin A unter Glukoseeinfluss ermittelt wurde [2.56]) und nahmen die gleichen Mahlzeiten bei vergleichbarem Tagesablauf zu sich. Bei dem einen Probanden liegt die Sensorkurve nach der Frühstücksmahlzeit (rote Pfeile) deutlich unter den alle 10 Minuten gemessenen Blutglukosewerten (grüne Punkte), bei dem anderen (unten) stimmen die Werte gut überein. Dieses Muster wurde bei allen Messungen beobachtet, auch bei Wiederholungsmessungen. Offensichtlich ist bei dem obigen Probanden die Glukoseutilisation im Zeitverlauf hoch, d.h. er hat eine sehr effektive Insulinwirkung. Bei ihm handelt es sich um eine Person, die trotz bewusster Ernährung zum Übergewicht neigt. Die Glukoseutilisation sorgt für eine rasche Verfügbarkeit von Energie, die er mangels Bewegung nicht abruft und wodurch er schnell zunimmt. Im Gegensatz dazu handelte es sich bei dem anderen Probanden (in Abb. 2.14 unten) um eine sehr schlanke Person, die in der Regel sehr große und kalorienreiche Mahlzeiten zu sich nimmt, deren Glukoseutilisation pro Zeit aber gering ist.

Diese Interpretation wird gestärkt durch Ergebnisse von hyperinsulinämischen Clamp-Tests, bei denen Blutglukosewerte mit CGM-Werten verglichen wurden [2.57]. Stimmten unter normoinsulinämischen Bedingungen die interstitiellen CGM-Glukosewerte gut mit den Blutglukosewerten überein (90 mg/dl vs.

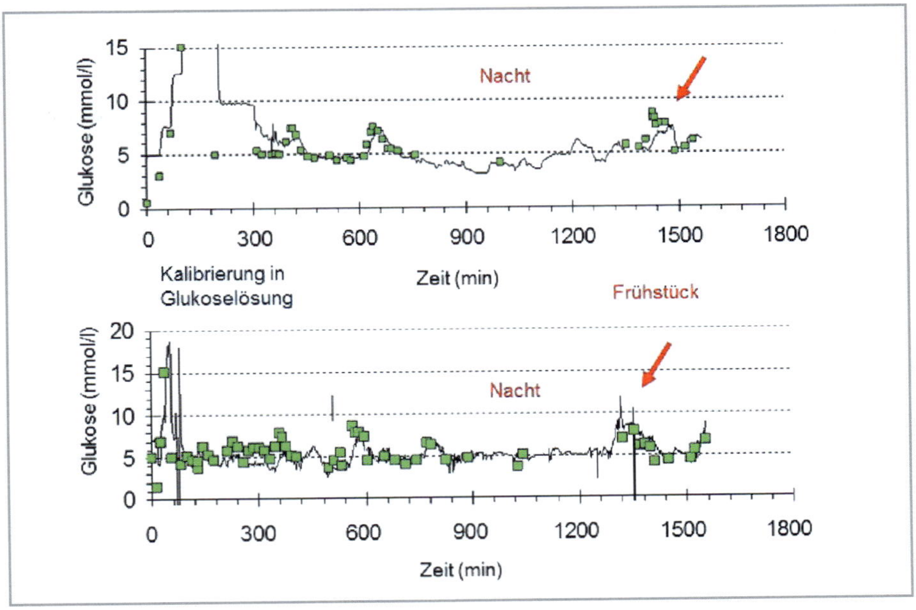

Abb. 2.13 CGM-Profile von zwei gesunden Probanden, welche die gleichen Mahlzeiten zu sich nahmen. Bei Mahlzeiten mit schneller Resorption (wie in diesem Beispiel beim Frühstück) kam es beim übergewichtigen Probanden (oben) grundsätzlich zu einer deutlichen Abweichung der interstitiellen Glukosewerte zur gemessenen Blutglukose (grüne Quadrate), bei dem sehr schlanken Probanden (unten) nicht.

88 mg/dl), so kam es im Zustand der Hyperinsulinämie zu einer deutlichen Abweichung (CGM: 66 mg/dl, Blutglukose: 88 mg/dl). Als Ursache ist die höhere Glukoseflussrate in die Körperzellen zu sehen.

Übertragen auf normale Alltagsbedingungen heißt das: Aus dem Unterschied zwischen Blut- und interstitieller Glukosekonzentration nach Mahlzeiten lassen sich Rückschlüsse über die Insulinwirkung und folglich bei vorgegebener Insulindosis über die Insulinempfindlichkeit ziehen. Das zeigt die Wichtigkeit der Verfügbarkeit beider Messmethoden, auch wenn zukünftig die CGM-Systeme ohne die „blutige" Kalibrierung auskommen sollten.

2.5.3. Unterschiede bei erhöhter körperlicher Aktivität/Sport

Der Effekt des Auseinanderdriftens von interstitieller und Blutglukose ist immer zu beobachten, wenn die Glukosedynamik hoch ist. Das ist insbesondere auch der Fall bei körperlicher Aktivität/Sport, weil durch Muskelarbeit die Glukoseutilisation verstärkt auftritt. Abbildung 2.14 zeigt dazu das Beispiel eines Patienten mit Typ-1-Diabetes. Vor (Tag 1 bis Tag 2, 5.00 Uhr) und nach (Tag 3) einem Radmarathon stimmten

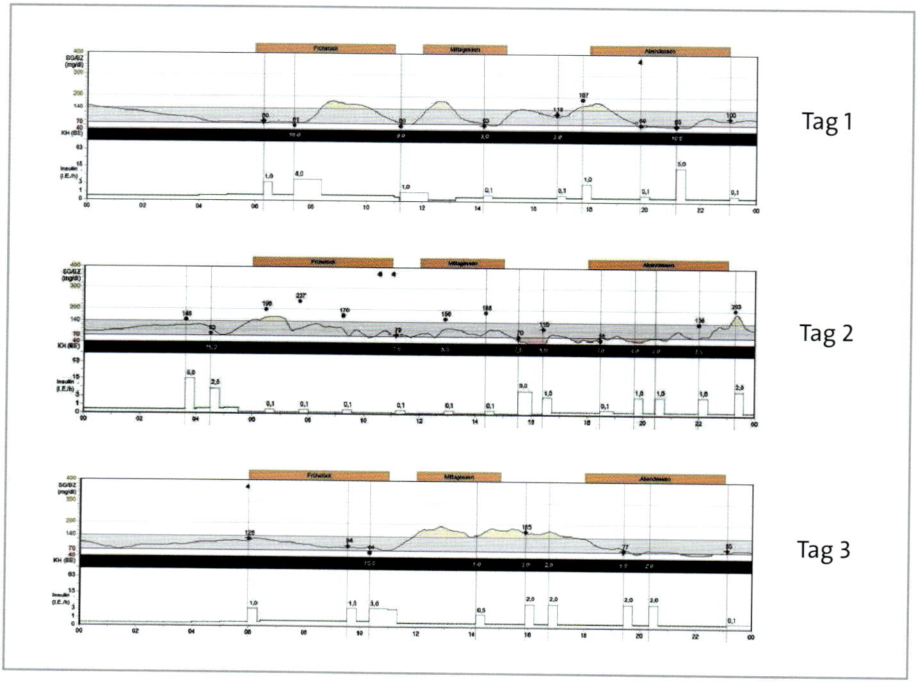

Abb. 2.14 Unterschiede in den maximalen Glukoseauslenkungen bei starker körperlicher Aktivität am zweiten Tag (mittleres Bild, Einnahme von Kohlenhydraten früh um 3.30 Uhr und 4.15 Uhr, Abdeckung mit weniger Insulin als normalerweise nötig). An Tag 1 und Tag 3 (ohne erhöhte körperliche Aktivität) sind diese Unterschiede nicht zu sehen. Der Sensor wurde in der Zeit nicht gewechselt. Die Punkte zeigen die punktuell gemessenen Blutglukosewerte an.

die Glukosewerte des Sensors, der optimal kalibriert wurde, mit den Blutglukosewerten gut überein. Anders ist das während des am Tag 2 durchgeführten Radmarathons, bei dem erhebliche Unterschiede auftraten. Der Patient nimmt in diesem Zeitraum mehrfach Snacks zu sich (Müsliriegel) und stellt bei der routinemäßigen punktuellen Glukosemessung erheblich höhere Blutglukosewerte fest als die vom CGM angezeigte Kurve. Am Ende des Tages stimmen dann die Werte in beiden Kompartimenten wieder überein, so wie vor der körperlichen Aktivität. Die Ursache für die Abweichungen lag nicht etwa in einer Fehlmessung des Glukosesensors, sondern war im Rahmen der Messgenauigkeit ein Resultat der physiologischen Abweichungen in den verschiedenen Kompartimenten Blut und Interstitium.

2.5.4. Unterschiede im Zusammenhang mit Hypoglykämien

Hohe Glukosedynamik tritt auch im Zusammenhang mit Hypoglykämien auf, welche darüber hinaus häufig die Ursache für eine instabile Glukosestoffwechselsituation mit starken Glukosefluktuationen sind. Selbst milde Hypoglykämien führen bei manchen Patienten (auch solchen mit langer Diabetesdauer) zu einer autonomen Gegenregulation, die aber davon abhängt, ob die dafür notwendige Glukose als endogenes Substrat schnell verfügbar ist (größtenteils hepatisch). In diesem Fall kommt es zu einem starken Glukoseanstieg, steiler, als er selbst bei Mahlzeiten mit schnell resorbierbaren Kohlenhydraten auftritt (endogene Glukose kommt sofort ins Blut und geht nicht den Umweg der gastrointestinalen Resorption). Der Organismus versucht später, die nach einer Gegenregulation defizitären Glykogenspeicher wiederaufzufüllen, wenn exogene Glukose wieder verfügbar wird, also nach Nahrungsaufnahme. Im CGM zeigt sich dieser Effekt durch eine nur geringe oder gar ganz fehlende Auslenkung der Glukosewerte nach dem Essen, obwohl die Mahlzeit richtig geschätzt und abgedeckt wurde. Ein repräsentatives Beispiel dazu zeigt Abbildung 2.15. Der Patient wies vor dem dargestellten Profil bereits über mehrere Tage repetitive Hypoglykämien auf (definiert als > 2 Hypoglykämien/Tag), so dass die Glykogenspeicher geleert waren. Die CGM-Kurve war ordnungsgemäß kalibriert worden. Es zeigt sich, dass die Einnahme der Mahlzeiten kaum Auslenkungen in der Glukosekurve zur Folge hatte (z. B. gegen 12.00 Uhr, gegen 18.00 Uhr und gegen 22.00 Uhr). Um 18.00 Uhr kommt es sogar zum Abfall der Glukosekurve, obwohl die 7,5 Einheiten Insulin bei 75 g Kohlenhydraten richtig dosiert sind. Ursache für diesen Verlauf ist der Fluss

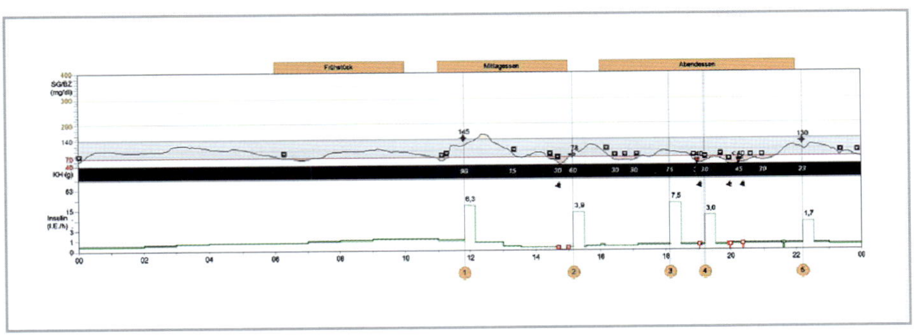

Abb. 2.15 „Pseudonormalisierung“ als Ausdruck nicht vollständig wiederaufgefüllter Glykogenspeicher nach repetitiven Hypoglykämien. Die Einnahme der Mahlzeiten hat kaum Auslenkungen in der Glukosekurve zur Folge, da ein Teil der Glukose direkt zum Wiederauffüllen der Glykogenspeicher verwendet wird und somit nicht am Sensor im Gewebe ankommt.

von Glukose hauptsächlich zur Leber zwecks Wiederauffüllens der Glykogenspeicher. Das gezeigte Verhalten ist als „Pseudonormalisierung“ zu beschreiben: Es entsteht ein normoglykämischer Glukoseverlauf aufgrund des Wechselspiels von repetitiven Hypoglykämien, Ausschüttung von endogener Glukose und des Versuchs des Wiederauffüllens der Glykogenspeicher [2.50]. Ist das Wiederauffüllen der Glykogenspeicher unvollständig, so besteht dauerhaft die Gefahr einer schweren Folgehypoglykämie.

Mitunter führen Patienten angesichts solcher Kurven im postprandialen Zustand Blutglukosemessungen durch, weil sie den CGM-Daten misstrauen. Dabei sind die Blutglukosewerte in dem beschriebenen Zustand meist deutlich höher als die interstitiellen Glukosewerte (in Abbildung 2.15 hatte der Patient keine solchen Messungen vorgenommen). Ein Beispiel dazu zeigt Abbildung 2.16. Nach dem Wechsel des Sensors gegen 12.30 Uhr tritt aufgrund der zum Mittagessen verabreichten Insulinboli zwischen 15.00 und 18.00 Uhr eine Hypoglykämie auf. Mehrfach unterbricht die Insulinpumpe die Insulinlieferung, was der Patient quittiert und worauf er mit Fruchtsaft reagiert, richtigerweise, ohne sich einen weiteren Bolus abzurufen. Als die Werte gegen 18.00 Uhr wieder sinken, nimmt der Patient noch einmal Nahrung ohne Insulinabgabe auf, wodurch die Glukosekurve ansteigt. Gegen 19.00 Uhr misst er die Blutglukose und stellt fest, dass die Werte etwas erhöht sind (> 180 mg/dl). Er vertraut den niedriger liegenden Sensorwerten nicht und gibt sich einen weiteren Bolus von 15 Einheiten. Die späteren Essensaufnahmen gegen 19.30 Uhr und gegen 20.00 Uhr hätten die Hypoglykämie vermeiden können, wenn diese nicht wiederum mit Insulin abgedeckt worden wären.

> Eine „Pseudonormalisierung" als Folge repetitiver Hypoglykämien und nicht wiederaufgefüllter Glykogenspeicher täuscht eine Normoglykämie vor. Dieser metastabile Zustand ist extrem gefährlich und endet nicht selten in einer schweren Folgehypoglykämie.

Das Problem war, dass der Patient sein Insulin entsprechend den erhöhten Blutglukosewerten gegen 19.00 Uhr dosiert hatte (das entspricht nach wie vor dem üblichen Behandlungsstandard; folglich wird auch seitens der Hersteller von CGM-Systemen gefordert, dass die Patienten zur Abgabe eines Bolus die Blutglukose messen und diese therapeutische Entscheidung nicht am CGM-Wert orientieren). Allerdings lag eine Situation großer Glukosedynamik vor, gekennzeichnet durch den Glukoseabfluss zum Wiederauffüllen der Glykogenspeicher. In der Situation gegen 19.00 Uhr waren die Blutglukosewerte und die interstitiellen CGM-Werte verschieden, beide jedoch korrekt in ihrem Kompartiment gemessen.

Offensichtlich ist es nicht verkehrt, sich nach der interstitiellen Glukose zu richten. Das Blut ist das Transportsystem unter anderem für die Glukose (von der geringen Verstoffwechselung in den Blutzellen einmal abgesehen). Dagegen ist die Peripherie das biologische System, in welchem die Stoffwechselvorgänge stattfinden. **Die Blutglukose repräsentiert die Glukosekonzentration im Transport-**

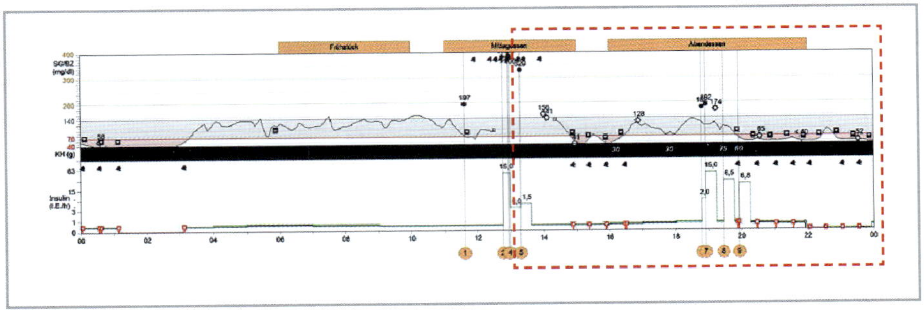

Abb. 2.16 Unterschiede zwischen der Blutglukose und der interstitiellen Glukose (CGM) gegen 19.00 Uhr. Beide Werte sind richtig. Die Unterschiede haben ihre Ursache in dem „Abfließen" von Glukose aus dem Blut zum Wiederauffüllen der Glykogenspeicher, die durch repetitive Hypoglykämien geleert sind. Das ist ein Zustand großer Glukosedynamik.

system, der CGM-Wert (interstitielle Glukose) dagegen jene im biologischen System. Im Zustand normaler und geringer Glukosedynamik stimmen Blut- und interstitielle Glukose überein, weshalb das Orientieren der Therapie an den Blutglukosewerten und auch eine statische Betrachtung der Regulation korrekt sind. Im Zustand großer Glukosedynamik (Sport, Hypoglykämien mit Gegenregulation, Pseudonormalisierung) stimmen die Glukosewerte in den Kompartimenten jedoch nicht überein. Hätte z. B. der Patient aus Abbildung 2.14 die hohen Blutglukosewerte am Tag 2 während des Radmarathons mit einem Korrekturbolus abgedeckt, so wäre eine schwere Hypoglykämie die Folge gewesen. Möglicherweise sind manche Hypoglykämien im Alltag darauf zurückzuführen und werden auf diese Weise verständlich (das ist aber ohne CGM nicht zu beurteilen).

> Die Blutglukose repräsentiert die Glukosekonzentration im Transportsystem, der CGM-Wert im Interstitium dagegen jene im peripheren biologischen System, in welchem der Metabolismus überwiegend stattfindet.

Aus den beschriebenen Abweichungen der Glukosekonzentration in Blut und Interstitium lassen sich weitere Schlussfolgerungen ziehen. Weil die Blutgefäße das Transportsystem des Körpers sind, stellt dort die Glukosekonzentration gewissermaßen einen Referenzwert dar. Dieser zeigt im Glukoseanstieg die insgesamt verfügbare Glukose an, unabhängig, ob diese aus der Nahrung oder den endogenen Speichern stammt. Wie beschrieben, hängt der Glukosewert im Interstitium davon ab, wie viel der Blutglukose im zwischenzellulären Raum ankommt. Die Glukoseverteilung aus dem Blut heraus richtet sich nach der Priorität der mit Glukose zu versorgenden Körperregionen. Oberste Priorität hat das Gehirn, um auch im Fall einer Hypoglykämie weiterhin seine vitalen Funktionen erfüllen zu

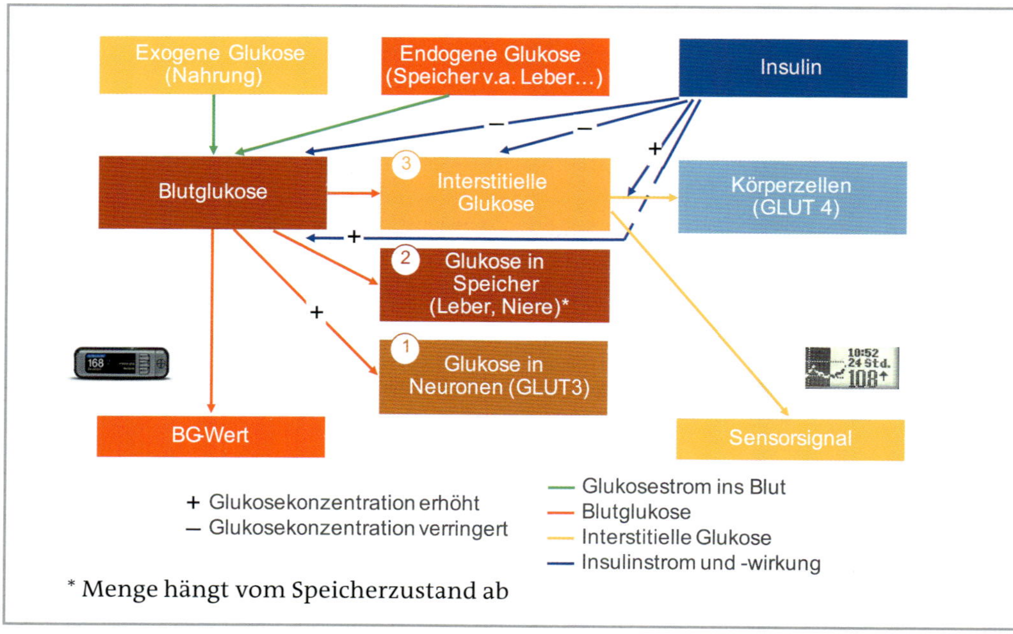

Abb. 2.17 CGM zeigt den dynamischen Prozess der Glukoseregulation und damit die über einen beobachteten Zeitraum entstehenden Glukoseströme. Diese richten sich nach der Priorität der mit Glukose zu versorgenden Körperregionen. Oberste Priorität hat das Gehirn, die zweitwichtigste Priorität besitzen leere Glykogenspeicher. Die restliche Glukose steht dem Stoffwechsel in der Peripherie zur Verfügung. Im Zustand ohne Glukosedefizite in Gehirn und Glykogenspeichern und geringer Glukosedynamik stimmen Blutglukosewert und Sensorsignal überein.

können. Sind dort Defizite, so fließt die Glukose zuerst dorthin. Die zweitwichtigste Priorität haben die Glykogenspeicher. Sind diese leer (durch Sport oder Hypoglykämien), so erfolgt deren Wiederauffüllen. In der Konsequenz ist bei jedem Glukoseanstieg die vom Glukosesensor gemessene Glukose geringer als die

> Wird dem Organismus exogene Glukose zur Verfügung gestellt, so fließt diese zuerst zu defizitären Bereichen, falls solche bestehen. Das sind vor allem das Gehirn und leere Glykogenspeicher. Diese Glukose kann nicht in das Interstitium fließen, wird dort folglich auch nicht gemessen. In der Konsequenz sind die Werte in Blut und Interstitium in einer solchen Situation unterschiedlich.

im Blut, sobald Glykogenspeicher oder gar das Gehirn mit Glukose versorgt werden müssen. Folgerichtig zeigt die interstitielle Glukosekonzentration das metabolisch zur Verfügung stehende Substrat an. Bei geringer Glukosedynamik und vollen Glykogenspeichern stimmen Blut- und interstitielle Glukosekonzentration überein. Abbildung 2.17 fasst diese Erkenntnisse zusammen.

2.5.5. Konsequenzen für die Diabetesbehandlung

Die dargestellten Erkenntnisse orientieren sich an Indizien, welche sich bei der Auswertung einer sehr großen Menge von CGM-Profilen zeigten. Leider existieren bisher keine adäquaten mikroskopischen Messungen auf zellulärer Ebene, um die Größe und die Zeitkonstante von endogenen Glukoseströmen zu bestimmen. Die gezeigten Muster treten im CGM jedoch immer wieder auf und lassen keine andere Interpretation zu. Problematisch ist, dass nicht jede Sensormessung zweifelsfrei zuverlässig ist im Rahmen der Messtoleranz. Das erfordert die Klärung der technischen Plausibilität der Messung. Die Sicherheit, dass das CGM korrekt gemessen hat, lässt sich überprüfen anhand des Vergleichs des Blutglukose- und des Sensorglukosewerts vor und nach einem Ereignis, wenn Glukosehomöostase vorliegt. Stimmen jeweils die beiden Wertepaare überein, dazwischen jedoch nicht, so handelt es sich um einen physiologischen Effekt. Zu sehen ist das zum Beispiel in Abbildung 2.16 bei den Glukosewerten gegen 17.00 Uhr und nach 20.30 Uhr, die eine gute Übereinstimmung aufweisen. Dagegen liegen gegen 19.00 Uhr die Blutglukosewerte deutlich über der CGM-Kurve, was den beschriebenen physiologischen Effekt charakterisiert.

Die dargelegten Beobachtungen stellen nicht vordergründig die bisherige Orientierung der Diabetestherapie an Blutglukosemesswerten infrage, die in vielen Fällen absolut korrekt ist. Sie erweitern allerdings das vorherrschende Bild insofern, dass im Zustand großer Glukosedynamik die Insulindosierung anhand der interstitiellen Glukose vorgenommen werden sollte, vorausgesetzt, die Glukosesensoren haben dafür die Zulassung (sie müssten vor allem eine fehlerfreie Kalibrierung garantieren oder ganz ohne dieses Procedere auskommen). Der hier angedeutete mögliche Paradigmenwechsel einer Orientierung an der interstitiellen Glukose lässt sich wie folgt begründen und charakterisieren:

- Die Blutglukose stellt die glykämische Ausgangssitation dar.
- Die interstitielle Glukose relativ zur Blutglukose zeigt die Dynamik der glykämischen Regulation.
- Die Orientierung an der Gewebsglukose wird zukünftig der Standard, weil dadurch Fehler vermieden werden (Voraussetzung: gute Sensorperformance, fehlerfreie Kalibrierung, Zulassung der Sensoren dafür).

Dass es sich dabei um einen Paradigmenwechsel handelt, liegt auf der Hand. Er ergibt sich aus der nun bestehenden Möglichkeit der vergleichenden Messung in unterschiedlichen Kompartimenten. Er stellt nun aber nicht die bisherige, häufig sehr erfolgreiche Diabetestherapie infrage. Die Möglichkeit, Zustände hoher Glukosedynamik charakterisieren zu können, eröffnet aber den Blick auf viele „Unregelmäßigkeiten" bei der Glukoseregulation, die sich vor Verfügbarkeit des CGM nicht erklären ließen. Insbesondere zeigt CGM, dass die Insulintherapie logisch und einfach durchführbar ist, wenn endogene Substratflüsse in nur unbedeutendem Maß oder gar nicht auftreten und wenn die Glukosedynamik normal ist. Dann ist die bisherige Diagnostik mit Blutglukosewerten in jedem Fall ausreichend. Der diagnostische Einsatz von CGM ist dann indiziert, wenn die Blutglukoseregulation unlogisch erscheint und die Diabetestherapie nur zu sehr ungenügenden Ergebnissen führt (Hypoglykämien, hoher HbA_{1c}-Wert).

Über die Beurteilung der Glukosekurven im Sinne der Diagnostik hinaus geht die Anwendung von CGM als therapieunterstützende Maßnahme. Die Kenntnis der Auswirkung von Nahrungsaufnahme und Insulindosierung und die sachgemäße Sensoranwendung (Kalibrierung) durch die Patienten einmal vorausgesetzt, kann der Glukoseverlauf unmittelbar beeinflusst werden. Gerade hier ist es notwendig, dass die Unterschiede zwischen Blut- und interstitiellen Glukosewerten z. B. beim Sport nicht als Fehlmessung interpretiert werden und falsche Reaktionen nach sich ziehen. CGM ermöglicht damit eine Feinabstimmung des Glukosespiegels unter vollkommen verschiedenen Tagesabläufen. Führt CGM allerdings unter durchschnittlichen Alltagsbedingungen zu einem großen notwendigen Aktionismus, so ist in der Regel die Therapieeinstellung verbesserungswürdig.

Literatur

2.1. Rebrin K, Steil GM: Can interstitial glucose assessment replace blood glucose measurements? Diabetes Technol Ther 2000; 2: 461–472

2.2. Thomas A: Artifizielles Pankreas. In: Werner J: Biomedizinische Technik/Automatisierte Therapiesysteme. Band 9. De Gruyter, Berlin, 2014: 309–331

2.3. Mazze RS, Strock E, Stout P, Racchini J, Wesley D, Borgman S: A novel methodology to evaluate continuous glucose monitoring accuracy and clinical representation of glucose exposure and variability. Diabetes 2007; 56 (Suppl 1): A107

2.4. Kovatchev B, Heinemann L, Anderson S, Clarke W: Comparison of the numerical and clinical accuracy of four continuous glucose monitors. Diabetes Care 2008; 31: 1160–1164

2.5. Keenan DB, Mastrototaro JJ, Voskanyan G, Steil GM: Delays in minimally invasive continuous glucose monitoring devices: a review of current technology. J Diabetes Sci Technol 2009; 3: 1207–1214

2.6. Kulcu E, Tamada JA, Reach G, Potts RO, Lesho MJ: Physiological differences between interstitial glucose and blood glucose measured in human subjects. Diabetes Care 2003; 26: 2405–2409

2.7. Greene C, Brown D, Wallace JF, Pardo S, Pflug B: Comparative accuracy of 3 blood glucose monitoring systems that communicate with an insulin pump. Endocr Pract 2014; 20: 1016–1020

2.8. Rodbard D, Jovanovic L, Garg SK, Matsubara BS, Nakamura K, Bailey T, Zisser H, Kaplan R: Reduced glycemic variability with the use of real-time continuous glucose monitoring. 69th ADA Scientific Session 2009, New Orleans: 208-OR; Diabetes 2009; 208 (Suppl 1): A55

2.9. Monnier L, Colette C: Glycemic variability: should we and can we prevent it? Diabetes Care 2008; 31: 150–154

2.10. Thomas A, Schönauer M, Achermann F, Schnell O, Hanefeld M, Ziegelasch HJ, Mastrototaro J, Heinemann L: The "glucose pentagon": Assessing glycemic control of patients with diabetes mellitus by a model integrating different parameters from glucose profiles. Diabetes Technol Ther 2009; 11: 399–409

2.11. Thomas A, Schönauer M, Achermann F, Schnell O, Hanefeld M, Ziegelasch HJ, Mastrototaro J, Heinemann L: Das „Glukosepentagon" integriert Parameter zur Beurteilung der Diabeteseinstellung. Diabetes Stoffw Herz 2009; 18: 457–467

2.12. Koschinski T, Heckermann S, Heinemann L: Kontinuierliches Glukosemonitoring toleriert größere Messfehler als Blutglukose-Selbstkontrolle: eine neue Anwendung des Diabetes Error Test Model. Diabetologie 2007; 2 (Suppl 1): S134

2.13. Gross TM, Mastrototaro J: Efficacy and reliability of the continuous glucose monitoring system. Diabetes Technol Ther 2000; 2 (Suppl 1): S19–S26

2.14. Salardi S, Zucchini S, Santoni R, Ragni L, Gualandi S, Cicognani A, Cacciari E: The glucose area under the profiles obtained with continuous glucose monitoring system relationships with HbA1c in pediatric type 1 diabetic patients. Diabetes Care 2000; 25: 1840–1844

2.15. Chico A, Vidal-Ríos P, Subirà M, Novials A: The continuous glucose monitoring system is useful for detecting unrecognized hypoglycemias in patients with type 1 and type 2 diabetes but is not better than frequent capillary glucose measurements for improving metabolic control. Diabetes Care 2003; 26: 1153–1157

2.16. Ludvigsson J, Hanas R: Continuous subcutaneous glucose monitoring improved metabolic control in pediatric patients with type 1 diabetes: a controlled crossover study. Pediatrics 2003; 111: 933–938

2.17. Pedersen-Bjergaard U, Pramming S, Heller SR, Wallace TM, Rasmussen AK, Jørgensen HV, Matthews DR, Hougaard P, Thorsteinsson B: Severe hypoglycaemia in 1076 adult patients with type 1 diabetes: influence of risk markers and selection. Diabetes Metab Res Rev 2004; 20: 479–486

2.18. Pedersen-Bjergaard U, Hoi-Hanse T, Thorsteinsson B: Frequency of hypoglycaemia according to the new ADA classification in patients with type 1 diabetes assessed by selfmonitored and continuously monitored glucose. Diabet Med 2006; 23 (Suppl 4): 140–141

2.19. Sibenaler A,Boullu-Sanchis S, Jeandidier N, Pinget M, Meyer L: Detection of hypoglycemia with the continuous glucose monitoring system. Diabetes 2003; 52 (Suppl 1): A99

2.20. Mastrototaro JJ, Bode B, Harmel P, Lane W, Levetan C, Mestman J, Tanenberg R, Tobian J, Gross TM: Therapy adjustments based on CGMS data lower HbA1c with less hypoglycemia than blood glucose meter data alone. Diabetologia 2003; 46 (Suppl 2): A45

2.21. Lee SW, Freitas M, Petrofsky JD, Chao E, Gomez L, Im R, Magbual R: Glucose excursions detected by the continuous glucose monitoring system and missed by routine self-monitoring blood glucose measurements in patients with type 1 and type 2 diabetes requiring insulin. Diabetes 2004; 53 (Suppl 2): A105

2.22. The DCCT Research Group: The effect of intensive treatment of diabetes on the development and progression of long-term complications in insulin-dependent diabetes mellitus. N Engl J Med 1993; 329: 977–986

2.23. The Diabetes Control and Complications Trial Research Group: The relationship of glycemic exposure (HbA1c) to the risk of development and progression of retinopathy in the diabetes control and complications trial. Diabetes 1995; 44: 968–983

2.24. UK Prospective Diabetes Study (UKPDS) Group: Intensive blood-glucose control with sulfonylureas or insulin compared with conventional treatment and risk of complications in patients with type 2 diabetes (UKPDS 33). Lancet 1998; 352: 837–853

2.25. Stratton IM, Adler AI, Neil HAW, Matthews DR, Manley SE, Cull CA, Hadden D, Turner RC, Holman RR: Association of glycaemia with macrovascular and microvascular complications of type 2 diabetes (UKPDS 35): prospective observational study. BMJ 2000; 321: 405–412

2.26. Monnier L, Colette C, Leiter L, Ceriello A, Hanefeld M, Owens D, Tajima N, Tuomiletho J, Davidson J; on behalf of the PGR group: The effect of glucose variability on the risk of microvascular complications in type 1 diabetics. Diabetes Care 2007; 30: 185–186

2.27. Levetan C, Want LL, Weyer C, Strobel SA, Crean J, Wang Y, Maggs DG, Kolterman OG, Chandran M, Mudaliar SR, Henry RR: Impact of pramlintide on glucose fluctuations and postprandial glucose, glucagon, and triglyceride excursions among patients with type 1 diabetes intensively treated with insulin pumps. Diabetes Care 2003; 26: 1–8

2.28. DECODE Study Group: Glucose tolerance and mortality: comparison of WHO and American Diabetes Association diagnostic criteria. Lancet 1999; 354: 617–621

2.29. DECODE Study Group: Is the current definition for diabetes relevant to mortality risk from all causes and cardiovascular and noncardiovascular diseases? Diabetes Care 2003; 26: 688–696

2.30. Hanefeld M, Fischer S, Julius U, Schulze J, Schwanebeck U, Schmechel H, Ziegelasch HJ, Lindner J: Risk factors for myocardial infarction and death in newly detected NIDDM: the Diabetes Intervention Study, 11-year follow up. Diabetologia 1996; 39: 1577–1583

2.31. Cryer PE: Hypoglycaemia: the limiting factor in the glycaemic management of type I and type II diabetes. Diabetologia 2002; 45: 937–948

2.32. Cryer PE: Hypoglycemia. Pathophysiology, diagnosis and treatment. Oxford University Press, New York, 1997

2.33. The Diabetes Control and Complications Trial Research Group: Hypoglycemia in the diabetes control and complications trial. Diabetes 1997; 47: 271–286

2.34. Maahs DM, Hermann JM, DuBose SN, Miller KM, Heidtmann B, DiMeglio LA, Rami-Merhar B, Beck RW, Schober E, Tamborlane WV, Kapellen TM, Holl RW; for the DPV Initiative and the T1D Exchange Clinic Network: Contrasting the clinical care and outcomes of 2,622 children with type 1 diabetes less than 6 years of age in the United States T1D Exchange and German/Austrian DPV registries. Diabetologia 2014; 57: 1578–1585

2.35. Tattersall RB, Gill GV: Unexplained deaths of type 1 diabetic patients. Diabet Med 1991: 8: 49–58

2.36. Thordarson H, Sovik O: Dead in bed syndrome in young diabetic patients in Norway. Diabet Med 1995: 12: 782–787

2.37. Sartor G, Dahlquist G: Short-term mortality in childhood onset insulin-dependent diabetes mellitus: a high frequency of unexpected deaths in bed. Diabet Med 1995; 12: 607–611

2.38. Desouza C, Salazar H, Cheong B, Murgo J, Fonseca V: Association of hypoglycemia and cardiac ischemia: a study based on continuous monitoring. Diabetes Care 2003; 26: 1485–1489

2.39. Veglio M, Sivieri R, Chinaglia A, Scaglione L, Perin PC: QT interval prolongation and mortality in type 1 diabetic patients. A 5-year cohort prospective study. Diabetes Care 2000; 23: 1381–1383

2.40. Laing SP, Swerdlow AJ, Slater SD, Botha SD, Burden AC, Waugh NR, Smith AWM, Hill RD, Bingley PJ, Patterson CC, Qiao Z, Keen H: The British Diabetic Association cohort study I: all mortality from heart disease in a cohort of 23,000 patients with insulin-treated diabetes. Diabet Med 1999; 16: 459–465

2.41. Laing SP, Swerdlow AJ, Slater SD, Botha SD, Burden AC, Waugh NR, Smith AWM, Hill RD, Bingley PJ, Patterson CC, Qiao Z, Keen H: The British Diabetic Association cohort study II: all mortality from heart disease in a cohort of 23,000 patients with insulin-treated diabetes. Diabet Med 1999; 16: 466–471

2.42. McCoy RG, Van Houten HK, Ziegenfuss JY, Shah ND, Wermers RA, Smith SA: Increased mortality of patients with diabetes reporting severe hypoglycemia. Diabetes Care 2012; 35: 1897–1901

2.43. Schwartz NS, Clutter WE, Shah SD, Cryer PE: Glycemic thresholds for activation of glucose counterregulatory systems are higher than the threshold for symptoms. J Clin Invest 1987; 79: 777–781

2.44. Fanelli C, Pampanelli S, Epifano L, Rambotti AM, Ciofetta M, Modarelli F, Di Vincenzo A, Annibale B, Lepore M, Lalli C, Del Sindaco P, Brunetti P, Bolli GB: Relative roles of insulin and hypoglycemia on induction of neuroendocrine responses to, symptoms of, and deterioration of cognitive function in hypoglycemia in male and female humans. Diabetologia 1994; 37: 797–807

2.45. Mitrakou A, Ryan C, Veneman T, Mokan M, Jenssen T, Kiss I, Durrant J, Cryer P, Gerich J: Hierarchy of glycemic thresholds for counterregulatory hormone secretion, symptoms and cerebral dysfunction. Am J Physiol 1991; 260: E67–E74

2.46. Heller SR, Macdonald IA, Herbert M, Tattersall RB: Influence of sympathetic nervous system on hypoglycaemic warning symptoms. Lancet 1987; 2 (8555): 359–363

2.47. Lingenfelser T, Buettner UW, Uhl H, Renn W, Tobis M, Teichmann R, Eggstein M, Jakober B: Recovery of hypoglycaemia-associated compromised cerebral function after a short interval of euglycaemia in insulin-dependent diabetic patients. Electroencephalogr Clin Neurophysiol 1994; 92: 196–203

2.48. Pedersen-Bjergaard U, Pramming S, Heller SR, Wallace TM, Rasmussen AK, Jørgensen HV, Matthews DR, Hougaard P, Thorsteinsson B: Severe hypoglycaemia in 1076 adult patients with type 1 diabetes: influence of risk markers and selection. Diabetes Metab Res Rev 2004; 20: 479–486

2.49. Moreno C, Barros L, Baptista C, Ruas L, Alves M, Gouveia S, Saraiva J, Guelho D, Carvalheiro M, Carrilho F: Importance of retrospective continuous glucose monitoring in poorly controlled diabetic patients: a system that still has clinical usefulness. Diabetes Technol Ther 2013; 15 (Suppl 1): A67

2.50. Siegmund T, Kolassa R, Thomas A: Sensorunterstützte Therapie (SuP) und Sensorunterstützte Pumpentherapie (SuP). Unimed Science, Bremen, 2011

2.51. Freckmann G, Hagenlocher S, Baumstark A, Jendrike N, Krauß C, Gillen RC, Brandt D, Haug C: Continuous subcutaneous glucose monitoring in healthy subjects during daily life conditions. Diabetologia 2006; 49 (Suppl 1): 579

2.52. Freckmann G, Hagenlocher S, Baumstark A, Jendrike N, Gillen RC, Rössner K, Haug C: Continuous glucose profiles in healthy subjects under everyday life conditions and after different meals. J Diabetes Sci Technol 2007; 1: 695–703

2.53. Daenen S, Sola A, Larger E, Elgrably F, Slama G: Use of CGMS to assess the optimal time to measure post-prandial glucose. Diabetes 2006; 55 (Suppl 1): A17

2.54. Ziegelasch HJ, Thomas A, Hahn B: Analoginsuline reduzieren postprandiale Glukosewerte. Diabetes Stoffw Herz 2009; 18: 9–14

2.55. Pleus S, Haug C, Link M, Zschornack E, Freckmann G, Obermaier K, Schoemaker M: Rate-of-change dependence of the performance of two CGM systems during induced glucose excursions. Diabetes 2014; 63 (Suppl 1): A216

2.56. Beyer U, Schäfer D, Thomas A, Aulich H, Haueter U, Reihl B, Ehwald R: Recording of subcutaneous glucose dynamics by a viscosimetric affinity sensor. Diabetologia 2001; 44: 416–423

2.57. Monrod TP, Flanagan DE, Rife F, Saenz R, Cabrio S, Sherwin RS, Tamborlane WV: Do sensor glucose levels accurately predict plasma glucose concentrations during hypoglycemia and hyperinsulinemia? Diabetes Care 2002; 25: 889–893

3. Software für die Darstellung, Analyse und Beurteilung von CGM-Profilen

3.1. Übersicht

CGM vermittelt nicht nur ein vollständiges Bild über die Glukoseregulation durch Aufzeichnung der Glukosemesswerte in kurzen Zeitabständen – die sich dabei ergebende höhere Datenmenge macht die Analyse auch komplexer. Im Fall der sensorunterstützten Pumpentherapie kommen noch die Daten der Insulinpumpen hinzu, die für sich genommen ein gut dokumentiertes Tagebuch darstellen, mit Angaben zur Insulinabgabe, zur Unterbrechung der Insulinzufuhr usw. Alle diese Daten sind wichtig für therapeutische Entscheidungen im Alltag bzw. auch zur Optimierung einer bestehenden Therapie.

Insulinpumpen und CGM-Systeme verfügen über eine eigene Software zur Aufarbeitung und übersichtlichen Darstellung der Daten (wie bekanntermaßen viele Blutglukosemessgeräte auch). In diesen erfolgt die umfangreiche Verarbeitung von Glukosewerten, wie deren Mittelwert und Standardabweichung, die verbrachten Zeiten in bestimmten Glukosebereichen, die AUC (Area under the Curve) in definierten Glukosebereichen, die Anzahl der Glukoseexkursionen in den hypo- und hyperglykämischen Bereich sowie die statistische Auswertung. Bei dem CGM-System von Dexcom kommt die Software Diasend®, beim FreeStyle Navigator CoPilot und bei den aktuellen Systemen von Medtronic die Software CareLink™ zum Einsatz. Die entsprechenden Unternehmen stellen zur Beschreibung und Handhabung ihrer Software umfassende Materialien zur Verfügung. Darüber hinaus können die Daten aller Systeme in die Software Diabass® von mediaspects eingelesen werden, wodurch aber erweiterte Aspekte wie die Gabe von Therapieempfehlungen in CareLink™ nicht möglich sind. In diesem Buch liegt die Konzentration auf CareLink™.

Die Software CareLink™ ist ein Programm, welches einerseits webbasiert (https://carelink.minimed.eu), andererseits auch als professionelle Lösung existiert. Dort eingelesen werden können die Daten aus dem Guardian® Real-Time, den Insulinpumpen Paradigm® Real-Time, MiniMed® Veo™ und MiniMed® 640G und nahezu allen auf dem Markt verfügbaren Blutglukosemessgeräten, bevorzugt den Systemen des Unternehmens Ascensia (z.B. Contour® Next Link 2.4), welche direkt mit den Insulinpumpen kommunizieren (Abb. 3.1). In der Software lassen sich die entsprechenden Datenquellen auswählen. Für das verblindete System iPro™2 existiert die ausschließlich webbasierte Software CareLink™ iPro (http://carelink.minimed.eu/ipro). Die Verfügbarkeit einer internetbasierten Software ist generell eine Tendenz. Sie hat den Vorteil, dass Software-Updates schnell und unproblematisch bereitgestellt werden können. Der Anwender verfügt immer über die aktuelle Softwarelösung. Rechtliche Bedenken gegen eine missbräuchliche Anwendung der Daten sind dabei unbegründet, wenn sie auch hin und wieder geäußert bzw. angefragt werden. Arzt und/oder Patient haben die Hoheit über die Daten, weil sie mit einem persönlichen Passwort geschützt werden. Andererseits sind Glukosedaten von Patienten auch nicht als hochsensibel einzuschätzen, so dass sie sicher nicht im Interesse von „Hackern" stehen. Auch im Unternehmen gibt es wegen des Passwortschutzes keinen Zugriff auf das persönliche Profil des Softwarenutzers.

Die Software CareLink™ hat durch die webbasierte Lösung einen weiteren interessanten Vorteil: Sie stellt eine komplette telemedizinische Plattform dar und bietet damit ein integriertes Diabetesmanagement an. Der Patient lädt zu Hause CGM-Daten, Blutglukosemesswerte und Insulinpumpendaten via Internet in das Programm CareLink™ Personal auf der Internetseite https://carelink.minimed.eu. Seine Daten hat er durch ein persönliches Passwort geschützt. Wenn er dem Diabetesteam den Online-Zugang auf die Daten gewährt, kann sich dieses die Berichte anschauen, ohne dass der Patient die Praxis oder Klinik aufsuchen muss. Für das Diabetesteam existiert darüber hinaus die professionelle Softwarelösung CareLink™ Pro, die auch für wissenschaftliche Fragestellungen Unterstützung bietet. Ohne Zugangsdaten ist der Zugang für Dritte

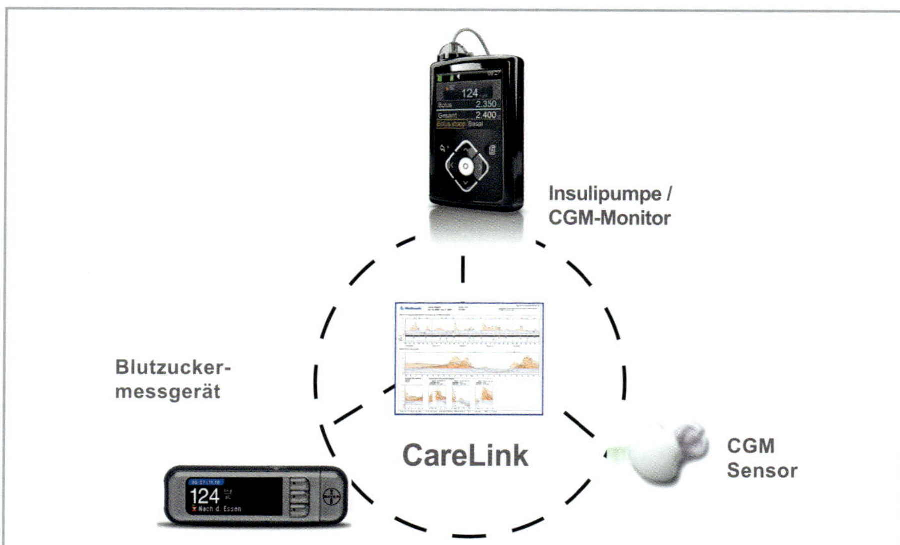

Abb. 3.1 Integriertes Diabetesmanagement über die Software CareLink™ (Medtronic).

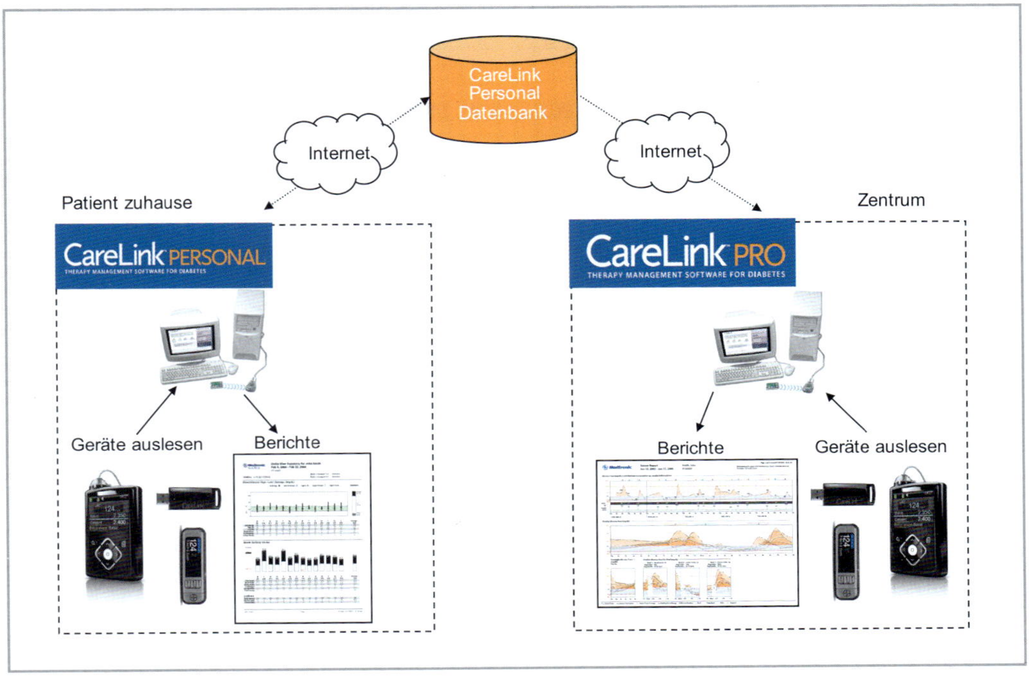

Abb. 3.2 CareLink™-Plattform, geeignet zum Auslesen und Analysieren der Daten vieler gängiger Blutglukosemessgeräte sowie von Insulinpumpen und CGM-Systemen des Unternehmens Medtronic. Da das System internetbasiert arbeiten kann, ist es auch für telemedizinische Anwendungen geeignet. Der Patient liest die Daten zu Hause auf seinem Computer ein, womit sie dem von ihm autorisierten Diabetesteam jederzeit zur Verfügung stehen.

nicht einsehbar. Auch liegen die Glukosedaten und die persönlichen Daten auf verschiedenen Servern, die nicht miteinander in Übereinstimmung gebracht werden können.

3.2. Die Darstellungen in der Software CareLink™

3.2.1. CareLink™ Personal

Die Softwarevariante CareLink™ Personal wurde für die Patienten zum persönlichen Datenmanagement geschaffen. Für die Diabetesteams ist vordergründig die Variante CareLink™ Pro gedacht, welche für therapeutische Fragestellungen einen umfassenderen Überblick schafft. Es gibt aber Eigenschaften im CareLink™ Personal, die auch von den Diabetesteams gern genutzt werden, wie die farbliche Darstellung der Tagesverläufe. Deshalb soll diese Version der Software hier ebenfalls beschrieben werden.

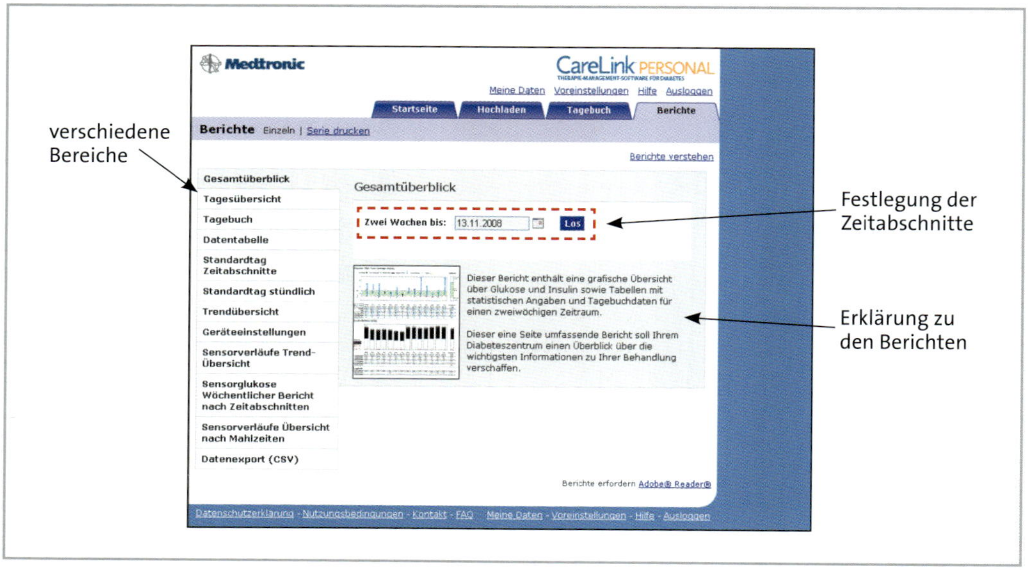

Abb. 3.3 Überblickseite mit allen Berichten des Programms CareLink™ Personal, zu erreichen über die Internetseite https://carelink.minimed.eu. Die Daten sind durch die persönlichen Passwörter der Patienten geschützt.

Die Schritte im Umgang mit der Software finden sich ausführlich in einem beim Unternehmen Medtronic erhältlichen Leitfaden [3.1]. Nach dem Einloggen auf der Internetseite https://carelink.minimed.eu wird eine Übersichtsseite erreicht, auf der sich Optionen zum Hochladen von Daten, zum Tagebuch und zu den Berichten befinden. Vorausgesetzt, es sind bereits Daten in das Programm geladen worden, bietet die Karteikarte „Berichte" umfangreiche Möglichkeiten der Analyse (Abb. 3.3). Der Inhalt der einzelnen Berichte wird auf der Internetseite jeweils beschrieben. Wichtig ist, dass auch die Möglichkeit zum

Sinnvolle Anwendung der Software CareLink™ Personal:

1. Einlesen der Daten durch die Patienten im häuslichen Bereich
2. Abrufen der Internetdaten durch das Diabetesteam, Zugang muss von den Patienten freigegeben sein
3. automatische Synchronisierung der Daten mit CareLink™ Pro zur professionellen Betrachtung beim Aufruf der Patienten

Transport der Daten in eine Datei der Struktur X.csv möglich ist, die mit dem Windows-Programm Excel weiterverarbeitet werden kann. In diesem lassen sich auch alle stattgefundenen Ereignisse mit dem entsprechenden Zeitpunkt feststellen.

Bericht	Informationen	Zeitraum	Sinnvoll bei ...
Gesamtüberblick	Glukose-, Insulin- und weitere Tagebuchdaten	2 Wochen	Gesamteindruck, zum Erkennen von Tagen, die eine genaue Analyse benötigen
Tagesübersicht	Glukose-, Insulin- und weitere Tagebuchdaten	1 Tag	Aufdecken und Verstehen von Problemen eines Tages
BG-Tagebuch	Blutgukosemesswerte, Kohlenhydrataufnahmen sowie Bolusgaben	bis zu 12 Wochen	schneller Überblick über die Blutglukosewerte
Datentabelle	chronologische Auflistung aller erhobenen Daten	bis zu 12 Wochen	Informationen zum besseren Verständnis für andere Berichte
Standardtag Zeitabschnitte	Blutglukosemessungen über einen bestimmten Zeitraum (z. B. um Mahlzeiten herum)	2, 4, 8 oder 12 Wochen	Überprüfen von KHE- und Korrekturfaktoren
Standardtag stündlich	Blutglukosemessungen nach der Tageszeit (Stunden) gruppiert angezeigt	2, 4, 8 oder 12 Wochen	Überblick Glukosekontrolle nach der Tageszeit (hilft, Trends und Muster zu erkennen)
Trendübersicht	erweiterter Gesamtüberblick	2, 4, 8 oder 12 Wochen	Gesamteindruck über einen längeren Zeitraum
Geräteeinstellungen	Einstellungen der Insulinpumpe oder des Guardian®-Real-Time-Monitors	aktuell	vollständige Übersicht, um andere Berichte besser zu verstehen
Sensorverläufe Trendübersicht	Tagesvergleich der Sensorglukose (jeder Tag wird in einer anderen Farbe dargestellt)	bis zu 7 Tage	Erkennen von Trends im Glukoseverlauf; dieser Bericht kann sehr gut zur Therapieoptimierung bei Verwendung von CGM genutzt werden
Sensorglukose wöchentlicher Bericht nach Zeitabschnitten	Sensorglukose oder Gewebeglukose mit Zielbereichen prä-, postprandial und über die Nacht	bis zu 7 Tage	Auswirkungen von Insulin, Nahrung und Ereignissen auf den Glukoseverlauf
Sensorverläufe Übersicht nach Mahlzeiten	graphische Darstellung des o. g. Berichts	bis zu 7 Tage	Auswirkungen von Insulin, Nahrung und Ereignissen auf den Glukoseverlauf; Bericht kann gut zum Überprüfen von KHE- und Korrekturfaktoren genutzt werden
Datenreport (CSV)	chronologische Auflistung aller gesammelten Daten	bis zu 12 Wochen	Export der gesammelten Daten zum Weiterverarbeiten in Excel

Tab. 3.1 Alle verfügbaren Berichte in der Software CareLink™ Personal.

Insgesamt bietet CareLink™ Personal zwölf Berichte, die hier nur tabellarisch aufgeführt werden, weil der Schwerpunkt der Diabetesteams eher auf der Arbeit mit CareLink™ Pro liegt. Tabelle 3.1 gibt einen Überblick über die einzelnen Berichte und die zu findenden Informationen im CareLink™ Personal.

Für die CGM-Glukoseverläufe besonders wichtig ist die Karteikarte „Sensorverläufe Trendübersicht“ (in Tab. 3.1 hervorgehoben). Dort sind sowohl Einzeltage als auch mehrere Tage bis maximal zu einer Woche abrufbar (Abb. 3.4). Die einzel-

Medtronic

Sensorverläufe Trend-Übersicht für 06.11 - 12.11.2008
(7 Tage)

HbA1c: Keine Daten

Pumpe: Paradigm 722 #504641
Sensor: In Gebrauch

Sensordaten (mg/dl)

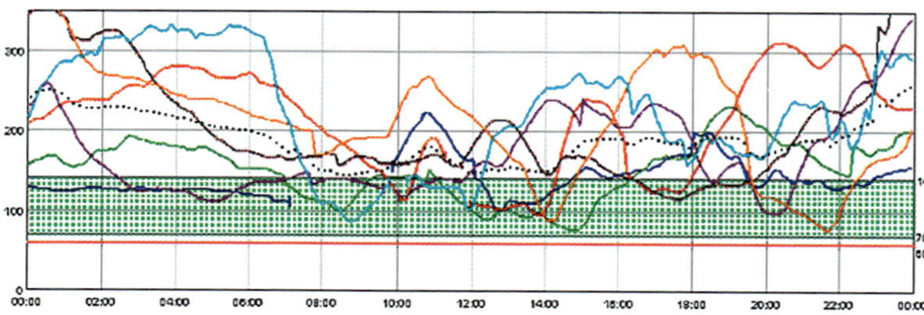

	Do 6 Nov	Fr 7 Nov	Sa 8 Nov	So 9 Nov	Mo 10 Nov	Di 11 Nov	Mi 12 Nov	Ø / Gesamt
Sensorwerte	256	288	281	284	288	288	283	1.968
Höchste SG (mg/dl)	224	232	312	342	386	386	332	386
Niedrigste SG (mg/dl)	100	76	96	98	116	76	86	76
Durchschnittl. SG (mg/dl)	143	152	215	174	203	214	227	190
Standardabweich.	26	37	63	53	69	69	71	66
MAD %	22,3	17,4	22,0	11,4	17,7	36,3	8,0	17,6
Gültige Kalibrierungen	4	4	3	5	3	3	6	28

Überblick Exkursionen

	Do 6 Nov	Fr 7 Nov	Sa 8 Nov	So 9 Nov	Mo 10 Nov	Di 11 Nov	Mi 12 Nov	Ø / Gesamt
Exkursionen	4	2	3	4	1	2	1	17
Hyperglykämien	4	2	3	4	1	2	1	17
Hypoglykämien	0	0	0	0	0	0	0	0
AUC über Grenzwert	11,3	22,5	79,1	39,5	64,2	79,5	91,2	55,9
AUC unter Grenzwert	0,0	0,0	0,0	0,0	0,0	0,0	0,0	0,0

Dauer und Verteilung (hh:mm)

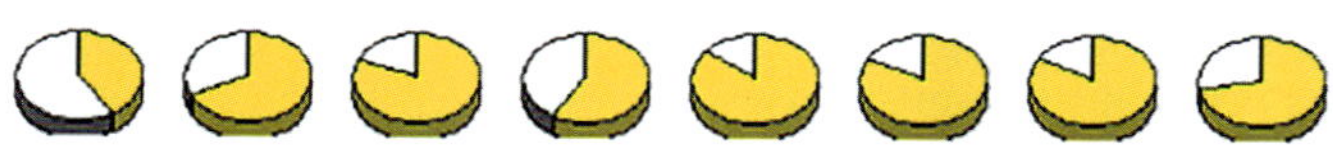

Über 140	8:45	41%	16:10	67%	18:55	81%	13:50	58%	20:35	86%	19:50	83%	19:40	83%	117:45	72%
Innerhalb (70 - 140)	12:35	59%	7:50	33%	4:30	19%	9:50	42%	3:25	14%	4:10	17%	3:55	17%	46:15	28%
Unter 70	0:00	0%	0:00	0%	0:00	0%	0:00	0%	0:00	0%	0:00	0%	0:00	0%	0:00	0%

Abb. 3.4 Verfügbare CGM-Daten im Bericht „Sensorverläufe Trendübersicht" des Programms CareLink™ Personal.

nen Tage werden farblich unterschieden – ein Grund, warum auch Diabetesteams gern einmal diese hauptsächlich für Patienten kreierte Software zur Darstellung und Auswertung nutzen. Die Übersicht ist selbsterklärend und enthält neben den CGM-Glukoseprofilen Angaben für jeden Tag zur Anzahl der gemessenen Glukosewerte durch den Glukosesensor („SG"), den Mittelwert („Durchschnittliche SG") und die Standardabweichung der Glukosekonzentration, die mittlere Abweichung der Sensorglukose von den gemessenen Blutglukosewerten („MAD") und die Anzahl und die AUC in den jeweiligen vorher festgelegten Glukosebereichen (unterhalb und oberhalb der festgelegten Schwellenwerte für Hypoglykämie und Hyperglykämie). Die Kuchendiagramme vermitteln schließlich einen Überblick über die verbrachten Zeiten in den jeweiligen Glukosebereichen. Weiterhin interessant für die Beurteilung von Glukoseverläufen ist der Bericht „Sensorverläufe Übersicht nach Mahlzeiten", in welchem insbesondere die postprandialen Auslenkungen in ebenfalls festzulegenden Zeitfenstern aufgearbeitet sind. Auch dieser Bericht ist selbsterklärend und bereitet dem Betrachter erfahrungsgemäß kaum Schwierigkeiten bei der Interpretation. Da es sich um einen Patientenbericht handelt, gibt dieser nur Auskunft und ggf. auch Erklärungen über die erlebte Glykämie, nicht jedoch Therapieempfehlungen. Dagegen obliegt die Festlegung der Therapie dem behandelnden Arzt/Diabetesteam. Für diese liefert die Software CareLink™ Pro weitere Darstellungen.

3.2.2. CareLink™ Pro

CareLink™ Pro (Pro steht für „professionell") liegt den Diabetesteams als CD vor. Die Software muss also auf den Computer aufgespielt werden. In Kliniken ist dazu häufig eine Abstimmung mit der IT-Abteilung notwendig, insbesondere aus rechtlichen Gründen, aber auch weil auf dem Computer ein Java-Script vorhanden sein muss. Auch hierfür existieren Materialien für den Umgang mit der Software im Unternehmen Medtronic [3.2, 3.3]. Diese Software wird von den meisten Diabetesteams bevorzugt, da sie viele für die professionelle Betrachtung und Therapieoptimierung sinnvolle Darstellungen bietet.

Nach dem Start des Programms können die Patienten angelegt werden. Der Anwender wird dabei geführt, so wie das bei moderner Software Standard ist. Die CGM- und Insulinpumpendaten (falls die SuP angewendet wird) können auf zwei verschiedenen Wegen in das Programm gebracht werden. Eine Möglichkeit besteht im Auslesen der Geräte im Diabeteszentrum mithilfe eines CareLink™-USB-Sticks oder mithilfe des Blutglukosemessgeräts Contour® Next Link (bzw. Contour® Next Link 2.4 bei der MiniMed® 640G). Die zweite Möglichkeit besteht in der Synchronisation der Daten, die vom Patienten zu Hause in das CareLink™ Personal eingelesen wurden. Voraussetzung dafür ist, dass die Zugangsdaten bekannt sind (entweder in der Praxis festgelegt oder durch den Patienten übermittelt, falls dieser die Daten selbständig hochlädt). Die Synchronisation erfolgt automatisch bei jedem neuen Aufruf des jeweiligen Patienten. Welche Möglichkeit genutzt wird, ist dem Anwender überlassen. Allerdings besteht bei der Variante über das Internet die Möglichkeit, mit beiden Programmvarianten zu arbeiten (Personal und Pro), was in bestimmten Fällen vorteilhaft ist. Das Auslesen über den USB-Stick legt die Datenbearbeitung allein mit CareLink™ Pro fest.

Wenn das Programm geöffnet und das Feld „Berichte" aufgerufen wird, so erscheint zur Übersicht eine Zeitskala, auf welcher die Verfügbarkeit der verschiedenen Daten zu sehen ist (Abb. 3.5). Es können Daten bis zu 90 Tagen ausgewählt werden. Standardmäßig befindet sich das eingestellte Zeitfenster aber immer auf den letzten 14 Tagen. Es muss also entsprechend eingestellt werden, falls andere Zeitbereiche eingesehen werden sollen.

Auf dem zweiten Bildschirm (wird erreicht durch Klicken auf „WEITER") lassen sich die Zielbereiche der Glukosekonzentration sowie Zeiträume und Zielparameter zur Beschreibung der prandialen Phasen festlegen (Abb. 3.6). An die-

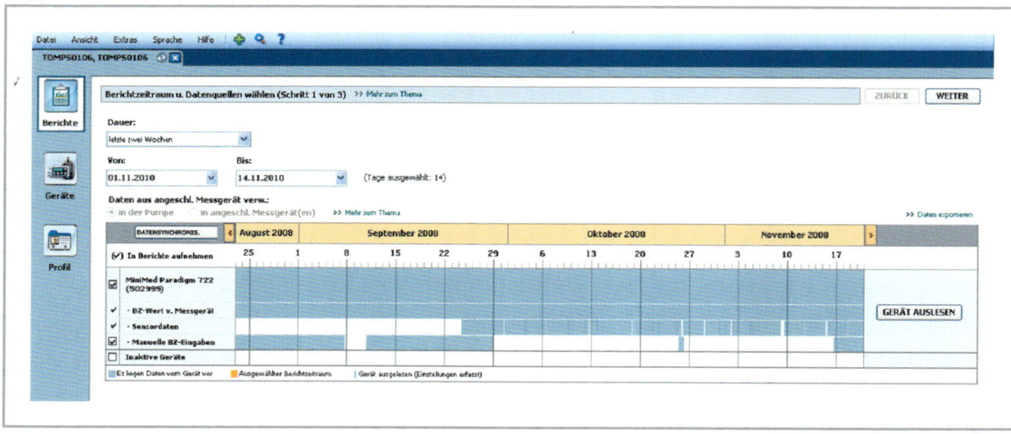

Abb. 3.5 Überblicksschirm zur Verfügbarkeit von Daten und zur Auswahl des Berichtszeitraums im Programm CareLink™ Pro (Seite 1 dieses Bildschirms).

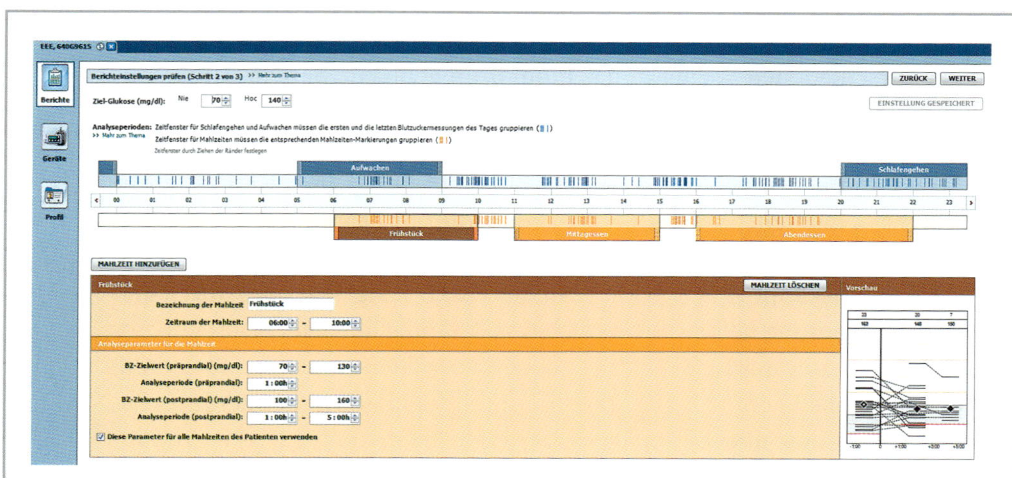

Abb. 3.6 Überblicksschirm zur Auswahl des Zeitraums und des Glukosebereichs im Programm CareLink™ Pro (Seite 3 dieses Bildschirms).

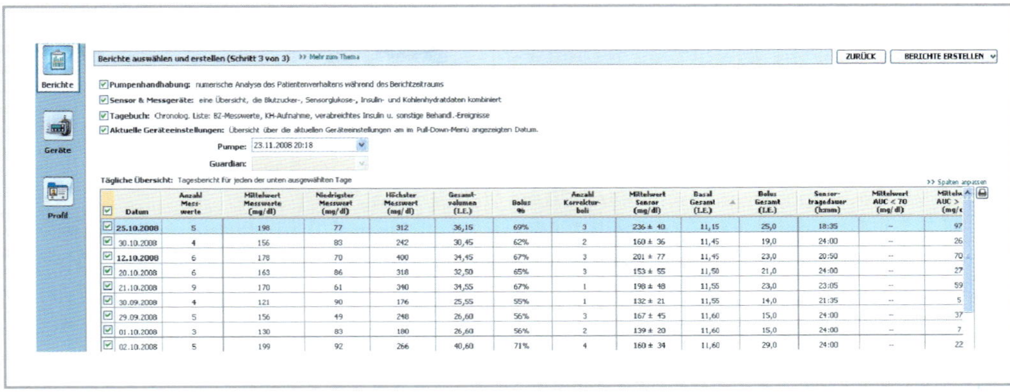

Abb. 3.7 Überblicksschirm zur Auswahl und Erstellung der Berichte im Programm CareLink™ Pro (Seite 3 dieses Bildschirms).

ser Stelle ist zu bemerken, dass ein Bereich von 70 bis 140 mg/dl (3,9–7,8 mmol/l) als normoglykämischer Bereich voreingestellt ist (benannt als Zielglukose). Dieser Bereich ist zu eng gefasst angesichts der Tatsache, dass selbst stoffwechselgesunde Personen Maximalwerte von 160 mg/dl (8,9 mmol/l) erreichen können [3.4]. Es ist sinnvoll, als oberen Bereich z. B. 180 mg/dl (10,0 mmol/l) zu wählen. Zum einen entspricht das eher dem Bereich, den Diabetespatienten mit hoher Wahrscheinlichkeit erreichen, zum anderen hat das auch didaktische Gründe. Die hyperglykämischen Bereiche, als der Bereich oberhalb der festgelegten Grenze, werden braun eingefärbt („braune Berge"). Die Farbe ist umso intensiver, je häufiger zu dem Tageszeitpunkt Hyperglykämien aufgetreten sind. Bleiben 140 mg/dl (7,8 mmol/l) eingestellt, so bekommt der Patient viele braune Auslenkungen zu sehen, die vermitteln, dass er schlecht eingestellt ist. Das könnte seinen Bemühungen um eine gute Einstellung zuwiderlaufen. Bei Festsetzung der Hyperglykämieschwelle z. B. bei 180 mg/dl (10,0 mmol/l) sind diese „braunen Berge" weniger hoch und haben damit eine andere Wirkung auf den Patienten. Übrigens: Diese Einstellungen im CareLink™ Pro sind völlig unabhängig von den Einstellungen im CGM-System. Weiterhin lassen sich auf diesem Bildschirm die Zeiträume für die Betrachtung der Hauptmahlzeiten festlegen.

Nach nochmaligem Klicken auf „WEITER" kommt der Bildschirm zur Auswahl und Erstellung der Berichte (Abb. 3.7). Er zeigt eine Tabelle, in welcher für jeden ausgewählten Tag verschiedene Parameter zur Beschreibung der Glykämie (Mittelwert, höchster und niedrigster Glukosewert sowohl der punktuellen Blutglukosemessung als auch von CGM) und Parameter der Insulinabgabe über die Insulinpumpe (Basalrate, Bolus usw.) aufgelistet sind. Hier lassen sich einzelne Tage, aber auch der gesamte gewählte Zeitraum für weitere Berichte auswählen.

Sinnvolle Anwendung der Software CareLink™ Pro:

1. Synchronisierung der Daten beim Öffnen der Datei (erfolgt automatisch, wenn bereits schon einmal synchronisiert wurde)
2. Zeitraum für Betrachtung der Daten festlegen: 14 Tage
3. Hypoglykämieschwelle*: 70 mg/dl (3,9 mmol/l)
4. Hyperglykämieschwelle*: 160 mg/dl (8,9 mmol/l) für fachliche Fragestellungen, 180 mg/dl (10,0 mmol/l) bzw. 200 mg/dl (11,1 mmol/l) für die Erörterung mit dem Patienten
5. Tage auswählen

*es geht nur um die graphische Darstellung im Programm

Nach Klicken auf das Feld „BERICHTE ERSTELLEN" können diese als pdf- oder TIFF-Datei gespeichert werden. Dabei werden sieben Berichte kreiert (Abb. 3.8):

- **Therapie-Management-Daten:** Gesamtübersicht über alle CGM-Kurven übereinandergelegt, dazu Informationen zu Pumpeneinstellung, durchschnittlicher Insulinmenge, durchschnittlicher Glukosekonzentration usw.
- **Episodenübersicht:** bzgl. Hypoglykämien und Hyperglykämien
- **Pumpenhandhabung:** Gesamtübersicht zur Insulinpumpenhandhabung (Bolusgabe, Nutzung BolusExpert® usw.) sowie zu den Glukosemessungen (Blutglukosemessung und CGM); weiterhin Zeit der Unterbrechung der Insulinabgabe (wichtig bei Anwendung der SuP mit Hypoglykämieabschaltung)
- **Sensor und Messgeräte**: je eine Übersicht für CGM- und Blutglukosemesswerte (die CGM-Daten befinden sich auch im ersten Bericht „Therapie-Management-Daten", sie sind deshalb in Abb. 3.8 nicht noch einmal extra aufgeführt):
  - im 24-Stunden-Format mit den CGM-Kurven eines jeden Tages und noch einmal extra zur Zeit des Schlafengehens und zu den einzelnen Mahlzeiten
  - im 24-Stunden-Format mit den Blutglukosemesswerten eines jeden Tages und noch einmal extra zur Zeit des Schlafengehens und zu den einzelnen Mahlzeiten, zusätzlich dazu noch eine Tabelle mit statistischen Angaben
  - die CGM-Profile und die Insulinabgabeprofile über jeweils bis zu 14 Tage pro Seite („Makroblick" zum schnellen Erfassen des Glukoseverlaufs)
- **Tagebuch:** Angaben zu den Glukosewerten zu einer bestimmten Zeit, zu eingetragenen Ereignissen wie Sport und zur Bedienung der Insulinpumpe (gegebene Boli, Pumpenfüllvorgänge etc.), Abschaltung der Insulinabgabe
- **Aktuelle Geräteeinstellungen:** Übersicht zu den Einstellungen der einzelnen Geräte (Insulinpumpe, CGM-System [inklusive eingestellter Alarmgrenzen für hohe und niedrige Glukosewerte], Blutglukosemessgerät)

- **Tägliche Übersicht:** Übersichten für jeden einzelnen Tag mit Glukosekurve, Statistik der Glukoseregulation und dem Muster der Insulinabgabe (Basalrate und Bolusmanagement – „Mikroblick“)

Die Berichte enthalten diverse Felder für Notizen. In der pdf-Datei lassen sich verschiedene Bemerkungen auch über die Kommentarfunktion des Adobe-Programms eintragen.

Grundsätzlich lassen sich unterscheiden ein „Makroblick“, also ein Blick auf alle Daten, und ein „Mikroblick“, bei dem auf Details jeweils eines Tages geschaut wird. Im Therapie-Management-Daten-Bericht (a) sind im oberen Teil der Darstellung alle Glukosekurven für den ausgewählten Zeitbereich übereinandergelegt (Abb. 3.9). Im unteren Teil sind die Zeitbereiche für die Schlafengehenszeit und die Mahlzeiten, inklusive Angabe von Kohlenhydratmenge und Insulindosierung, herausgezogen. Aus solchen überlagerten Darstellungen lassen sich unmittelbar wichtige Rückschlüsse ziehen, wenn der Patient eine sich einigermaßen wiederholende Tagesrhythmik aufweist. Ist

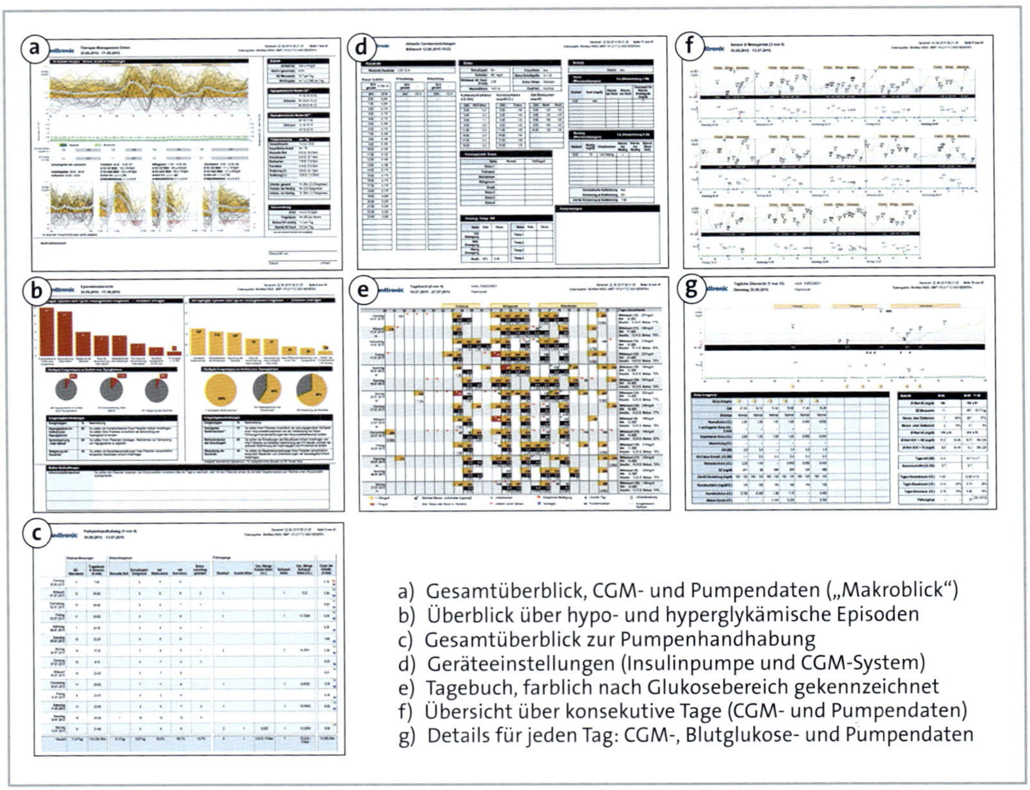

Abb. 3.8 Die Berichte im Programm CareLink™ Pro. Die Berichte a) und f) wurden mit dem Begriff „Makroblick“ versehen, weil darin auf einer Seite alle CGM-Daten zu sehen sind. Im „Mikroblick“ finden sich die Details eines jeden Tagesabschnitts (g).

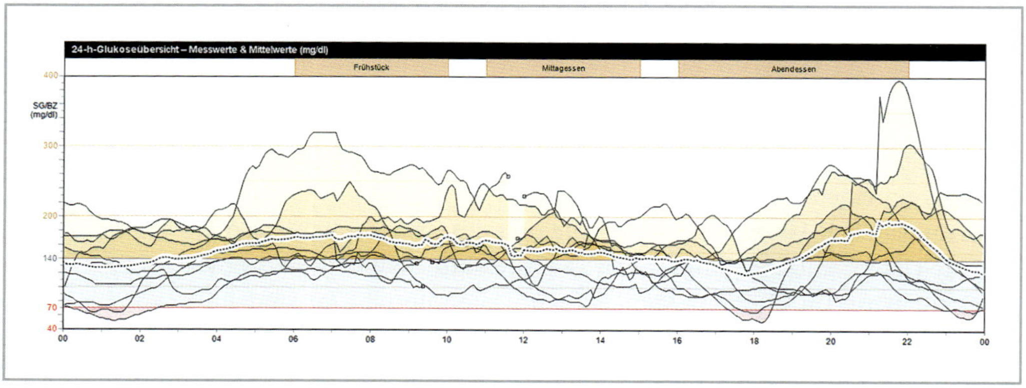

Abb. 3.9 Tagesübersicht für CGM-Werte im Programm CareLink™ Pro (oberer Teil des Bildschirms). Die Intensität der Farben gibt einen Hinweis auf die Häufigkeit von Glukosewerten im Glukosebereich außerhalb der vorher festgelegten Normoglykämie.

dessen Tagesrhythmik dagegen völlig verschieden, zum Beispiel bei Schichtarbeit, so erweist es sich als sinnvoll, vergleichbare Tagesabläufe aus den Berichten herauszuziehen.

Wie bereits erwähnt, erscheint neben dem grau markierten normoglykämischen Bereich der hypoglykämische Bereich als rot („rote Seen") und der hyperglykämische Bereich als braun („braune Berge") eingefärbt. Die Intensität der Farbe (oder Farbdichte) lässt auf einen Blick erkennen, wie oft die Glukosewerte in diesen Bereichen lagen, die vorher individuell festgelegt wurden. Die Über-

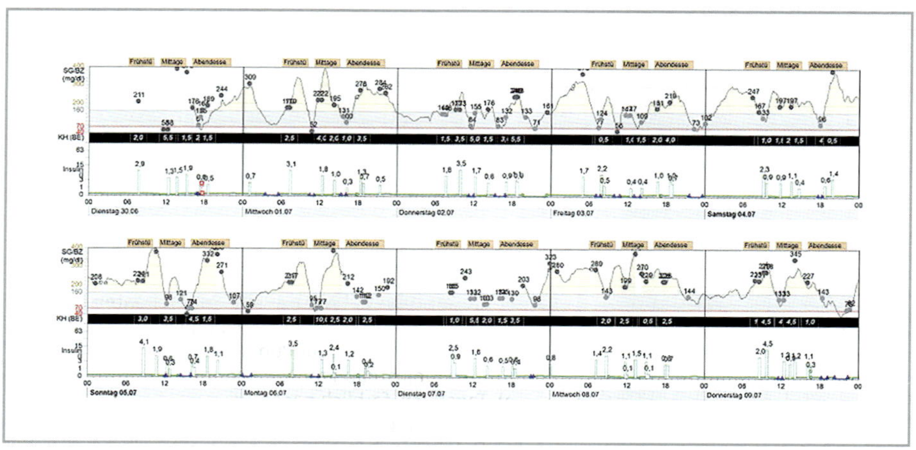

Abb. 3.10 Übersicht im Programm CareLink™ Pro über die CGM-Glukosedaten inklusive Blutglukosemesswerten (obere Kurve) und die Insulinabgabeprofile mit Angabe der Bolusmengen (untere Kurve) an konsekutiven Tagen (bis zu 14 Tage sind in dieser Darstellung auf einer Seite möglich). In der mittleren schwarzen Leiste befinden sich Angaben zur aufgenommenen Kohlenhydratmenge (in g Kohlenhydrate).

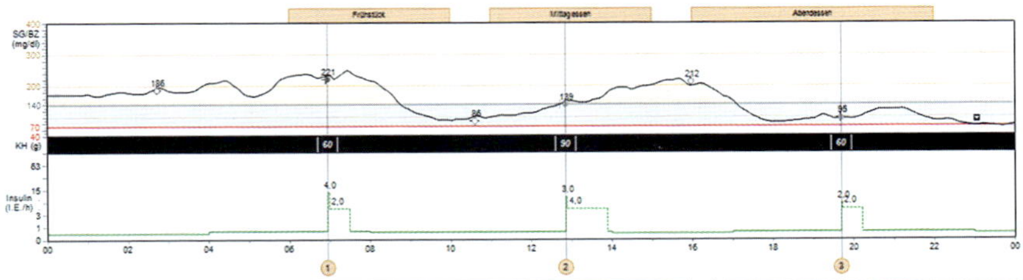

Bolus-Ereignisse			
Bolus-Ereignis	1	2	3
Zeit	06:57	12:51	19:41
Bolustyp	Dual	Dual	Dual
Normalbolus (I.E.)	4,0	3,0	2,0
+ verlängerter Bolus (I.E., h:mm)	2,0, 0:30	4,0, 1:00	2,0, 0:30
Empfohlener Bolus (I.E.)	5,6	6,3	4,0
Abweichung (I.E.)	0,4	0,7	--
KH (g)	60	90	60
KH-Faktor-Einstell. (g/I.E.)	15,0	15,0	15,0
Mahlzeitenbolus (I.E.)	4,0	6,0	4,0
BZ (mg/dl)	221	139	95
Ziel-BZ-Einstellung (mg/dl)	120 - 140	80 - 120	80 - 120
Korrekturfaktor (mg/dl/I.E.)	50	50	50
Korrekturbolus (I.E.)	1,6	0,3	--
Aktives Insulin (I.E.)	--	--	--

Statistik	25.09		25.09 - 04.10	
Ø-Wert BZ (mg/dl)	157		156 ± 71	
BZ-Messwerte	6		47	4,7/Tag
Messw. über Zielbereich	3	50%	27	57%
Messw. unter Zielbereich	--	0%	5	11%
Ø-Wert SG (mg/dl)	150 ± 52		152 ± 51	
Ø-Wert AUC > 140 (mg/dl)	28,5	1d0h	25,5	9d21h
Ø-Wert AUC < 70 (mg/dl)	0,0	1d0h	0,2	9d21h
Tages-KH (g)	*210*		*199 ± 44*	
KH/Bolusinsulin (g/I.E.)	12,4		11,0	
Tages-Gesamtinsulin (I.E.)	28,6		29,6 ± 4,7	
Tages-Basalinsulin (I.E.)	11,6	41%	11,6	39%
Tages-Bolusinsul. (I.E.)	17,0	59%	18,1	61%
Füllvorgänge	--	--	1	9,2 I.E.

Abb. 3.11 Tagesübersicht im Programm CareLink™ Pro. Oben dargestellt ist die CGM-Glukosekurve mit den gemessenen Blutglukosewerten, darunter die Insulinabgabe durch die Insulinpumpe. Unten links sind Details zur Bolusgabe aufgelistet, unten rechts befinden sich statistische Angaben zur Glykämie (über den ausgewählten Tag in der linken Spalte, über den gesamten ausgewählten Zeitraum in der rechten Spalte).

sichtsprofile lassen eine schnelle Beurteilung der Daten zu, worauf im nächsten Kapitel umfassend eingegangen wird.

Einen weiteren „Makroblick" über die Glukoseregulation liefert die Darstellung konsekutiver Glukosetagesprofile aus den CGM-Daten und die dazugehörige Insulinabgabe durch die Insulinpumpe (Abb. 3.10). Weiterhin ist bei Daten einer Insulinpumpe mit Hypoglykämieabschaltung sofort zu sehen, wann diese stattfand. Bei Verwendung des SmartGuard® (MiniMed® 640G), also des prädiktiven Abschaltalgorithmus, sind die Bereiche blau gefärbt, bei Verwendung des LGS (Low Glucose Suspend bei MiniMed® 640G und MiniMed® Veo™) sind diese rot. Vor allem lässt sich ablesen, ob eine typische Rhythmik im Glukoseverlauf vorliegt. Weiterhin kann sofort erkannt werden, für welchen Tag eine detaillierte Betrachtung notwendig ist.

Weitere Details für den entsprechenden Tag, also für den „Mikroblick", sind dann in den Tagesübersichten enthalten, die durchgeblättert werden können. Sie zeigen neben der CGM-Glukosekurve die Blutglukosemesswerte, von denen die zur Kalibrierung des Sensors genutzten extra gekennzeichnet sind, die Details zu den Bolusgaben (u. a. Bolusart, empfohlener Bolus nach BolusExpert®-Kalkulation, ggf. davon abweichende Bolusgabe, Kohlenhydrate, Insulinempfindlichkeitsfaktor) und die statistische Auswertung der Glukosedaten (Mittelwert, Standardabweichung, AUC usw.), immer für den gewählten Gesamtzeitraum und für den jeweiligen Tag (Abb. 3.11).

Arbeit mit der Software CareLink™ Pro:

1. Synchronisierung der Daten mit dem CareLink™ Personal oder Auslesen der Geräte mit dem CareLink™-USB-Stick bzw. dem Blutglukosemessgerät Contour® Next Link (beides spezifisch für die einzelnen Geräte); das geschieht automatisch beim Öffnen des Profils des jeweiligen Patienten
2. Anklicken des Felds „BERICHTE“
3. Aussuchen des Zeitbereichs
4. den Anweisungen folgen und eine pdf-Datei abspeichern
5. Analyse der Daten:
   a. „Makroblick“ (Gesamtüberblick, Überblick über hypo- und hyperglykämische Episoden; Übersicht über konsekutive Tage), bei der SuP gehört dazu auch der Umgang mit der Pumpentherapie (Gesamtüberblick zur Pumpenhandhabung)
   b. „Mikroblick“ (Details für jeden Tag)
   c. ggf. Überprüfen der Geräteeinstellung

Details dazu im Kapitel 4

3.3. Zusammenfassung

Generell lässt sich feststellen, dass ein Datenmanagementsystem wie CareLink™ einen guten Überblick über die doch recht umfassende Datenmenge bietet. Natürlich bedarf es einer gewissen Übung und Erfahrung, um die Details schnell zu erkennen. Erfahrungsgemäß stellt sich diese aber relativ schnell ein, so dass die Vorteile von CareLink™ erlebbar werden. Bei Medtronic wurde dazu ein Lernprogramm entwickelt, welches Unterstützung bietet, das „MiniMed Flussschema“.

Ein weiterer Vorteil besteht in der internetbasierten Datenübergabe, weil dem Diabetesteam dadurch aktuelle Daten zur Verfügung stehen können, wenn der Patient die Diabetespraxis aufsucht, ohne dass diese dort erst ausgelesen werden müssen – vorausgesetzt, der Patient nutzt diese Möglichkeit am heimischen Computer und gibt das Passwort an das Diabetesteam weiter. Das stellt gewissermaßen eine telemedizinische Anwendung dar. Es ist aber auch möglich, mit dem Patienten in einer Einstellphase bzw. Therapieoptimierungsphase Daten auszutauschen, ohne dass dieser die Praxis aufsuchen muss.

Die CareLink™-Daten stellen aus der Perspektive des Diabetesteams ein ideales Instrument zur Optimierung der Therapie dar. Auf den Patienten trifft das nur sekundär zu. Er wird sich von den Datenübersichten am ehesten Einzeltage anschauen, um Erklärungen für unerwünschte Glukoseverläufe zu finden. Für die Patienten liegt der Vorteil insbesondere in der Methode CGM, weil durch das frühzeitige Erkennen von Glukosetrends anhand aktueller Glukosewerte die Möglichkeit gegeben ist, vorausschauend zum Beispiel Hypoglykämien zu vermeiden. Für ihn stellen die CGM-Daten eine Therapieunterstützung dar, für das Diabetesteam sind alle Daten diagnostischer Natur.

Literatur

3.1 Medtronic GmbH, Geschäftsbereich Diabetes (Hrsg.): Alle Daten im Griff. Mit CareLink Personal zur einfachen Dateninterpretation. 2015

3.2 Medtronic GmbH, Geschäftsbereich Diabetes (Hrsg.): CareLink PRO Leitfaden. Zur Dateninterpretation der CSII und SuP. 2015

3.3 Medtronic GmbH, Geschäftsbereich Diabetes (Hrsg.): MiniMed-Flußschema zum Erkennen, Lernen und Verstehen von CGM-Profilen und Sup/CSII-Daten. 2015

3.4 Freckmann G, Hagenlocher S, Baumstark A, Jendrike N, Gillen RC, Rössner K, Haug C: Continuous glucose profiles in healthy subjects under everyday life conditions and after different meals. J Diabetes Sci Technol 2007; 1: 695–703

4. Beurteilung von CGM-Profilen

4.1. Grundsätzliche Bedeutung des kontinuierlichen Glukosemonitorings für die Diabetestherapie

CGM per se ist keine Therapie. Die Anwendung von CGM soll primär die bestehende Insulintherapie unterstützen. Wie in Kapitel 2 beschrieben, können die Patienten durch die Anzeige der aktuellen Glukosewerte und des Glukosetrends bereits vorausschauend auf die unterschiedlichen Herausforderungen ihres Alltags reagieren, d. h. sie nutzen CGM für das Therapiemanagement.

Gleichzeitig wird aber durch CGM die bestehende Therapie demaskiert. Im notwendigen Aufwand der Patienten zum Erreichen möglichst guter Glukosewerte zeigt sich, ob die Insulintherapie subtil am individuellen physiologischen Insulinbedarf der Patienten ausgerichtet ist oder nicht.

> CGM demaskiert die zugrunde liegende Insulintherapie!

Ein Beispiel dazu ist in Abbildung 4.1 zu sehen. Die Glukosekurve zeigt einen Mittelwert von 139 mg/dl (7,7 mmol/l), die Standardabweichung beträgt 59 mg/dl (3,3 mmol/l). Der Glukosestoffwechsel ist nicht stabil, aber auch nicht völlig insta-

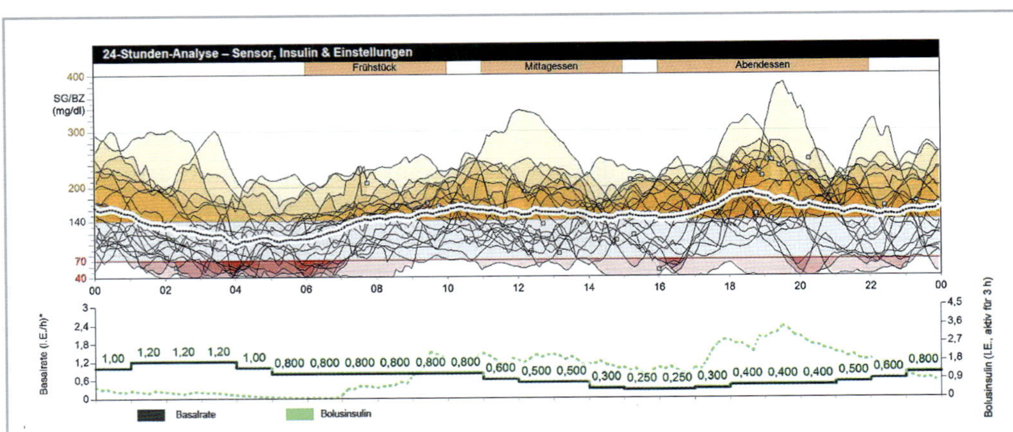

Abb. 4.1 Beispiel für eine Glukosestoffwechseleinstellung, die weder ganz stabil noch instabil ist. Ursache für diesen nur metastabilen Glukoseverlauf ist eine Vielzahl von Hypoglykämien, gekennzeichnet durch die roten Bereiche (Perspektive „24-Stunden-Übersicht" in der Software CareLink™ Pro). Die geschlossene grüne Kurve im unteren Bereich der Darstellung zeigt die abgegebene Basalrate, die gestrichelte grüne Kurve das abgegebene Bolusinsulin.

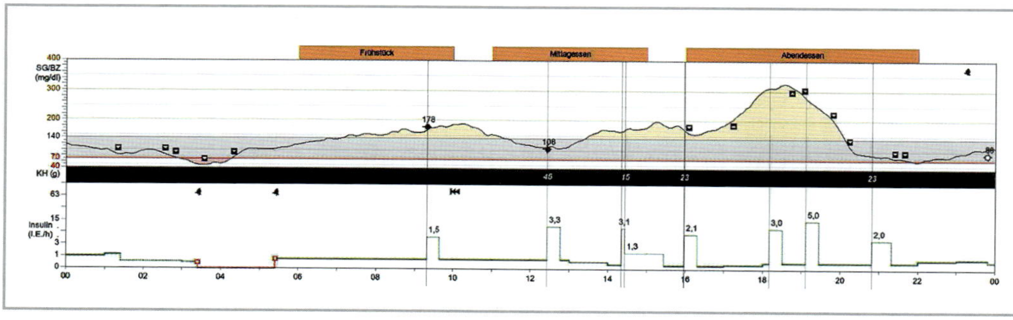

Abb. 4.2 Perspektive „Tägliche Übersicht" der Software CareLink™ Pro, als Teilansicht des Geschehens aus Abb. 4.1. Die nachmittägliche Hyperglykämie hat ihre Ursache in der zu niedrigen Basalrate zwischen 15 und 17 Uhr. Der Patient löst das Problem mit der Gabe von Korrekturboli. Dass das Problem typisch ist, zeigt die gestrichelte grüne Kurve in Abb. 4.1, welche das abgegebene Bolusinsulin über den gesamten Beobachtungszeitraum zeigt.

bil bei einem gemessenen HbA_{1c}-Wert von 6,9 % (im Abschnitt 4.3.2.2. wird der Stabilitätsindex als Quotient von Mittelwert und Standardabweichung eingeführt, der sich hier ergebende Wert von 2,36 führt zu dieser Feststellung).

Wie sind die Einstellungen in der Insulinpumpe? Bei einem durchschnittlichen Tagesinsulinbedarf von 34,9 Einheiten beträgt der Anteil der Basalrate 41 %, der des Bolusinsulins folglich 59 %. Bei der Betrachtung der Basalrate fallen zwei Probleme auf. Einerseits ist sie nachts zu hoch eingestellt, was immer wieder zu nächtlichen Hypoglykämien führt. Im Sinne des Diabetesmanagements sei aber vor allem auf die Nachmittagsstunden verwiesen. Dort ist die Basalrate niedrig eingestellt, dem nachmittäglichen Dusk-Phänomen wird keine Rechnung getragen. An der gestrichelten grünen Kurve wird deutlich, dass der Patient das fehlende Insulin mit Bolusgaben ausgleicht, weshalb auch das Verhältnis Basalrate zu Bolus 41 : 59 ist. Das Problem wird also gar nicht so sehr anhand der Glukosekurven sichtbar, sondern anhand der darunterliegenden grünen Kurve für die Insulinabgabe. Noch deutlicher wird das beim Betrachten eines Tages, wie er für diesen Patienten exemplarisch ist (Abb. 4.2). Am Nachmittag tritt eine deutliche Hyperglykämie auf, die sich nicht aus den 23 g Kohlenhydraten erklären lässt, die gegen 16.00 Uhr gegessen wurden. Die Hyperglykämie ist das Ergebnis der zu geringen Basalrate am Nachmittag. Was bedeutet das für den Patienten? Da er die Werte sieht, versucht er, sie durch weitere Boli in den Normalbereich zu bringen. Er wird also zum Bolusmanagement animiert (und kann die gegen 21.00 Uhr drohende Hypoglykämie gerade noch abfangen), wie die untere Darstellung für die Insulinabgabe zeigt.

Dieses Beispiel zeigt, dass es grundsätzlich notwendig ist, sowohl die Glukosekurven zu analysieren als auch die zugrunde liegende Therapie, in diesem Fall die

Basalrate in der Insulinpumpe und das Bolusmanagement (grüne Kurven im unteren Teil der Abb. 4.1 und 4.2). Die obere Glukosekurve ist immer auch das Resultat der unteren Insulinabgabekurve, sichtbar allerdings nur bei Verwendung einer Insulinpumpe (im Kapitel 5 wird darauf noch detailliert eingegangen).

Die wichtige und sicher auch entscheidende Frage ist, welchen Aufwand der Patient betreiben muss, um eine einigermaßen befriedigende (obere) Glukosekurve zu erzielen. Sind die Einstellungen in der Insulinpumpe gut, so hält sich der Aufwand dafür in Grenzen. Sind sie nicht optimal, so wird der Aufwand zum Erzielen guter Glukosewerte hoch sein. Genau das zeigen die beiden Abbildungen.

> Die Analyse von CGM-Profilen sollte immer auch die zugrunde liegende Therapie betrachten. In der Insulinabgabekurve zeigt sich der notwendige Therapieaufwand zum Erreichen der gemessenen CGM-Kurve.

Eine wesentliche Stärke von CGM ist, dass die Patienten auf Grundlage einer suffizienten, individuell angepassten Insulintherapie die vielen im Alltag auftretenden und sich auf den Glukosestoffwechsel auswirkenden Einflüsse gut aussteuern können. Das betrifft Stress, erhöhte körperliche Aktivität, Infekte/Erkältungskrankheiten, Menstruationszyklus usw. Ist die Basistherapie jedoch insuffizient, so müssen die Patienten die Daten aus dem CGM zum Ausgleich der nicht angepassten Insulingabe nutzen. Das bedeutet für sie Stress, einen erhöhten Aufwand und führt möglicherweise zum Ablegen des CGM, weil sie diese Situation mit der Zeit überfordert.

> Eine individuell gut auf den Stoffwechsel der Patienten abgestimmte Insulintherapie wird durch CGM wirkungsvoll unterstützt. Ist die Insulintherapie schlecht abgestimmt, kann CGM für die Patienten zur Geißel werden.

Das alles zeigt die enorme Bedeutung der Analyse von CGM-Profilen.

4.2. Voraussetzungen für die erfolgreiche Beurteilung von CGM-Profilen

4.2.1. Überblick

Nachdem in den bisherigen Abschnitten eine eher ausführliche Beschreibung von Technologie, Software und der Bedeutung von CGM-Daten erfolgte, soll in diesem

Abschnitt die Herangehensweise an die Auswertung von CGM-Daten erläutert werden.

Bei jeder erfolgten Messung fallen CGM-Daten an. Sie sollen eine Aussage ermöglichen, wie suffizient die zugrunde liegende Insulintherapie ist, wie die Patienten die über das CGM gegebene Therapieunterstützung umgesetzt haben bzw. wie erfolgreich das teilweise automatisierte Hypoglykämiemanagement unter der sensorunterstützten Pumpentherapie (SuP) mit der MiniMed® Veo™ bzw. MiniMed® 640G war. Ein wesentlicher Punkt ist dabei, dass die Messung erfolgreich verlief und dass die Daten auch wirklich auswertbar sind. Das ist an gewisse Voraussetzungen geknüpft, auf die nachfolgend eingegangen werden soll.

4.2.2. Messdauer

Eine Analyse der Glukosedaten ist nur sinnvoll, wenn diese die Stoffwechselsituation der Patienten auch wirklich repräsentieren. Die notwendige Dauer der Aufzeichnung hängt dabei davon ab, wie reproduzierbar die Glukoseverläufe von Tag zu Tag sind und welche Parameter bestimmt werden sollen. Reproduzierbarkeit bedeutet in diesem Sinne, dass sich die Glukoseprofile an den verfügbaren Tagen ähneln und eindeutige Muster aufweisen. Da die CGM-Kurven aber die Glukoseregulation unter den gegebenen Lebensumständen und damit Stoffwechselsitu-

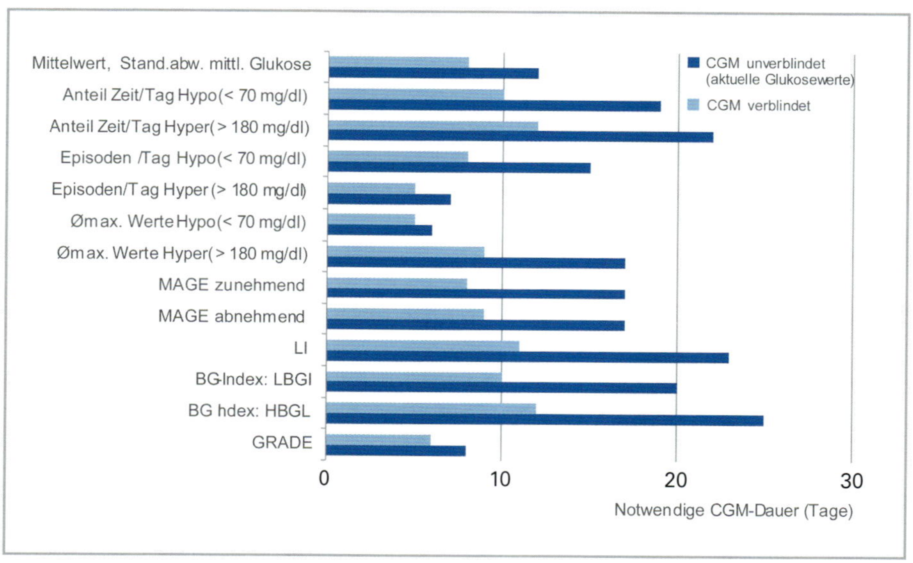

Abb. 4.3 Notwendige Messdauer, um verschiedene Parameter sicher beurteilen zu können (MAGE: Mean Average Glucose Excursions, LI: Glukose-Labilitätsindex, LBGI: Low Blood Glucose Index, HBGI: High Blood Glucose Index, GRADE: Glycaemic Risk Assessment Diabetes Equation) (nach [4.1]).

ationen zeigen, reicht eine Messung über drei oder vier Tage dazu erfahrungsgemäß nicht aus.

Wie lange gemessen werden soll, hängt auch von den zu bestimmenden Parametern ab. Sollen Parameter wie der Mittelwert und die Standardabweichung sowie die AUC (Area under the Curve) und die Zeit in bestimmten Bereichen der Glukosekonzentration analysiert werden, so sind Messdaten über etwa sechs bis acht Tage ausreichend. Dagegen werden Daten über etwa drei Wochen benötigt,

> Die Beurteilung der Diabeteseinstellung nach CGM-Profilen setzt voraus, dass die Messergebnisse die Glykämie der Patienten unter allgemeinen Bedingungen repräsentieren. Der notwendige Zeitraum für die sichere Beurteilung von CGM-Daten hängt ab:
> 1. von den zu bestimmenden Parametern, d. h. von der Häufigkeit deren Auftretens, um als relevant zu gelten,
> 2. ob es sich um „verblindet" oder „offen" gewonnene Daten handelt.
>
> Die sichere Beurteilung erfordert die Relevanz der Daten, sonst sind Fehlinterpretationen wahrscheinlich.
> Werden dagegen zu viele Daten abgerufen (> 3 Wochen), geht der Überblick verloren.

wenn bei Patienten Hypoglykämien umfassend analysiert werden sollen. Sind bei Patienten diese Ereignisse häufig, so ist der zur Beurteilung notwendige Zeitraum kürzer. Abbildung 4.3 zeigt die aus diversen Studien beobachteten notwendigen Messdauern [4.1]. Für die dort angegebenen Zeiträume ist die Sicherheit in der Beurteilung der Daten gegeben, was deren Reproduzierbarkeit einschließt. Die dort ebenfalls aufgeführte MAGE (Mean Average Glucose Excursions) ist ein Parameter zum Beurteilen von Glukosefluktuationen, ähnlich wie die Standardabweichung der Glukosekonzentration. Andere Parameter wie LBGI (Low Blood Glucose Index), HBGI (High Blood Glucose Index), LI (Glukose-Labilitätsindex) oder GRADE (Glycaemic Risk Assessment Diabetes Equation) sind von verschiedenen Autoren entwickelte Parameter für die glykämische Variabilität (weiterführende Literatur: [4.2.–4.5]).

Die Messdauer hängt auch davon ab, ob es sich um „verblindete" oder „offene" Daten handelt. Daten, die die Patienten zur Unterstützung ihrer Therapie nutzen können, sind von ihren Handlungen beeinflusst. Erfahrungsgemäß werden dann längere Messzeiträume nötig.

Neben dem Sichern der Relevanz der Daten für die sichere Beurteilung der Glukosestoffwechselsituation kommt es aber auch darauf an, dass die Übersicht nicht verloren geht. Werden beispielsweise die Daten von sechs Wochen in einer Datei zusammengestellt, so liegen erfahrungsgemäß zu viele Kurven übereinan-

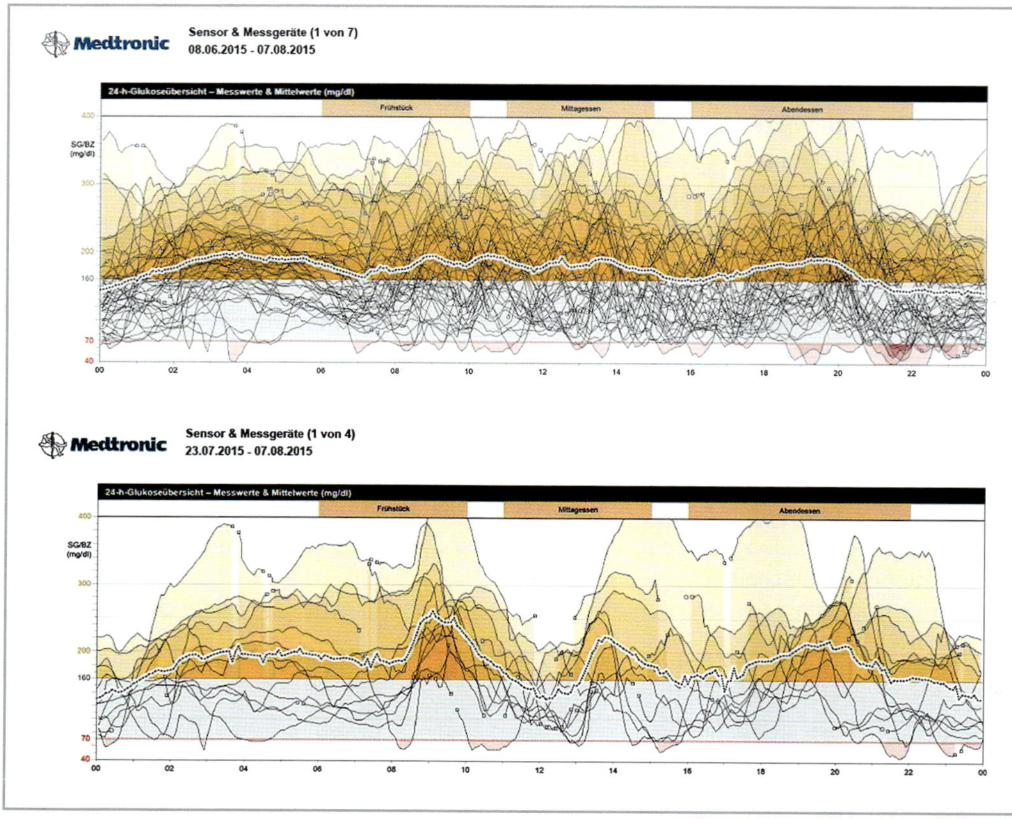

Abb. 4.4 Daten der 24-Stunden-Übersicht eines Patienten. In der oberen Ansicht werden 60 Tage dargestellt, in der unteren Ansicht 14 Tage. Die 60-Tage-Darstellung ist nicht nur unübersichtlich, vor allem nivellieren sich die Glukosemuster, die in der unteren 14-Tage-Darstellung gut ausgeprägt sichtbar sind. Die gestrichelte Mittelwertkurve gibt diese praktisch nicht mehr preis.

der (maximal lassen sich 90 Tage in einer Datei zusammenfassen). Die Interpretation hängt dann davon ab, ob noch klare Muster zu erkennen sind. Damit gemeint sind zum Beispiel postprandiale Glukosemuster, die bei so vielen Tagen nur noch dann gut zu sehen sind, wenn die Mahlzeiten zu einem vergleichbaren Zeitpunkt eingenommen wurden (in einem Toleranzbereich von maximal zwei Stunden). Häufig werden bei sehr langen Zeiträumen solche Muster nivelliert. In Abbildung 4.4 sind die Daten von 60 Tagen und von 14 Tagen eines Patienten dargestellt. Die Übersichtlichkeit geht in der 60-Tage-Ansicht verloren. Auch sind keine klaren Muster mehr zu erkennen, weil die Hauptmahlzeiten über diesen langen Zeitraum doch recht verschiedene Zeitpunkte aufweisen, wodurch sich die Muster nivellieren. Für die Auswertung der Daten wäre es hier sinnvoll, drei oder vier Dateien aus dem CareLink™-Programm zu erstellen, diese getrennt auszuwerten und dann zusammenzufassen. Das zeigt die 14-Tage-Ansicht in Abbildung 4.2 eindeutig. Weiterhin ist es wichtig, dass gewisse Detailinformationen von dem Patienten gegeben werden, ob zum Beispiel bestimmte Aktivitäten stattgefunden haben, freie Tage für eine kurze Reise genutzt wurden o. ä. Über einen 14-Tage-Zeitraum können die Patienten häufig noch berichten, was sie in dieser Zeit getan haben, über zwei oder gar drei Monate nicht mehr, es sei denn, sie dokumentieren ihren Alltag sorgfältig. Erfahrungsgemäß erweisen sich 14 Tage als optimaler Zeitraum.

4.2.3. Eventuell bestehende Datenlücken

Der erste Blick über die Daten verrät, ob die Messung wirklich kontinuierlich erfolgte oder ob zahlreiche Datenlücken aufgetreten sind. Werden in den CGM-Kurven häufige Unterbrechungen sichtbar, so ist zu prüfen, ob die aufgezeichneten Daten überhaupt den Glukoseverlauf dokumentieren (Abb. 4.5 links). Unabhängig davon ist das größere Problem, dass der Patient in dieser Zeit keine Informationen über seinen Glukoseverlauf erhalten hat, folglich auch nicht auf die Therapieunterstützung von CGM bauen konnte. Auf jeden Fall ist mit dem Patienten zu klären, was die Ursache für die Messlücken ist. Typische Ursachen sind:

- zeitweiser Ausfall des Sensors,
- Nichttragen des Monitors/der Insulinpumpe,
- Unterbrechung der Verbindung zwischen Datentransmitter und dem Monitor bzw. der Insulinpumpe.

Letzteres ist bei dem System MiniMed® 640G seltener zu sehen, weil die Funkfrequenz zur Datenübertragung vom Transmitter Guardian®2 Link auf das Display der Insulinpumpe mit einer Funkfrequenz von 2,4 Gigahertz erfolgt. In diesem Frequenzbereich wird wenig Strahlung durch das Unterhautfettgewebe absorbiert, was bedeutet, dass dieses die Datenübertragung wenig stört. Bei den Systemen MiniMed® Veo™ und Guardian® Real-Time beträgt die Funkfrequenz dagegen 868,35 Megahertz, wodurch die Funkwellen durch das Gewebe besser absorbiert werden, was eine Datenlücke wahrscheinlicher werden lässt.

Mitunter treten auch, insbesondere nachts, unlogische Minima in den Glukosekurven auf (Abb. 4.5 rechts), die nicht einem erwarteten und logischen Glukoseverlauf entsprechen. Meist hat dann der Patient so ungünstig auf dem Sensor gelegen, dass dieser praktisch vom Fluss der interstitiellen Flüssigkeit im Gewebe „abgeklemmt“ war. Solche als „Nasen“ zu bezeichnenden Glukosemuster sind nicht relevant für die Datenbeurteilung, müssen dabei also ausgeschlossen werden. Allerdings können diese bei der sensorunterstützten Pumpentherapie mit Hypoglykämieabschaltung (LGS bei MiniMed® Veo™ bzw. SmartGuard®

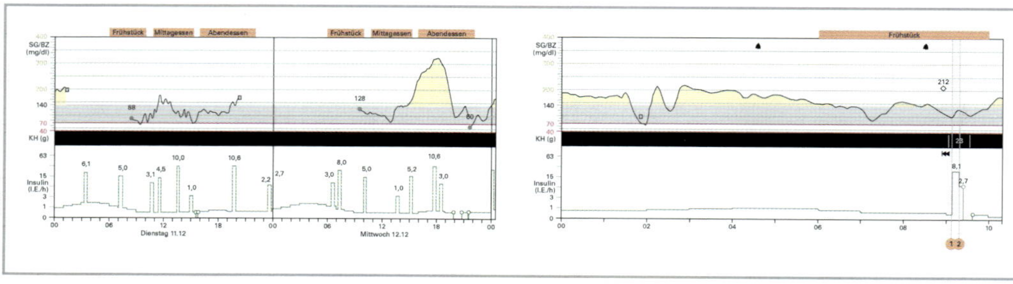

Abb. 4.5 Links: mehrfach auftretende Datenlücken im CGM-Profil durch Probleme bei der Datenübertragung zwischen Glukosesensor und Monitor. Rechts: unphysiologische Minima in der CGM-Kurve durch „Abklemmen“ des Glukosesensors beim Daraufliegen (nachts 2.00–3.00 Uhr) (Abbildungen aus dem Programm CareLink™ „Tägliche Übersicht“).

bei MiniMed® 640G) zum Abschalten der Insulinabgabe führen. Darauf wird später noch eingegangen. An dieser Stelle sei aber vermerkt, dass eine Abschaltung über maximal zwei Stunden nicht zu einer starken Hyperglykämie oder gar zu einer Ketoazidose führt, selbst wenn die Ausgangswerte beim Abschalten über dem normoglykämischen Bereich lagen [4.6–4.8].

Bei häufig auftretenden Datenlücken sind mit den Patienten Maßnahmen zu besprechen, wie die Lücken zu vermeiden sind, z. B. durch die Platzierung des Glukosesensors/Transmitters an einer günstigen Körperstelle. Das betrifft auch häufig auftretende „Nasen“. Datenlücken stören vor allem, weil der Patient in dieser Zeit keine Informationen über seinen Glukoseverlauf erhält.

Zu beachten ist noch, dass die Glukosesensoren einer gewissen „Einlaufzeit“ bedürfen. Im Fall des Guardian® Real-Time und der MiniMed® Veo™ sind das zwei Stunden, bei der MiniMed® 640G 40 Minuten bis zwei Stunden nach dem Legen des Sensors. Die Messperformance verbessert sich in den Tagen nach dem Legen, wenn darunter die MARD verstanden wird (siehe Abschnitt 1.4.). Nach Ende der Laufzeit (je nach System zwischen fünf und sieben Tagen) verschlechtert sich häufig die Messperformance, d. h. die Glukosesensorwerte verringern sich zunehmend im Vergleich zu Blutglukosewerten, auch wenn die Kalibrierungen entsprechend den Vorgaben vorgenommen werden [4.9, 4.10]. Aus diesem Grund kann das verlängerte Tragen der Glukosesensoren nicht empfohlen werden. Für die vorgegebenen Zeiten geben die Unternehmen eine Garantie, weil da die Zuverlässigkeit der Messung gewährleistet ist.

4.2.4. Dokumentation der Stoffwechselführung

Eine wichtige Voraussetzung für die erfolgreiche Interpretation der CGM-Daten ist die Dokumentation der Stoffwechselführung durch die Patienten (Angaben zu Kohlenhydraten, körperlicher Aktivität und Sondersituationen). Das ist vor allem essentiell, wenn es sich um CGM-Daten handelt, die die Patienten als Therapieunterstützung nutzen, weil diese für sie sichtbar waren und folglich durch aktives Handeln beeinflusst wurden. Die Stoffwechselführung ist besonders transparent, wenn die Patienten die sensorunterstützte Pumpentherapie durchführen, weil dann viele Aktionen mit der Insulinpumpe (Änderung Basalrate, Boli usw.) automatisch dokumentiert vorliegen. Trotzdem sollte die zusätzliche Eingabe der Ereignisse gefordert werden, weil das die Auswertung zweifelsfrei ermöglicht. Abbildung 4.6 zeigt dazu ein Beispiel. Links im Bild sind vom Patienten keine Daten eingegeben worden. So bleibt unklar, warum gegen 7.00 Uhr ein Anstieg stattfindet. Auf den ersten Blick sieht das aus wie eine Frühstücksmahlzeit. Allerdings wurde auch kein Bolus abgegeben: Die Vermutung liegt nahe, dass es der Alarm kurz vor 7.00 Uhr war (es handelt sich um einen LGS-Abschaltalarm – Hypoglykämieunterbrechung des Systems MiniMed® Veo™), der den Patienten zur Aufnahme von Kohlenhydraten gebracht hat. Aber er dokumentiert das nicht und er hat wegen der bestehenden Hypoglykämiegefahr die Kohlenhydrate nicht mit Insulin abgedeckt.

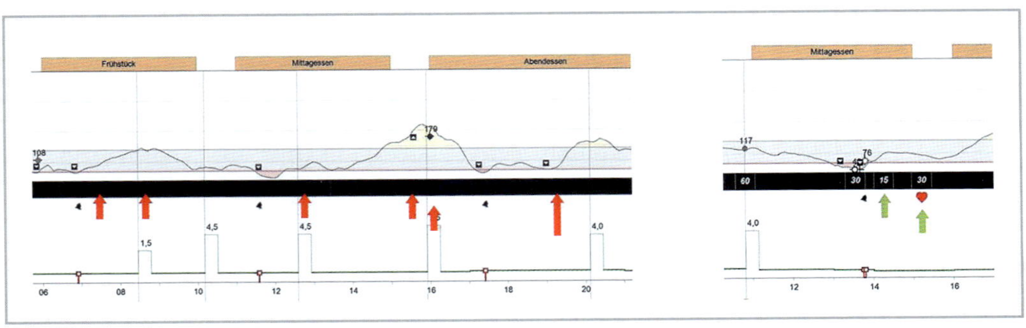

Abb. 4.6 Beispiele von schlecht (links) und gut (rechts) dokumentierten Ereignissen, die die Glukoseverläufe erklären können. Die Dokumentation ist mit der Insulinpumpe (Ereigniseingabe) leicht möglich.

Ist das wirklich so? Wahrscheinlich, aber eben nicht absolut sicher! Später eingenommene Mahlzeiten sind ebenfalls nicht dokumentiert. Wahrscheinlich hat ein zweites Frühstück gegen 10.15 Uhr stattgefunden: Der Bolus war sicher zu hoch gewählt, weil es später zu einer Hypoglykämie kam. Ist das Ausdruck eines falschen Insulin/Kohlenhydrat-Faktors oder wurde der Bolus nur falsch berechnet? Die fehlende Angabe über die Kohlenhydratmenge zwingt zur Spekulation.

Selbst Sport am Morgen wäre denkbar für diese Hypoglykämie, aber das geht aus den Daten nicht hervor. Das Mittagessen gegen 12.30 Uhr ist nachvollziehbar, auch wenn die Angabe zur Menge fehlt (Hinweis: man kann angesichts der Insulin/Kohlenhydrat-Faktoren [Überblick „Geräteeinstellungen“] und des vorhandenen „Molnar-Dreiecks“ errechnen, wie groß die Kohlenhydratmenge gewesen sein muss). Gegen 16.00 Uhr wird ein erhöhter Glukosewert korrigiert. Wahrscheinlich – oder wurde vorher gegessen und der Bolus vergessen? Das Abendessen findet wahrscheinlich gegen 19.00 Uhr statt, der Bolus wird allerdings erst gegen 20.00 Uhr abgerufen. Hat der Patient den Bolus zunächst vergessen? Oder hat er gar erst um 20.00 Uhr zu Abend gegessen? Dieses Beispiel zeigt die Notwendigkeit der Dokumentation, wenn die Analyse der Daten nicht spekulativ sein soll.

> Fehlende Dokumentation von Kohlenhydratmenge und körperlicher Aktivität hat zur Folge, dass über manches Muster im Glukoseverlauf nur spekuliert werden kann. Die Dokumentation ist deshalb von den Patienten zu fordern, zumal die Ereigniseingabe in die CGM-Systeme nicht kompliziert ist.

Klären kann das hier nur ein Gespräch mit dem Patienten, falls er sich an Details erinnern kann (hier zeigt sich auch die Notwendigkeit, nur die letzten etwa zwei Wochen zu betrachten).

Ganz anders ist die Situation in dem Beispiel rechts in Abbildung 4.6. Die Kohlenhydratmengen (in g KH) wurden eingetragen. Ebenso wurde der Sport dokumentiert (rotes Herz in Abb. 4.6). Es ist in allen Alltagssituationen das Zusammenwirken von Kohlenhydratresorption und Insulinwirkung nachvollziehbar. Auf dieser Basis ist es einfach, Therapieoptimierungen vorzunehmen oder Therapieempfehlungen zu geben. An dieser Stelle sei noch bemerkt, dass insbesondere die körperliche Aktivität selten angegeben wird. Meist tun dies die Patienten nur, wenn sie wirklich Sport treiben. Es zeigt sich jedoch, dass die körperliche Aktivität als etwas zu verstehen ist, was über den normalen Aktivitätsbereich im Alltag hinausgeht. Das betrifft Aktivitäten wie Gartenarbeit, Fensterputzen, Bügeln, Herumtollen mit den Kindern usw. Alles führt zu „Aktivitätsmustern“ in den CGM-Kurven.

4.2.5. Kalibrierung des CGM-Systems

In Abschnitt 2.3. wurde die Kalibrierung als ein charakteristisches Merkmal aller aktuell verfügbaren Real-Time-CGM-Systeme dargestellt. Dafür sind im Wesentlichen zwei Ursachen verantwortlich. Einerseits soll der im Interstitium ermittelte

Messwert an die Glukosewerte im Blut angepasst werden, denn das Sensorsignal ist zunächst ein kleiner Strom (im Bereich von wenigen Nanoampere), der sich aus der elektrochemischen Reaktion von Glukose ergibt. Diesem muss die aktuell vorliegende Glukosekonzentration zugeordnet werden, so dass das CGM-System auch einen Glukosewert anzeigen kann. Aus „traditionellen" Gründen ist die Orientierung an der Blutglukose noch der Standard (im Abschnitt 2.5. wurden die Unterschiede zwischen interstitieller und Blutglukose diskutiert). Die zweite Ursache ist, dass die derzeit verfügbaren CGM-Systeme (das nicht unmittelbar als CGM anzusehende Flash-Glukose-Monitoring sei hier ausgenommen) im Zeitverlauf eine Messwertdrift aufweisen, die jeweils eine erneute Kalibrierung notwendig macht, bevor der angezeigte Glukosewert den zulässigen Toleranzbereich für die Messung verlässt. Bei den Glukosesensoren von Medtronic und Dexcom ist das ein Zeitbereich von zwölf Stunden. In diesem Sinne bedarf die Kalibrierung einer Blutglukosemessung. Damit ist der später angezeigte Sensorwert auch abhängig von der Qualität dieser Kalibrierungsmessung und sollte deshalb mit einem möglichst genau messenden Blutglukosemessgerät erfolgen. Wenn es zukünftig gelingt, CGM-Glukosesensoren herzustellen, die keine oder über einen längeren Zeitraum nur eine geringe Messwertdrift aufweisen, so könnte auf die Kalibrierung verzichtet werden. Die Sensoren müssten dann produktionsseitig vorkalibriert werden. Allerdings ist trotzdem zu beachten, dass es unter den im Abschnitt 2.5. diskutierten Bedingungen Abweichungen zwischen den Glukosewerten im Interstitium und im Blut gibt (im Zustand großer Glukosedynamik, wie bei körperlicher Aktivität, Nahrungsaufnahme, während und nach Hypoglykämien). Die ausschließliche Orientierung an der interstitiellen Glukosekonzentration bedürfte damit generell einer Umorientierung der Diabetesbehandlung auf dieses Kompartiment.

Aktuell gilt jedoch nach wie vor die Orientierung der Stoffwechselkontrolle an Blutglukosewerten. Folglich werden die Patienten genau dann von CGM über-

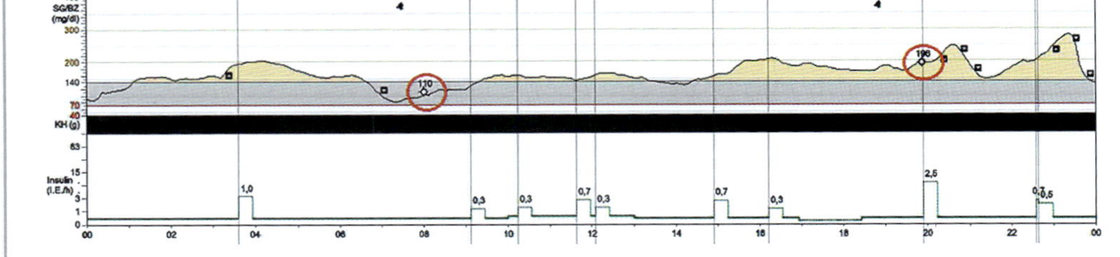

Abb. 4.7 In der präprandialen Phase vorgenommene Kalibrierungen (rot markiert, eine Kalibrierung ist gekennzeichnet durch das am Blutglukosewert angebrachte Kreuz) sichern einen optimalen Anschluss der interstitiellen Glukosewerte an die Blutglukosewerte.

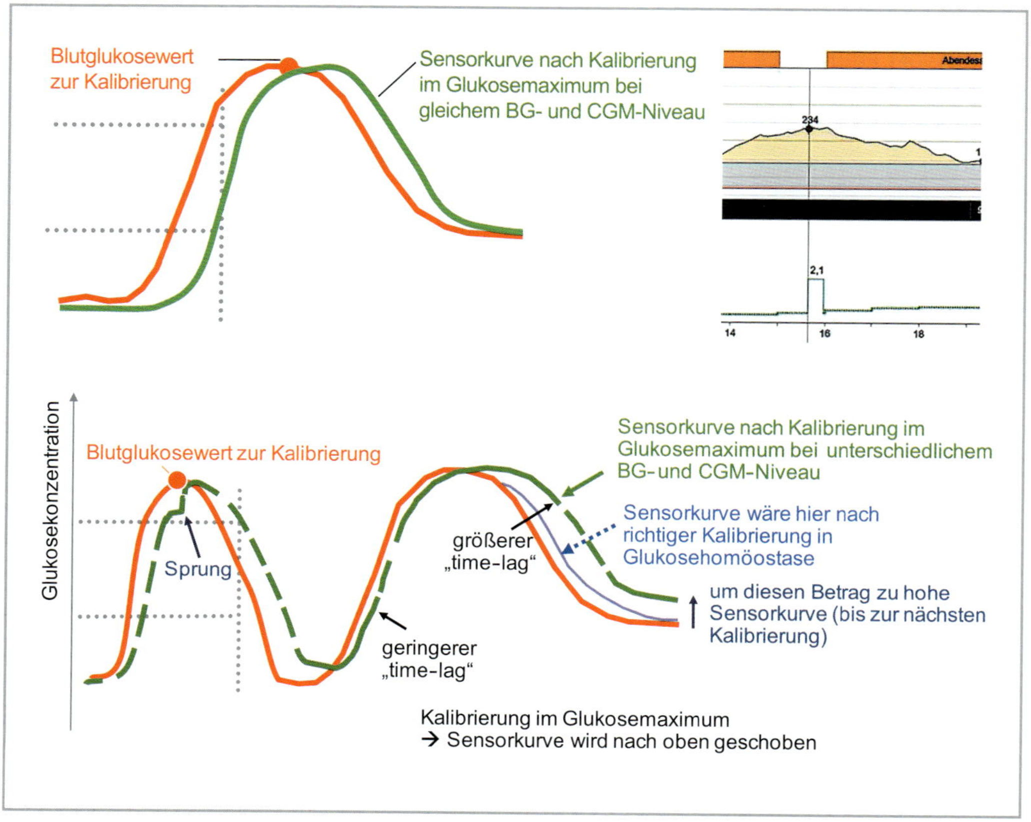

Abb. 4.8 Kalibrierung in der Glukosestabilität im postprandialen Glukosemaximum. Ein solches Vorgehen ist möglich, setzt aber voraus, dass mit der Blutglukosemessung näherungsweise das Maximum gefunden wurde und nicht wesentlich von dem nachfolgenden Maximum der CGM-Kurve abweicht (oben). Erfolgt die Kalibrierung im Glukosemaximum und der CGM-Wert erreicht nicht das Niveau des Blutglukosewerts, so wird die CGM-Kurve nachfolgend verschoben (unten).

zeugt sein, wenn sie überwiegend eine gute Übereinstimmung von interstitieller und Blutglukose finden. Dazu gehört auch, dass bekannt ist, unter welchen Bedingungen physiologisch bedingte Unterschiede auftreten, und dass nicht gerade diese Situationen für die Kalibrierungsmessung ausgesucht werden.

Überwiegend zuverlässig wird die Kalibrierung sein, wenn sie in der Glukosestabilität erfolgt. Darunter ist zu verstehen, dass auf dem CGM-Display kein oder höchstens ein Pfeil den Anstieg bzw. den Abfall der Glukosekonzentration anzeigt, was bedeutet, dass die Änderung der Glukosekonzentration ≤1 mg/dl/min (0,06 mmol/l/min) ist. Auch kann die Glukosestabilität auf dem Display anhand der Glukosekurve eingesehen werden. Besonders prädestiniert ist die präprandiale Phase (Abb. 4.7). Das hat zur Konsequenz, dass in den CGM-Kurven keine „Sprünge" zu den Zeitpunkten der Kalibrierung auftreten (wie in Abb. 2.3 im Kapitel 2 gezeigt). Die CGM-Kurven liegen dann wirklich auf dem an die Blutglukosewerte angepassten Glukoseniveau.

Eine spezielle Situation liegt vor, wenn die Kalibrierung zwar in einer stabilen Phase erfolgte, dieser Zeitpunkt aber nicht durch eine präprandiale Stoffwechselsituation gekennzeichnet war. Gegeben wäre dies zum Beispiel im Maximum eines Glukoseanstiegs, in welchem kurzzeitig Glukosestabilität vorherrscht. Eine vernünftige Kalibrierung ist aber nur dann gegeben, wenn sich der Glukosewert zur Kalibrierung und die CGM-Kurve auf gleichem Niveau befinden (siehe Abb. 4.8 oben). Dazu muss näherungsweise das Maximum der Blutglukose gefunden werden. Falls das nicht gelingt, so ergibt sich die unten in Abbildung 4.8 dargestellte Situation, in welcher die gesamte CGM-Kurve „nach oben gezogen" wird. Das hat zur Konsequenz, dass zwar Blutglukosewerte und Sensorwerte postprandial gut übereinstimmen, jedoch nüchtern und präprandial die CGM-Kurve zu höheren Glukosewerten hin verschoben ist. Durch diese Parallelverschiebung verschwindet der Timelag im Anstieg teilweise oder vollständig, wird aber dafür im Abfall größer. Auf jeden Fall liegt dann das CGM-Profil partiell nicht mehr auf dem tatsächlichen Niveau. Es bleibt festzustellen, dass die Kalibrierung im präprandialen Glukosebereich die größte Sicherheit für eine gute Qualität der CGM-Messung bietet.

> Die richtige Kalibrierung in der Glukosestabilität ist die Grundlage der CGM-Messung. Sie zeigt sich in „glatten" Kurvenverläufen zum Zeitpunkt der Kalibrierung (Abb. 4.7). „Sprünge" in den CGM-Kurven nach erfolgter Kalibrierung (im CareLink™ Pro ist der entsprechende Blutglukosemesswert mit einem Kreuz gezeichnet) verschieben die CGM-Kurve auf ein falsches Glukoseniveau. Tritt das häufig auf, so verfälscht das auch die statistischen Daten (Mittelwert, Standardabweichung, AUC usw.) in der Analyse. Fehlkalibrierungen in großer Zahl verhindern einerseits eine korrekte Beurteilung der CGM-Daten. Andererseits stellen sie für die Patienten eine Gefahr da, wenn das zu falschen therapeutischen Handlungen führt. Das wird sie entmutigen, CGM weiterhin durchzuführen.

Bei der Kalibrierung muss davon ausgegangen werden, dass der als Basis dienende Blutglukosewert stimmt. Das setzt einerseits ein möglichst genau messendes Blutglukosemessgerät voraus. Andererseits sind aber auch fehlerhafte Blutglukosemessungen durch falsche Handhabung der Blutglukosemessung möglich, insbesondere:

- Messung bei Aufenthalt in kühler Umgebung (≤ 10 °C),
- Messung nach Genuss von Früchten usw.,
- Finger nicht richtig gewaschen,
- Seife benutzt mit Zusätzen (z. B. Honigseife etc.).

In solchen Fällen bilden falsche Blutglukosemesswerte die Grundlage für eine fehlerhafte Kalibrierung und nachfolgend fehlerhafte CGM-Messung.

An dieser Stelle sei erwähnt, dass falsche bzw. fehlerhafte Kalibrierungen nicht unbedingt ein Problem darstellen müssen, denn die vom CGM-System gemessenen Werte sind zueinander konsistent. Das heißt, dass jeder einzelne Messwert um den gleichen Betrag vom richtigen Glukosewert abweicht. Die Fehlkalibrierung bringt die gesamte Glukosekurve auf ein falsches Niveau. Dieser Hinweis ist deshalb relevant, weil es passieren kann, dass der Zeitpunkt der notwendigen Kalibrierung nicht günstig ist, beispielsweise wenn das CGM-System einen Kalibrierungswert fordert, die Glukosekurve aber gerade stark ansteigt oder abfällt (z. B. zwei Pfeile, also ≥2 mg/dl/min [0,11 mmol/l/min]). In diesem Fall kann trotzdem eine Kalibrierung erfolgen, mit dem Bewusstsein, dass die CGM-Kurve dadurch auf ein falsches Glukoseniveau gebracht wurde. In diesem Fall wird auf dem Display des CGM-Systems nach einiger Zeit ein Sprung in der Kurve erkennbar sein. Bei der therapieunterstützenden Anwendung des Systems ist das zu berücksichtigen, insbesondere dann, wenn eine Insulinpumpe mit Hypoglykämieabschaltung verwendet wird. Weiterhin betrifft das Situationen von erhöhten, insbesondere aber niedrigen Glukosewerten mit der Gefahr einer Hypoglykämie. Zum nächsten günstigen Zeitpunkt wird dann eine sachgemäße Kalibrierung durchgeführt und die vorherige Fehlkalibrierung aufgehoben.

Die Analyse von CGM-Daten, welche hier dargestellt werden soll, beinhaltet immer die retrospektive Betrachtung von Glukoseprofilen. Zur Beurteilung der richtigen Kalibrierung eignen sich im Programm CareLink™ Pro entweder die „Tägliche Übersicht" oder die Übersicht „Sensor & Messgeräte". Grundsätzlich ist vor jeder Datenanalyse festzustellen, ob die Kalibrierungen bei gleichmäßigem Glukoseverlauf vorgenommen wurden.

Auch wenn bei einer ersten Betrachtung der CGM-Profile nicht sofort Fehlkalibrierungen auffallen, sollte grundsätzlich danach gesucht werden, wenn große Abweichungen zwischen der CGM-Kurve und den Blutglukosewerten festgestellt werden. Fehlkalibrierungen sind dafür die häufigste Ursache.

4.2.6. Alarme einstellen beim CGM-System

Die Einstellung der Alarme ist mitentscheidend, ob der Patient CGM als sinnvoll und hilfreich erachtet. Das damit zu erreichende Ziel ist, den Stoffwechsel zu stabilisieren durch weitgehende Vermeidung von Hypoglykämien und Hyperglykämien. Das bedeutet, dass

- die Alarme den Patienten rechtzeitig warnen, diesen jedoch nicht stören sollen,
- die Alarme eine therapeutische Konsequenz haben müssen,

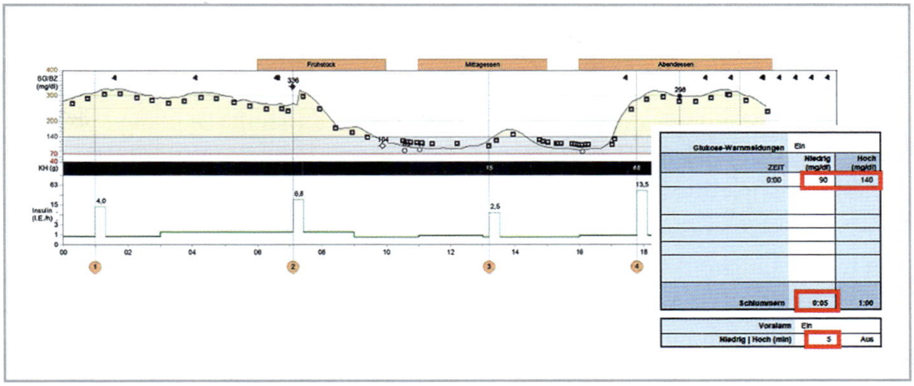

Abb. 4.9 Beispiel für eine viel zu enge Alarmeinstellung (Hypoglykämie: 90 mg/dl [5,0 mmol/l]; Hyperglykämie: 140 mg/dl [7,8 mmol/l]), die für zahlreiche Warnmeldungen und Alarme sorgt, auf welche der Patient überhaupt nicht mehr reagiert.

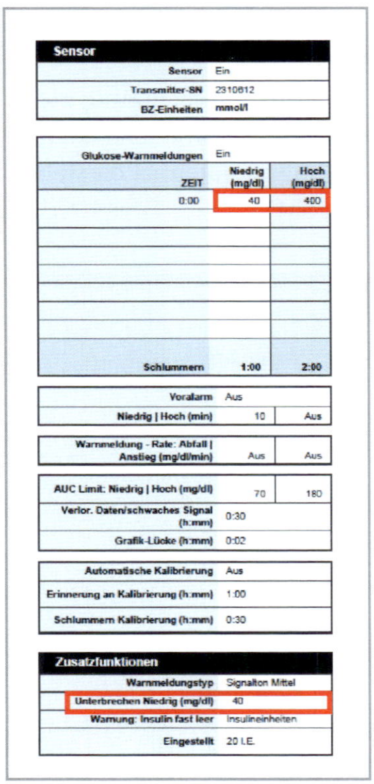

Abb. 4.10 Sinnlose Festsetzung der Alarme (40 bzw. 400 mg/dl [2,2 bzw. 22,2 mmol/l]) und der Hypoglykämieabschaltschwelle (ebenfalls 40 mg/dl [2,2 mmol/l]).

- Fehlalarme nicht nur nerven, sondern auch das Vertrauen in das CGM-System verringern und häufig Ursache dafür sind, dass dieses wieder abgelegt wird,
- folglich die Grenzen für Alarme und Voralarme sinnvoll und individuell zu wählen sind.

Doch in welcher Beziehung steht dieser für die therapeutische Anwendung von CGM im Alltag essentielle Aspekt im Zusammenhang mit der Auswertung der Daten? Die Antwort ist, dass die Handhabung des Systems und dessen erlebbarer Nutzen für den Patienten die Glukosestoffwechseleinstellung maßgeblich beeinflusst, was sich schließlich in der Analyse der Daten zeigt. Ständig störende Alarme, die keine Handlung nach sich ziehen müssen, haben einen Motivationsverlust für die Anwendung von CGM zur Folge. Ein Beispiel dazu zeigt Abbildung 4.9. Hier waren die Alarme für die Hypoglykämie auf 90 mg/dl (5,0 mmol/l) und für die Hyperglykämie auf 140 mg/dl (7,8 mmol/l) gesetzt. Das sind Grenzen, die selbst Stoffwechselgesunde überschreiten können. Die Warnmeldungen für die Abfall- und Anstiegsrate (das ist die Glukoseänderungsgeschwindigkeit) waren auf 2 mg/dl/min eingestellt – ein Wert, der bei Diabetespatienten immer wieder einmal auftritt und nur bei Abfall in der Nähe der Hypoglykämieschwelle eine Gefahr darstellt. Die Folge ist, dass der CGM-Anwender eine große Anzahl von Warnmeldungen (weiße Dreiecke auf schwarzem Grund) und Alarmen (Glockensymbol) erhält. Der betreffende Patient hat davon überhaupt keine Notiz mehr genommen und das CGM-System nach wenigen Wochen abgelegt.

Das Gegenteil davon ist eine so großzügige Festlegung, dass gar keine Alarme mehr auftreten können. Abbildung 4.10 zeigt dazu ein Beispiel, in welchem der Patient den Hypoglykämiealarm auf 40 mg/dl (2,2 mmol/l) und den Hyperglykämiealarm auf 400 mg/dl (22,2 mmol/l) gesetzt hat. Die Schwelle für die Hypoglykämieabschaltung (genauere Beschreibung dazu später) hat er ebenfalls bei 40 mg/dl (2,2 mmol/l) festgesetzt. Im Prinzip gibt es bei solchen Einstellungen praktisch keine Alarme und erst Hypoglykämieabschaltungen, wenn sich die Hypoglykämien schon als schweres Ereignis herausgebildet haben. Auch in diesem Fall ist es vollkommen sinnlos, überhaupt Alarme einzustellen.

Zweifellos kommt dem Hypoglykämiealarm eine größere Bedeutung zu als dem Hyperglykämiealarm, weil sich Hypoglykämien schneller und überraschender ausbilden und für den Patienten ein größeres Gefahrenpotential darstellen. Häufig ist die Hypoglykämie auch die Indikation für CGM.

CGM-Option	Zielbereich niedrig (Schwangere)	Zielbereich normal (gut eingestellte CGM-Verwender)	Zielbereich erhöht (Hypoglykämiewahrnehmungsstörung; Kinder mit starken Blutglukoseschwankungen)
Alarmgrenze niedrig	70–80 mg/dl (3,9–4,4 mmol/l)	80 mg/dl (4,4 mmol/l)	80 mg/dl (4,4 mmol/l)
Alarmgrenze hoch	140–160 mg/dl (7,8–8,9 mmol/l)	180–200 mg/dl (10,0–11,1 mmol/l)	240–300 mg/dl (13,3–16,7 mmol/l)
Voralarm	Niedrig: 20 Minuten Hoch: Aus	Niedrig: 20 Minuten Hoch: Aus	Niedrig: 20 Minuten Hoch: Aus
Meldung Änderungsrate	Abfallrate: 2 mg/dl/min (0,11 mmol/l/min)	Abfallrate: 2 mg/dl/min (0,11 mmol/l/min)	Abfallrate: 2 mg/dl/min (0,11 mmol/l/min)
	Anstiegsrate: 2 mg/dl/min (0,11 mmol/l/min)	Anstiegsrate: 3 mg/dl/min (0,17 mmol/l/min)	Anstiegsrate: 3 mg/dl/min (0,17 mmol/l/min)
Hypoglykämieabschaltung (Unterbrechen niedrig)	60–70 mg/dl (3,3–3,9 mmol/l)	70 mg/dl (3,9 mmol/l)	70 mg/dl (3,9 mmol/l)

Tab. 4.1 Vorschläge für die Alarmsetzung der CGM-Komponente bei der Insulinpumpe MiniMed® Veo™ für verschiedene Glukosezielbereiche bei Patienten mit Typ-1-Diabetes [4.11].

CGM-Parameter	Zielbereich niedrig	Zielbereich normal	Zielbereich erhöht
Einstellung NIEDRIG[1]			
Grenzwert Niedrig bei Nutzung der Funktion Unterbrechen vor NIEDRIG *	50 mg/dl (2,8 mmol/l)	50–60 mg/dl (2,8–3,3 mmol/l)	60–70 mg/dl (3,3–3,9 mmol/l)
Warnmeldung vor NIEDRIG	Tag: EIN Nacht: AUS	Tag: EIN Nacht: AUS	Tag: EIN Nacht: AUS
Warnmeldung bei NIEDRIG – in Verbindung mit der Funktion „Unterbrechen vor NIEDRIG“	EIN	EIN	EIN
Grenzwert NIEDRIG bei Nutzung der Funktion „Unterbrechen bei NIEDRIG“	70–80 mg/dl (3,9–4,4 mmol/l)	80 mg/dl (4,4 mmol/l)	80 mg/dl (4,4 mmol/l)
Warnmeldung Basal fortsetzen	AUS	AUS	AUS
Wiederholung NIEDRIG	20 Minuten	20 Minuten	20 Minuten
Einstellung HOCH[1]			
Grenzwert HOCH	140–160 mg/dl (7,8–8,9 mmol/l)	180–200 mg/dl (10,0–11,1 mmol/l)	240–300 mg/dl (13,3–16,7 mmol/l)
Anstiegsrate[2]	↑↑	↑↑↑	↑↑↑
Warnmeldung vor HOCH *	AUS	AUS	AUS
Zeit vor HOCH	20 Minuten	20 Minuten	20 Minuten
Warnmeldung bei HOCH	EIN	AUS *	AUS *
Wiederholung HOCH	2 Stunden	2 Stunden	2 Stunden
Weitere Einstellungen[1]			
Erinnerung Kalibrierung	1 Stunde		

[1] Empfehlung laut Medtronic auf Grundlage der Meinung von Diabetesexperten
[2] Voralarme und Änderungsratenwarnmeldungen sollten – außer bei vorliegender Indikation, wie Hypoglykämiewahrnehmungsstörung – in den ersten Tagen nicht zugeschaltet werden
* die Grenzwerte Unterbrechen vor NIEDRIG und HOCH beziehen sich auf die Funktion SmartGuard®

Tab. 4.2 Vorschläge für die Alarmsetzung der CGM-Komponente bei der Insulinpumpe MiniMed® 640G für verschiedene Glukosezielbereiche bei Patienten mit Typ-1-Diabetes [4.12].

Da die Alarme und Warnmeldungen die Patienten nicht stören sollen, hängt deren Festlegung neben dem Glukosezielbereich auch von deren Erfahrung mit CGM ab. Zu Beginn der Anwendung (also bei noch fehlender Erfahrung) sollte nur der Hypoglykämiealarm aktiviert werden, Voralarme und Änderungsratenwarnmeldungen sollten – außer bei vorliegender Indikation, wie Hypoglykämiewahrnehmungsstörung – nicht in den ersten Tagen zugeschaltet werden. Ein Herantasten an die später bei vorhandener Routine festzusetzenden Alarme erscheint sinnvoll. Gleiches betrifft das Festlegen der Hyperglykämieschwelle. In den Tabellen 4.1 und 4.2 sind Richtwerte dafür angegeben.

In den beiden Tabellen finden sich auch Vorschläge für das Festlegen von Werten für die Hypoglykämieabschaltung bei Verwenden der Insulinpumpen MiniMed® Veo™ und MiniMed® 640G (siehe Abschnitt 1.3.). Darauf soll kurz eingegangen werden. Bei der MiniMed® Veo™ erfolgt die Abschaltung entsprechend

> Warnmeldungen und Alarme müssen so eingestellt werden, dass sie helfen, Hyperglykämien und besonders Hypoglykämien zu vermeiden, dabei aber die Patienten nicht stören. Die Warnmeldungen und Alarme müssen eine therapeutische Konsequenz zur Folge haben. Das betrifft auch die Festlegung von Abschaltschwellen zur Hypoglykämievermeidung (LGS bei der MiniMed® Veo™, SmartGuard® bei der MiniMed® 640G).

einem fest eingestellten Schwellenwert (LGS: Low Glucose Suspend). Die dazugehörigen Alarme lassen sich nicht abschalten. Das heißt, die Alarme treten beim Abschalten auf jeden Fall auf. Das hat Konsequenzen für die Einstellung. Setzt man den Wert z. B. bei 70 mg/dl (3,9 mmol/l) fest, so tritt die Abschaltung an der Schwelle zur Hypoglykämie auf. In Abhängigkeit von der vorherigen Glukosesinkgeschwindigkeit können die Glukosewerte dann noch ein wenig weiter sinken, so dass eine milde Hypoglykämie auftritt. Soll diese nun ganz vermieden werden, so müsste die Schwelle höher angesetzt werden, also z. B. 80 mg/dl (4,4 mmol/l) oder gar 90 mg/dl (5,0 mmol/l). Die Konsequenz wäre eine deutlich höhere Frequenz an Alarmen, die stören können. Im Prinzip gilt es also, einen Kompromiss zu finden zwischen Vermeiden einer milden Hypoglykämie und den Alarmen.

Anders ist das bei der MiniMed® 640G mit der prädiktiven Hypoglykämieabschaltung (SmartGuard®). Die Warnmeldung „Abschalten vor NIEDRIG“ lässt sich wegschalten, das heißt, dass die Patienten von der prädiktiven Ab- und Wiederzuschaltung gar nichts merken müssen. Schließlich findet die prädiktive Abschaltung im normoglykämischen Bereich statt. Ein Alarm tritt erst auf, wenn die Hypoglykämieschwelle doch noch unterschritten wird (das ist schließlich eine echte Gefahrensituation). Das Auftreten des Hypoglykämiealarms hängt also neben dem SmartGuard®-Algorithmus auch von dem festgelegten Wert für die Hypoglykämieschwelle ab.

Auch wenn das Festlegen von Warnmeldungen und Alarmen essentiell etwas mit der Handhabung der Therapie zu tun hat, so ist doch bei der Analyse der Daten ein Blick auf deren Einstellung wichtig. Die Reaktionen der Patienten darauf, deren Gefühl für die Therapieunterstützung durch CGM und letztendlich die damit erzielten Ergebnisse hängen eng damit zusammen.

4.2.7. Zusammenfassung: Voraussetzungen für die Beurteilung von CGM-Profilen

Zusammenfassend sind folgende Voraussetzungen für eine umfassende und belastungsfähige Beurteilung von CGM-Daten notwendig:

- ein Messzeitraum,
  - lang genug, dass er die Glukosestoffwechselregulation des Patienten repräsentiert und die sichere Beurteilung der interessierenden Parameter zulässt,
  - der eine ausreichende Übersichtlichkeit für die Glukoseprofile bietet (ca. 14 Tage),
- möglichst wenige Datenlücken,
- eine möglichst vollständige Dokumentation der stoffwechselrelevanten Tagesaktivitäten (Kohlenhydratmenge, körperlicher Aktivität u.ä.), was Spekulationen über Ursachen für einen bestimmten Glukoseverlauf minimiert,
- eine ordnungsgemäße CGM-Messung, welche die normgerechte Kalibrierung des Glukosesensors erfordert,
- eine vernünftige Alarmsetzung als Voraussetzung für eine sachgerechte und möglichst lückenlose Anwendung des CGM-Systems.

4.3. Analyse von CGM-Profilen

4.3.1. Einfluss von Hypoglykämien auf die CGM-Kurven

Die Analyse von CGM-Profilen beurteilt natürlich per se auch Hypoglykämien.

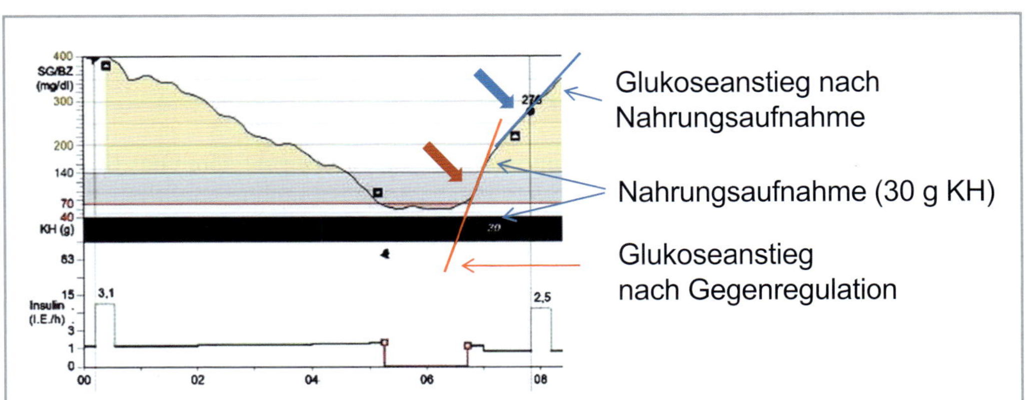

Abb. 4.11 Unterschiede im Glukoseanstieg nach Gegenregulation infolge Hypoglykämie und nach Nahrungsaufnahme: Typischerweise sind die Anstiege – individuell für jeden Patienten – nach einer Hypoglykämie steiler als nach einer Nahrungsaufnahme.

Treten diese auf, so sind diese essentieller Bestandteil der Therapiebegutachtung. Treten allerdings repetitive Hypoglykämien auf, so haben diese mitunter einen derartig großen Einfluss auf die gesamte Glukosekurve, dass außerhalb von deren Analyse keine weiteren Schlussfolgerungen bezüglich der Stoffwechselregulation gezogen werden können.

> Gegenregulationen nach Hypoglykämien zeichnen sich dadurch aus, dass die Glukoseanstiege steiler sind, als sie sich bei dem entsprechenden Patienten nach Nahrungsaufnahme, auch von schnell resorbierbaren Kohlenhydraten, ergeben.

Grundsätzlich stellt eine Hypoglykämie für den Organismus einen biologischen Notfall dar, worauf dieser folgerichtig reagiert. Zu diesem Zweck wird Glukose, überwiegend aus den hepatischen Glykogenspeichern, zur Verfügung gestellt, um die Glukosekonzentration wieder bis in den Normalbereich zu bringen. In den CGM-Profilen zeigt sich diese Reaktion in Form eines steilen Anstiegs der Glukosekonzentration aus dem hypoglykämischen Glukosebereich heraus. Die genaue Steilheit ist individuell verschieden und hängt vom metabolischen Zustand der Patienten ab, lässt sich also nicht klar mit einem Messwert belegen. Auf jeden Fall ist der Anstieg aber steiler als nach der Aufnahme von schnell resorbierbaren Kohlenhydraten, weil die Glukose direkt von der Leber in das Blut (und später von dort in das Interstitium) abgegeben wird (Abb. 4.11). Als Richtwert kann gelten eine Glukoseänderungsgeschwindigkeit höher als 2,5 bis 3 mg/dl/min (0,14–0,17 mmol/l), d. h. die Glukosewerte steigen in zehn Minuten um 25 bis 30 mg/dl (1,4–1,7 mmol/l). Es handelt sich bei solchen steilen Anstiegen also meist um eine Gegenregulation nach der Hypoglykämie.

> Endogene Glukoseflüsse bei und nach Hypoglykämien zerstören das Grundkonzept der Insulintherapie, welches aus der Abstimmung von resorbierter Glukose und exogen zugeführtem Insulin besteht. Ohne CGM ist dieses Problem Patienten und Behandlern nicht zugänglich und ist Ursache schwankender und auch unlogischer Glukoseverläufe.

Zu bemerken ist allerdings, dass eine solche Gegenregulation nach einer Hypoglykämie nicht in jedem Fall zu verzeichnen ist. Ihr Auftreten und ihre Ausprägung sind abhängig von der Verfügbarkeit der Glukose in der Leber, dem Vorliegen einer Neuropathie und einem möglichen Gewöhnungseffekt durch repetitive

Hypoglykämien (funktionelle Hypoglykämiewahrnehmungsstörung). Bei Letzterer treten Gegenregulationen praktisch kaum auf. Bei leeren Glykogenspeichern, z. B. nach Hungerphasen oder sportlicher Aktivität über eine Stunde und länger, kann die Gegenregulation ebenfalls ausbleiben oder zumindest geringer ausfallen. Dieser Effekt ist allerdings temporär.

Leere Glykogenspeicher werden wiederaufgefüllt, wenn nach der Phase des Entleerens ausreichend Nahrung gegessen wird. Bei Hypoglykämien mit glykopenen Symptomen, insbesondere Heißhunger, ist diese Nahrungsaufnahme meist gegeben und bildet ausreichend Substrat für das Wiederauffüllen. Im CGM-Profil fällt dazu auf, dass die postprandiale Auslenkung zum Teil wesentlich geringer ausfällt, als das entsprechend der zugeführten Kohlenhydrate zu erwarten gewesen wäre. Ursache ist, dass ein Teil der aufgenommenen Glukose zum Wiederauffüllen der Glykogenspeicher „abfließt", folglich also gar nicht erst im Interstitium ankommt und damit von dem dort liegenden Glukosesensor auch nicht gemessen werden kann. Dieser Umstand muss bei der Analyse der Therapiesituation berücksichtigt werden und verlangt eine Betrachtungsweise, die vor der Verfügbarkeit von CGM nicht üblich war.

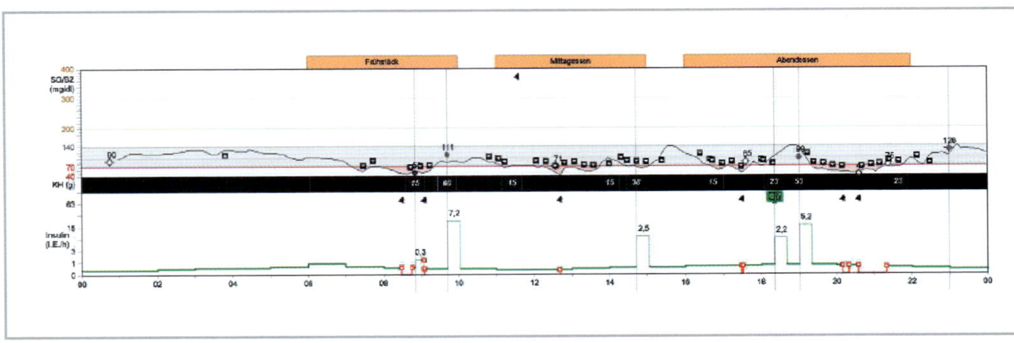

Abb. 4.12 Verlauf einer „Pseudonormalisierung", geprägt von repetitiven Hypoglykämien und nur geringfügigen Glukoseauslenkungen nach den Mahlzeiten. Solche Glukoseverläufe lassen keine Einschätzung der Stoffwechselsituation zu, abgesehen von der Diagnose von Hypoglykämien.

Das Grundkonzept der Insulintherapie besteht in der Abstimmung von exogen zu applizierendem Insulin und der resorbierten Glukose aus den mit der Nahrung aufgenommenen Kohlenhydraten. Im Zusammenhang mit Hypoglykämien treten nun aber endogene Glukoseströme zwischen der Leber und dem Blut/Interstitium auf. Diese endogenen Glukoseströme sind einerseits nicht genau zu definieren und lassen sich andererseits bei der Gabe von exogenem Insulin nicht berücksichtigen. Das bedeutet, dass das Grundkonzept der Insulintherapie empfindlich gestört ist.

Das besondere Problem sind repetitive Hypoglykämien. Damit ist gemeint, dass mehr als zwei Ereignisse an zwei Tagen auftreten, gekennzeichnet durch Glukosewerte < 70 mg/dl (3,9 mmol/l) über einen Zeitraum von ≥ 30 Minuten. Die Folge ist ein fortlaufendes Wechselspiel von Glukoneogenese während der Hypoglykämie und des späteren Wiederauffüllens der Glykogenspeicher nach erfolgter Nahrungsaufnahme. Durch die sich wiederholenden Hypoglykämien werden die Glykogenspeicher einerseits ständig beansprucht, andererseits nicht mehr vollständig wiederaufgefüllt: Es entsteht eine Glukosekurve, die sich im tiefen normoglykämischen Glukosebereich bewegt (70–110 mg/dl, 3,9–6,1 mmol/l) und kaum Auslenkungen aufweist, auch nicht nach Nahrungsaufnahme. Weil diese Kurve der eines Menschen ohne Diabetes sehr ähnelt mit Mittelwerten von 85 bis 100 mg/dl (4,7–5,6 mmol/l) und einer Standardabweichung von 10 bis 20 mg/dl (0,6–1,1 mmol/l), täuscht sie eine Normalisierung der Glukoseregulation vor, ist aber in Wahrheit eine „Pseudonormalisierung" [4.15, 4.16] (Abb. 4.12); bei Gesunden liegen die Mittelwerte bei 90 bis 95 mg/dl (5,0–5,3 mmol/l) [4.13, 4.14] und die Standardabweichung bei 10 bis 15 mg/dl (0,6–0,8 mmol/l) [4.13]. Bezüglich der Analyse von CGM-Profilen ergibt sich die Schwierigkeit, dass die detaillierte Beurteilung der Stoffwechselsituation (Basalrate, Bolusgaben, Statistik usw.) bei solchen Glukoseverläufen überhaupt nicht möglich ist. Die CGM-Profile lassen sich nur noch nutzen, um gegebenenfalls die Ursache der immer wieder auftretenden Hypoglykämien festzustellen. Aber nicht einmal das ist sicher zu beurteilen. Ein weiteres Problem ist schließlich, dass repetitive Hypoglykämien häufig eine funktionelle Hypoglykämiewahrnehmungsstörung zur Folge haben, was im CGM-Profil immer zu einer Pseudonormalisierung führt. Häufig endet eine solche Situation in einer schweren Hypoglykämie, die Fremdhilfe oder gar einen Notarzteinsatz erfordert.

Grundsätzlich lässt sich zum Einfluss von Hypoglykämien auf die Glukosestoffwechselregulation feststellen:

- Es ist äußerste Vorsicht bei der Beurteilung der CGM-Daten geboten, weil diese durch die kritische Stoffwechselsituation Hypoglykämie beeinflusst sind.
- CGM-Daten mit repetitiven Hypoglykämien liefern kaum weitergehende Erkenntnisse bezüglich der Stoffwechselregulation.
- Bei repetitiven Hypoglykämien sollte zunächst im Vordergrund stehen, diese zu vermeiden durch Entwicklung von Vermeidungsstrategien, bevor eine weitere (insuffiziente) Analyse von CGM-Daten erfolgt.
- Nächtlichen Hypoglykämien ist ebenfalls eine besondere Beachtung zu schenken, weil im Schlaf die hormonelle Gegenregulation erst bei sehr niedrigen Glukosewerten einsetzt und dabei weniger gegenregulatorische Hormone ausgeschüttet werden [4.17] (komprimierte Gegenregulation).
- Das Betrachten der Einzeltage ist essentiell, um die Ursache für repetitive und nächtliche Hypoglykämien zu finden.

Wie lassen sich die Hypoglykämien beurteilen? Was lässt sich aus den Daten für das Risiko von Hypoglykämien ableiten? In Abschnitt 2.4.4. wurde bereits er-

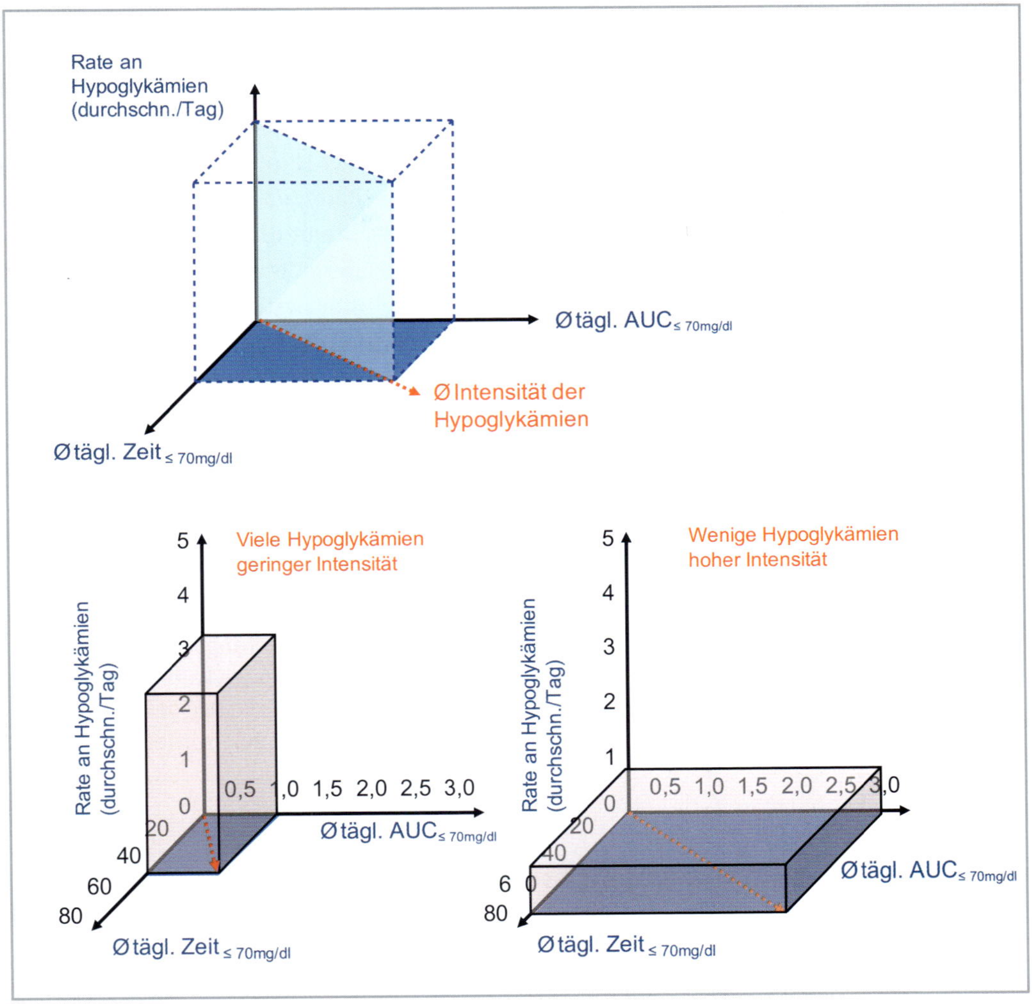

Abb. 4.13 Möglichkeit zur graphischen Darstellung des Hypoglykämierisikos aus den CGM-Daten. Es ergibt sich eine Trias aus Ereignis, AUC und Zeit, welche die Hypoglykämien vollständig beschreibt (oben). Die Auswirkungen auf den Glukosestoffwechsel (Gegenregulationen, notwendiges Wiederauffüllen der Glykogenspeicher, Glukoseschwankungen) ergeben sich dagegen aus der Intensität der Hypoglykämie (Größe des Vektors auf der Grundfläche in der Darstellung, unten).

läutert, dass CGM wegen seiner lückenlosen Aufzeichnung die wahre Rate an Hypoglykämien aufdeckt, was mit punktueller Blutglukosemessung erfahrungsgemäß nicht gelingt [4.18–4.21]. Außerdem bietet sich die Möglichkeit, deren Intensität zu beurteilen, welche charakterisiert ist durch das Produkt aus der AUC und der verbrachten Zeit im Glukosebereich ≤70 mg/dl (3,9 mmol/l). Die Trias aus Ereignis, AUC und Zeit beschreibt das Hypoglykämierisiko vollständig. Abbildung 4.13 zeigt graphisch den Zusammenhang. In einem kartesischen Koordinatensystem werden die drei Parameter der Trias aufgetragen: die durchschnittliche Rate an Hypoglykämien pro Zeiteinheit (Tag oder Woche oder Jahr), die durchschnittlich pro Tag verbrachte Zeit im hypoglykämischen Bereich und die entsprechende AUC. Die beiden letzten Parameter spannen eine Fläche auf, deren resultierender Vektor die durchschnittliche Intensität der Hypoglykämie darstellt (das ist graphisch die Multiplikation beider). Mit der Rate/Zeit als z-Achse entsteht so ein Risikoraum für Hypoglykämien. Dieser beschreibt die Gesamtsituation, das grundsätzliche Hypoglykämierisiko für die Patienten. Dagegen stellt der Betrag des Vektors der Grundfläche aus AUC × Zeit die Intensität der Hypoglykämie dar. Das heißt, dass dieser Parameter die Auswirkung jeder einzelnen Hypoglykämie auf den Glukosestoffwechsel beschreibt, gekennzeichnet durch Gegenregulation (überwiegend durch hepatische Glukoneogenese), notwendiges Wiederauffüllen der Glykogenspeicher, nachfolgend Glukoseschwankungen usw. Eine genauere Untersuchung solcher Daten und eine notwendige Standardisierung der Werte stehen noch aus.

> Aus CGM-Profilen mit repetitiven Hypoglykämien lassen sich insbesondere die Ursachen dafür ableiten, um diese durch Therapieoptimierung künftig zu vermeiden. Es ist aber auch möglich, die Intensität der Hypoglykämien als Produkt aus AUC × Zeit im hypoglykämischen Bereich und das Risiko für Hypoglykämien aus der Trias von Hypoglykämierate, AUC und Zeit zu ermitteln.

4.3.2. Kriterien für die umfassende Beurteilung der Glukoseregulation aus den CGM-Profilen

4.3.2.1. Überblick

CGM-Profile, die nicht durch fehlerhafte Kalibrierungen und/oder repetitive Hypoglykämien beeinflusst sind, lassen sich anhand von drei Beurteilungsebenen umfassend analysieren. Das sind:

- die Glukosestabilität,
- das Niveau der Glukosekonzentration,
- reproduzierbare Glukosemuster.

4.3.2.2. Glukosestabilität

Die Glukosestabilität sagt aus, wie gleichmäßig der Glukoseverlauf ist. Ausgeprägte Glukoseexkursionen beschreiben einen instabilen Verlauf, charakterisiert durch eine große Standardabweichung (SD) oder große MAGE (Mean Average of Glucose Excursions); der Parameter erfasst alle Glukoseexkursionen mit ei-

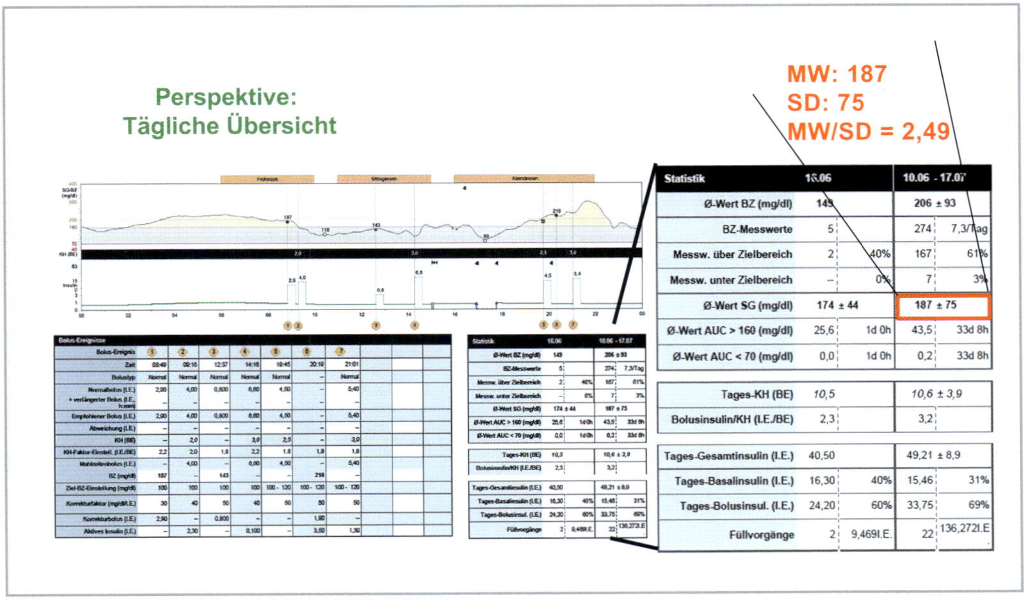

Abb. 4.14 Herkunft der Daten zur Ermittlung des Stabilitätsindex bzw. Variationskoeffizienten aus der Perspektive „Tägliche Übersicht" der Software CareLink™ Pro.

ner Auslenkung ≥1 Standardabweichung (SD) und bildet davon den Mittelwert. Allerdings ist es erheblich, ob zum Beispiel eine SD von 50 mg/dl (2,8 mmol/l) bei einem mittleren Glukoseniveau von 120 mg/dl (6,7 mmol/l) oder 180 mg/dl (10,0 mmol/l) auftritt. Im ersten Fall mit 120 mg/dl (6,7 mmol/l) läge ein instabiler Glukoseverlauf vor, im zweiten Fall mit 180 mg/dl (10,0 mmol/l) wäre der Gluko-

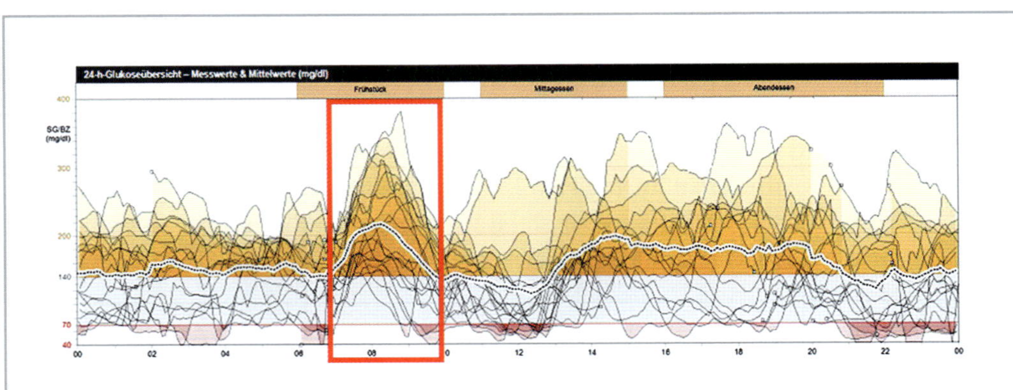

Abb. 4.15 Auswahl der Glukosebereiche mit der größten glykämischen Variabilität. Für die Analyse und vor allem die Therapieoptimierung müssen die Ursachen für die große Variabilität zuerst in diesen Bereichen ermittelt werden. Im Beispiel betrifft das steile Glukoseanstiege vor/zu dem Frühstück, teilweise bedingt durch Hypoglykämien vor/zu dem Aufstehen.

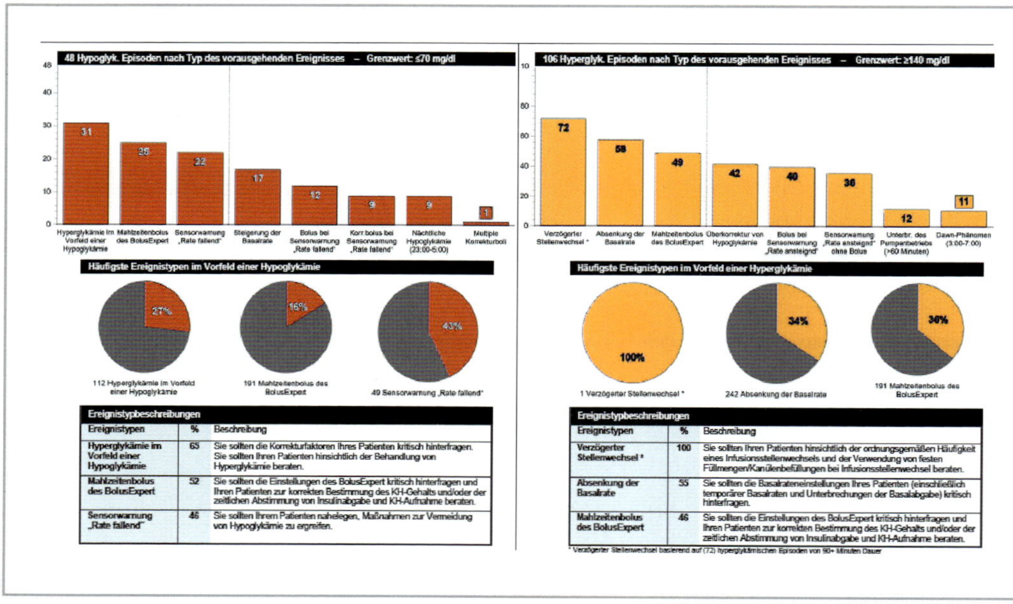

Abb. 4.16 Übersicht über hypo- und hyperglykämische Ereignisse mit Hinweisen zur Suche nach den Ursachen („Episodenübersicht" der Software CareLink™ Pro).

severlauf sehr stabil. Ein sinnvolles Maß für Glukosestabilität ist deshalb der Variabilitätskoeffizient (VK), der sich ergibt aus dem Quotienten von SD und Mittelwert: $VK = 100\,\% \times SD/MW$.
Daraus ergibt sich als Kriterium für die Stabilität: Ist der $VK \leq 33\,\%$, so ist der Glukoseverlauf stabil, ist er dagegen $\geq 50\,\%$, so ist er instabil [4.22].

Besser fassbar ist möglicherweise der Stabilitätsindex (SI), der sich aus dem Verhältnis vom Mittelwert der Glukosekonzentration (MW) zu deren Standardabweichung (SD) ergibt, praktisch das Reziproke des VK darstellt. Ist das Verhältnis $SI = MW/SD > 3$ (bzw. der $VK < 33\,\%$), so kann der Glukoseverlauf als stabil angesehen werden. Ist das Verhältnis von $SI = MW/SD < 2$ (bzw. der $VK > 50\,\%$), so ist der Glukoseverlauf instabil [4.22]. Werte für den SI zwischen 2 und 3 bzw. den VK von 33 bis 50 % sind weder stabil noch instabil. MW und SD werden in der CGM-Software CareLink™ ausgewiesen, woraus sich SI bzw. VK berechnen lassen (Abb. 4.14).

Die Feststellung der Glukosestabilität ist der erste Teil der Analyse. Liegt ein stabiler Glukoseverlauf vor ($SI > 3$, $VK < 33\,\%$), so bedarf es keiner weiteren tiefgehenden Betrachtung. Bei instabiler ($SI < 2$, $VK > 50\,\%$) oder metastabiler ($2 < SI < 3$, $33\,\% < VK < 50\,\%$) Stoffwechselsituation ist jedoch nach den Ursachen für die Instabilität zu suchen. Dazu sollten die Zeitintervalle mit der höchsten glykämischen Variation herausgesucht werden. Geeignet dazu sind im CareLink™ Pro entweder die Perspektive „Therapiemanagement-Daten, 24-Stunden-Analyse" oder „24h-Glukoseübersicht" (Abb. 4.15).

Erfahrungsgemäß sind Hypoglykämien die häufigste Ursache für instabile Glukoseverläufe [4.23]. Aber auch vergessene Boli, ein schlechtes Bolusmanagement seitens der Patienten oder falsch festgelegte Kohlenhydratfaktoren erhöhen die Glukosevariabilität. Einen unmittelbaren Überblick dazu bietet die Episodenübersicht im CareLink™ Pro, wo die Anzahl von hypo- und hyperglykämischen Episoden sofort sichtbar wird (Abb. 4.16). Diese Übersicht listet auch Hinweise zu den möglichen Ursachen der Hypoglykämie (rote Balken) bzw. der Hyperglykämie (gelbe Balken) auf und beschreibt diese in der darunterstehenden Tabelle.

Als Ursachen für hypoglykämische Ereignisse werden zum Beispiel ausgewiesen:

- Hyperglykämie im Vorfeld einer Hypoglykämie, was auf tiefe Werte nach einer „Insulinlast" hindeutet (entweder Bolus zu hoch gewählt, zu wenig gegessen, anschließend erhöhte körperliche Aktivität u. ä.),
- Korrekturbolus bei fallenden Glukosewerten,
- multiple Korrekturboli,
- Mahlzeitenbolus,
- Änderung des Bolusvorschlags vom Bolusmanager (z. B. BolusExpert®).

Hinweise finden sich auch zu dem Zeitpunkt der Ereignisse, z. B. nachts. Alle Ereignisse sind nach deren Häufung aufgelistet, die drei dominierenden als Kuchendiagramm mit Angaben zur Häufigkeit. Vergleichbares findet sich für Hyperglykämien. Damit wird eine Unterstützung gegeben, die insbesondere der noch nicht so versierte CGM-Beurteiler schätzt.

Ist der Stabilitätsindex (SI)
- ≥ 3, so ist der Glukoseverlauf stabil,
- ≤ 2, so ist der Glukoseverlauf instabil,
- > 2 und < 3, so ist der Glukoseverlauf metastabil (oder auch indifferent).

4.3.2.3. Niveau der Glukosekonzentration

Das Glukoseniveau bezeichnet das mittlere Niveau der Glukosekonzentration über mehrere Tage (charakterisiert durch den Mittelwert der Glukosekonzentration [MW]). Nach den Leitlinien der Deutschen Diabetes Gesellschaft (DDG) gilt als obere Grenze für die Einstellung des Typ-1-Diabetes ein HbA_{1c}-Wert von 7,5 % (58 mmol/mol) [4.24]. Das entspricht einem Mittelwert der Glukose von ca. 175 mg/dl (9,7 mmol/l), werden die Ergebnisse der ADAG-Studie zur Relation zwischen einem mit CGM gemessenen Glukosemittelwert und dem HbA_{1c} angenommen [4.25]. Beide Werte sind in verschiedenen Softwarelösungen ausgewiesen, so auch im CareLink™ Pro (siehe Abb. 4.17). Meist ist das mittlere Glukoseniveau auch anhand einer Mittelwertkurve dargestellt.

> Das Glukoseniveau bezeichnet das mittlere Niveau der Glukosekonzentration und wird in der Diabetologie über einen längeren Zeitraum (8–12 Wochen) durch den HbA_{1c}-Wert repräsentiert. In der Software wird dieses durch eine Mittelwertkurve ausgewiesen (Abb. 4.17).

Die differenzierte Beurteilung des Glukoseniveaus richtet sich nach dem Glukosebereich, in welchem die mittlere Glukosekonzentration liegt:

- niedriges Glukoseniveau: der Mittelwert liegt ≤ 120 mg/dl (6,7 mmol/l),
- mittleres Glukoseniveau: der Mittelwert liegt zwischen 120 und 175 mg/dl (6,7 und 9,7 mmol/l),
- erhöhtes Glukoseniveau: der Mittelwert liegt ≥ 175 mg/dl (9,7 mmol/l).

Die Festlegung für das erhöhte Glukoseniveau bei einem Mittelwert ≥ 175 mg/dl (9,7 mmol/l) entspricht der oberen Grenze für die erfolgreiche Behandlung des Typ-1-Diabetes nach DDG-Leitlinien. Die Differenzierung nach diesen Glukosebereichen ist notwendig, weil sich daraus auch unterschiedliche Maßnahmen für die Optimierung der Therapie ergeben.

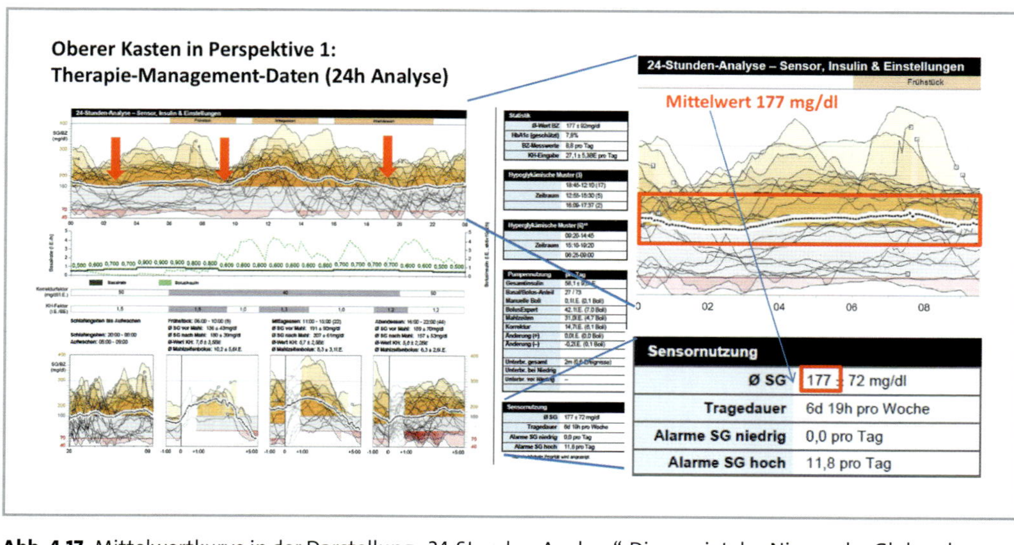

Abb. 4.17 Mittelwertkurve in der Darstellung „24-Stunden-Analyse". Diese zeigt das Niveau der Glukosekonzentration über den gesamten ausgewählten Zeitraum (rote Pfeile). Im unteren Kasten ist der Mittelwert der Glukosekonzentration numerisch aufgeführt.

Niedriges Glukoseniveau: der Mittelwert liegt ≤ 120 mg/dl (6,7 mmol/l)

Treten bei solch niedrigen Glukoseniveaus keine oder nur selten Hypoglykämien auf, so handelt es sich meist um extrem disziplinierte Patienten mit bewusster Ernährung und Lebensweise und mit einer guten Hypoglykämiewahrnehmung. Solche CGM-Kurvenverläufe sind eher selten anzutreffen. Kaum Hypoglykämien in diesem Glukosebereich sind gleichbedeutend mit einem stabilen Glukoseverlauf (der Stabilitätsindex ist dann meist deutlich größer als 3 bzw. der Variabilitätskoeffizient unter 33 %). Der Stabilitätsindex ist also in die Betrachtung mit einzubeziehen.

Es gibt allerdings eine gefährliche Ausnahme, nämlich die in Abschnitt 4.3.1. beschriebene und in Abbildung 4.12 gezeigte Pseudonormalisierung. Leere Glykogenspeicher aufgrund häufiger Hypoglykämien, die durch zu geringe Nahrungsaufnahme und Folgehypoglykämien nicht wiederaufgefüllt sind, sorgen dafür, dass auch zu den Mahlzeiten kaum Glukoseanstiege zu verzeichnen sind. Dieses an den Glukoseverlauf von stoffwechselgesunden Personen erinnernde CGM-Profil ist ein Indiz für ein hohes Risiko für eine nachfolgende schwere Hypoglykämie. Da solche Verläufe durchaus auch über viele Tage auftreten können, ist bei niedrigen Glukoseniveaus aufmerksam zu unterscheiden, ob die Ursache eine sehr gute Stoffwechselführung oder eine Pseudonormalisierung ist. Das wesentliche Unterscheidungsmerkmal ist das Vorhandensein oder das Ausbleiben von einem der Kohlenhydratmenge adäquaten Glukoseanstieg. Im Fall einer Pseudonormalisierung muss die Konzentration der Bemühungen auf dem Wiederauffüllen der Glykogenspeicher liegen. Das wird erreicht, indem nachfolgende Mahlzeiten mit etwas weniger Insulin abgedeckt werden, bis wieder Glukoseanstiege zu verzeichnen sind, die dem Molnar-Dreieck* entsprechen.

> Bei niedrigem Glukoseniveau ist zu unterscheiden, ob häufig Hypoglykämien auftreten oder nicht. Die Häufigkeit zeigt sich anhand der roten Gebiete in Abb. 4.17 unterhalb der Hypoglykämieschwelle („rote Seen"). Ist das der Fall, so ist eine Feinanalyse der Ursachen vorzunehmen. Bei normoglykämischen Glukosekurven ist zu prüfen, ob ggf. eine „Pseudonormalisierung" vorliegt.

Bei dem Glukoseniveau von ≤ 120 mg/dl (6,7 mmol/l) ist die Wahrscheinlichkeit für Hypoglykämien stark erhöht. Finden sich viele hypoglykämische Bereiche

---

*Molnar-Dreieck: Erwachsene mit kurzwirksamen Insulinanaloga: Ca. eine Stunde nach dem Essen wird das Glukosemaximum erreicht, nach zwei Stunden liegen die Glukosewerte noch ca. 30 bis 40 mg/dl (1,7–2,2 mmol/l) über dem präprandialen Wert, nach drei Stunden wird der präprandiale Ausgangswert wieder erreicht [4.26]; Voraussetzung: Mahlzeit mit niedrigem bis mittlerem glykämischen Index, nicht fettreich; bei Verwendung von Normalinsulin: alles eine Stunde später; bei Kindern alle Werte ca. eine Stunde kürzer

(„rote Seen") in der Perspektive „Therapiemanagement-Daten, 24-Stunden-Analyse" (Abb. 4.17), dann muss die Feinanalyse zu den Ursachen vorgenommen werden, auch mit Unterstützung der „Episodenübersicht" aus Abbildung 4.16. Ursachen könnten sein:

- Basalrate ist zu hoch eingestellt,
- Mahlzeiten werden zu hoch abgedeckt,
  - betrifft es nur bestimmte Mahlzeiten (z. B. das Frühstück), so ist der tageszeitabhängige Insulin/Kohlenhydrat-Faktor zu überprüfen,
  - betrifft das alle Mahlzeiten, so liegen ggf. generell zu hohe Insulin/Kohlenhydrat-Faktoren vor,
- Wirkung von körperlicher Aktivität/Sport (beachte: häufig nicht als solche wahrgenommen werden Gartenarbeit, Hausarbeit, Bügeln usw.), auch deren Nachwirkungen (nicht beachteter Muskelauffülleffekt),
- repetitive Hypoglykämien.

Die repetitiven Hypoglykämien sind deshalb noch einmal aufgeführt, da sie selbst das höchste Risiko für nachfolgende Hypoglykämien und instabile Glukoseverläufe darstellen (hohe glykämische Variabilität). Wie bereits ausgeführt, ist es essentiell, die Ursachen für Hypoglykämien zu beseitigen.

Mittleres Glukoseniveau: der Mittelwert liegt zwischen 120 und 175 mg/dl (6,7 und 9,7 mmol/l)

> Bei mittlerem Glukoseniveau ist die Analyse der Daten ähnlich wie bei niedrigem Glukoseniveau. Es liegt prinzipiell eine gute Stoffwechseleinstellung vor, wenn diese nicht durch häufige Hypoglykämien beeinflusst ist.

In diesem Glukosebereich ist die Fragestellung ähnlich wie im Glukosebereich ≤ 120 mg/dl (6,7 mmol/l). Hypoglykämien sind hier zwar weniger wahrscheinlich als im tiefen Glukosebereich, jedoch trotzdem zu hinterfragen. Sind welche vorhanden, so sind deren Ursachen entsprechend den Angaben im obigen Abschnitt zu analysieren. Sind keine Hypoglykämien vorhanden, so wäre das eine gute Stoffwechseleinstellung innerhalb des von der DDG festgelegten Therapiezielbereichs.

Erhöhtes Glukoseniveau: der Mittelwert liegt ≥ 175 mg/dl (9,7 mmol/l)

Eine andere Fragestellung ergibt sich, wenn das mittlere Glukoseniveau erhöht ist, gekennzeichnet durch viele braune Bereiche in der Perspektive „Therapiemanagement-Daten, 24-Stunden-Analyse" (Abb. 4.18). Natürlich darf auch hier die Frage nach Hypoglykämien nicht vernachlässigt werden, auch wenn deren Wahrscheinlichkeit geringer ist als bei einem niedrigen Glukoseniveau. Das zeigt auch

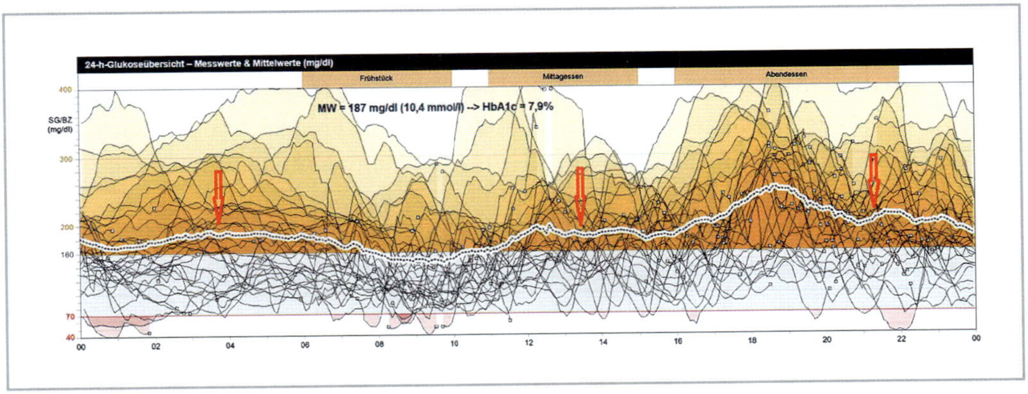

Abb. 4.18 Viele „braune Berge" als Zeichen von Hyperglykämien in „24-h-Glukoseübersicht". Der Mittelwert der Glukosekonzentration betrug 187 mg/dl (10,4 mmol/l). Hypoglykämien traten nur wenige auf.

Abbildung 4.18 mit nur wenigen „roten Seen" in der CGM-Darstellung. Als Nächstes ist die Frage zu stellen, ob die Glukosekonzentration stabil ist und warum sie sich auf diesem Glukoseniveau befindet. Als Ursachen kommen infrage:

- eine zu niedrige Basalrate (bei CSII) bzw. zu geringe Menge an Basalinsulin (bei ICT),
- bei CSII: eine zu lange Tragedauer des Infusionssets (wird vom Programm ausgewiesen in der Perspektive „Gesamtüberblick zur Pumpenbehandlung"),
- Mahlzeiten werden zu niedrig abgedeckt:
  - betrifft es nur bestimmte Mahlzeiten (z. B. das Frühstück), so ist der tageszeitabhängige Insulin/Kohlenhydrat-Faktor zu überprüfen,
  - betrifft das alle Mahlzeiten, so liegen ggf. generell zu niedrige Insulin/Kohlenhydrat-Faktoren vor,
- der Bolusmanager (BolusExpert® bei Medtronic-Pumpen) wurde nicht richtig eingestellt (Dauer wirksames Insulin zu lang gewählt).

Für eine weitere Feinanalyse ist es sinnvoll, bestimmte zu hohe Glukosebereiche gesondert zu betrachten, z. B. Werte > 160 mg/dl (8,9 mmol/l), > 200 mg/dl

> Bei erhöhtem Glukoseniveau liegt der Schwerpunkt der Analyse auf der Hyperglykämie, in den CGM-Daten gekennzeichnet durch intensive braune Bereiche (in der Software CareLink™ Pro). Zu unterscheiden gilt, ob die Hyperglykämie ein Phänomen einzelner Tage oder grundsätzlicher Natur ist.

(11,1 mmol/l) usw. Anzufangen ist dabei bei dem höchsten Bereich. Das heißt, es sind die Ursachen für die Häufung hoher Werte zu bestimmten Tagesabschnitten zu hinterfragen. Hierbei unterstützt wieder die Perspektive „Episodenübersicht" der Software CareLink™ Pro mit den gelben Balken- und Kuchendiagrammen sowie den festgestellten Ursachen, die in der dazugehörigen Tabelle beschrieben sind (siehe Abb. 4.16 rechts).

Ist das Niveau der Glukosekonzentration nur an einigen Tagen zu hoch, so liegt eine Tag-zu-Tag-Instabilität vor. Die Ursachen dafür können sein:

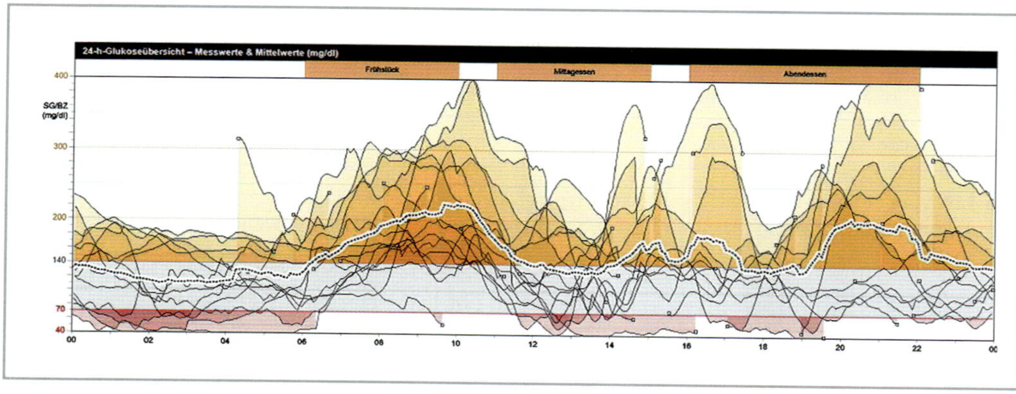

Abb. 4.19 Die über einen Zeitraum von zwei Wochen ausgewählten Glukoseprofile führen in der Gesamtdarstellung zu einem deutlich sichtbaren Glukosemuster. Solche Profile lassen sich relativ einfach analysieren.

- Hypoglykämien mit Gegenregulationen,
- stark unterschiedliche Tagesaktivitäten (Befragung des Patienten notwendig),
- Einfluss von Stress (Befragung des Patienten notwendig),
- weitere.

Erfahrungsgemäß liegen bei aktiven Diabetespatienten häufig Tag-zu-Tag-Schwankungen des Glukoseniveaus vor. Soll daraus eine Modifikation der Insulineinstellung abgeleitet werden, so ist es wichtig, einen Kompromiss zwischen solch unterschiedlichen Tagen zu finden (nachfolgend wird das bei der Beschreibung der Glukosemuster erörtert). Die Einstellung muss so erfolgen, dass keine extremen Auslenkungen in den hyperglykämischen, besonders aber auch nicht in den hypoglykämischen Bereich vorkommen.

4.3.2.4. Glukosemuster

Glukosemuster bezeichnen immer wiederkehrende charakteristische Details des Glukoseverlaufs wie das Auftreten von Hypoglykämien, Hyperglykämien oder postprandialen Auslenkungen in einem vergleichbaren Zeitfenster. Wichtig ist zunächst die Frage, ob diese reproduzierbar sind, und wenn ja, über welchen Zeitraum. Reproduzierbarkeit bedeutet dabei, dass sich ähnliche Bilder immer wieder finden, auch wenn zwischen zwei wiederkehrenden gleichen Mustern vielleicht ein oder mehrere Tage liegen, an denen sie nicht nachweisbar sind (Abb. 4.19).

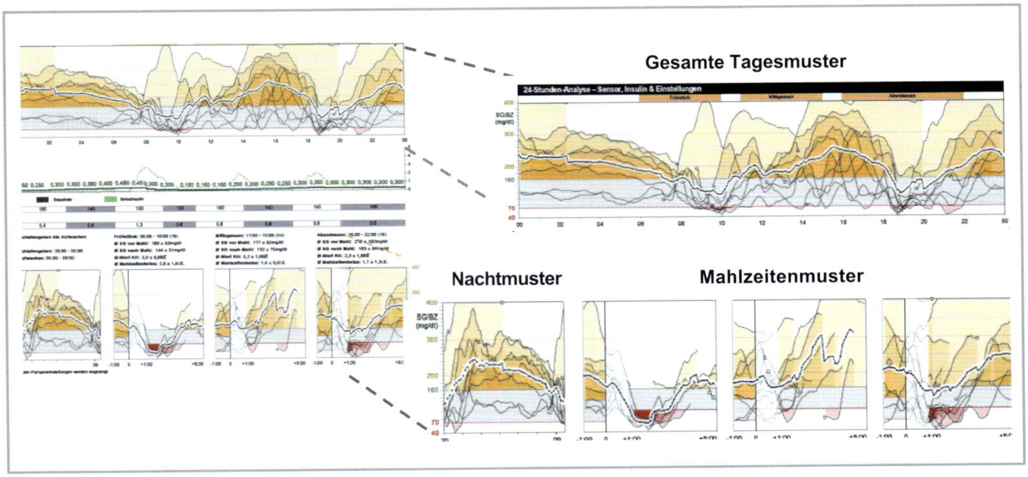

Abb. 4.20 Erkennbare Glukosemuster in der Perspektive „Therapiemanagement-Daten, 24-Stunden-Analyse". Diese sind entsprechend der Tagesabschnitte ausgewiesen. Bereiche mit eindeutigen Mustern lassen sich auch an der Mittelwertkurve erkennen.

Generell ist die Reproduzierbarkeit abhängig von der Stoffwechseleinstellung und vor allem von der Tagesrhythmik der Patienten (z. B. gleiche Zeiten beim Aufstehen, bei Einnahme von Mahlzeiten, körperlicher Aktivität usw.).

Vorhandensein reproduzierbarer Glukosemuster

Liegen reproduzierbare Glukosemuster vor, so ist es sinnvoll, einzelne Tagesabschnitte getrennt zu betrachten. Das sind:

1. Betrachtung der Nacht,
2. Betrachtung der Nüchternglukose,
3. Betrachtung des Glukoseniveaus vor den Mahlzeiten,
4. Betrachtung des Glukoseniveaus nach den Mahlzeiten.

Diese Muster sind in der in der Software CareLink™ Pro nach den einzelnen Tagesabschnitten unterteilt und deshalb leicht zu erkennen (Abb. 4.20). Die Tagesabschnitte sind zu unterscheiden entsprechend dem für den jeweiligen Patienten individuell angestrebten Zielbereich, also danach, ob die Glukosewerte unter,

> Sind reproduzierte Glukosemuster in den CGM-Kurven zu finden, so sind diese zu unterscheiden 1. nach einzelnen Tagesabschnitten und 2. in jedem Tagesabschnitt danach, ob der individuelle Glukosezielbereich des Patienten erreicht, unter- oder überschritten wird. Jeder Tagesabschnitt ist getrennt zu untersuchen, wozu die Muster aus Abbildung 4.20 und die Mittelwertkurven eine wesentliche Unterstützung bieten.

Tagesabschnitt	Glukosebereich	Einflussfaktoren
Glukosewerte in der Nacht * optimal sind 100–120 mg/dl (5,6–6,7 mmol/l)	unter dem individuellen Zielbereich *	– die Basalrate ist zu hoch eingestellt – Abendmahlzeiten zu hoch abgedeckt (regelmäßig bestehende Insulinlast) – abends regelmäßig erhöhte körperliche Aktivität/Sport – Alkoholkonsum
	im Zielbereich *	– o. k.
	über dem individuellen Zielbereich *	– die Basalrate ist zu niedrig eingestellt – Abendmahlzeiten werden meist sehr spät eingenommen – es werden größtenteils Abendmahlzeiten mit niedrigem glykämischem Index (Nudeln, Pizza) und/oder mit hohem Fett-/Protein-Gehalt gegessen – Naschen, Snacken nach dem Abendessen? – die Abdeckung solcher Abendmahlzeiten erfolgt nur mit kurzem Bolus (keine Nutzung von verlängertem Bolus/Dualbolus)
Glukosewerte am Morgen * optimal sind > 90–120 mg/dl (5,0–6,7 mmol/l)	unter dem individuellen Zielbereich *	– morgendliche Basalrate ist zu hoch – zurückliegende körperliche Aktivität/Sport – Alkoholkonsum am Vorabend
	im Zielbereich *	– o. k.
	über dem individuellen Zielbereich *	– die Basalrate ist zu niedrig (Dawn-Phänomen) – die Basalrate ist am Abend vorher zu hoch, so dass nach einer nächtlichen Hypoglykämie immer wieder Gegenregulationen auftreten (Somogyi-Effekt) – größtenteils werden Abendmahlzeiten mit niedrigem glykämischem Index (Nudeln, Pizza) und/oder mit hohem Fett-/Protein-Gehalt gegessen – die Abdeckung solcher Abendmahlzeiten erfolgt nur mit kurzem Bolus (keine Nutzung von verlängertem Bolus/Dualbolus)
präprandiale Glukosewerte	größtenteils < 70 mg/dl (3,9 mmol/l)	– prüfen: betrifft das alle Tagesmahlzeiten? – die Basalrate ist zu hoch (1–2 Stunden vorher) – vorangegangene Mahlzeiten werden mit zu hohen Bolusgaben abgedeckt (regelmäßige Insulinlast) → Schulung zur Ernährung notwendig! – vorangegangene Mahlzeiten werden ungerechtfertigt mit dem verlängerten Bolus abgedeckt – im Bolusmanager (z. B. BolusExpert®) ist die Wirkdauer des Insulins zu kurz programmiert – regelmäßig Sport/erhöhte körperliche Aktivität vor der Mahlzeit
	70–120 mg/dl (3,9–6,7 mmol/l)	– o. k.
	größtenteils > 120 mg/dl (6,7 mmol/l)	– prüfen: betrifft das alle Tagesmahlzeiten? – die Basalrate ist zu niedrig (1–2 Stunden vorher) → immer vor dem Frühstück → durch Basalrate nicht kompensiertes Dawn-Phänomen → immer vor dem Abendessen → durch Basalrate nicht kompensiertes Dusk-Phänomen – vorangegangene Mahlzeiten werden mit zu geringen Bolusgaben abgedeckt → Schulung zur Ernährung notwendig! – typische vorangegangene Mahlzeiten weisen eine verzögerte Kohlenhydratresorption (viel Fett, Protein) auf und werden nicht mit verlängertem Bolus abgedeckt

Tagesabschnitt	Glukosebereich	Einflussfaktoren
postprandiale Glukosewerte	< 70 mg/dl (3,9 mmol/l)	– prüfen: betrifft das alle Tagesmahlzeiten? – ggf. stimmen bei der Bolusgabe nicht: • Bolusinsulin wirkt in Bezug auf die Kohlenhydratresorption relativ zu lang (z. B. Frühstück mit Honig/Marmelade ...) • falscher Spritz-Ess-Abstand • zu hohe Insulindosis • Insulin/Kohlenhydrat-Faktor zu hoch – die Basalrate ist 1–2 Stunden vor der jeweiligen Mahlzeit zu hoch programmiert (Test mit Mahlzeitenauslassversuch) – Vorliegen einer „Pseudonormalisierung"
	120–160 mg/dl (6,7–8,9 mmol/l)	– o. k.
	> 160 mg/dl (8,9 mmol/l)	– prüfen: betrifft das alle Tagesmahlzeiten? – ggf. stimmen bei der Bolusgabe nicht: • zu niedrige Insulindosis • Insulin/Kohlenhydrat-Faktor zu niedrig • falscher Spritz-Ess-Abstand • Bolusart (ungerechtfertigt verlängerter Bolus/Dualbolus bei diesen Tagesmahlzeiten) – die Basalrate ist 1–2 Stunden vor der jeweiligen Mahlzeit zu niedrig programmiert (Test mit Mahlzeitenauslassversuch)

Tab. 4.3 Zu analysierende Faktoren, welche die Glukosestoffwechselsituation in einem gegebenen Glukosebereich beeinflussen können. Die Angaben zu den Glukosebereichen sind allgemeine Zielwerte, die aber für jeden Patienten individuell festgelegt sind.

in oder über diesem liegen. Schließlich werden die Faktoren analysiert, die auf den jeweiligen Tagesabschnitt Einfluss genommen haben (Tab. 4.3). Grundsätzlich sollte die Analyse in der oben angegebenen Reihenfolge vorgenommen wer-

> Die Glukosemuster in den CGM-Kurven entsprechen der Therapieregulierung und den Alltagsaktivitäten der Patienten. Bei Insulinpumpensystemen mit automatischer Unterbrechung der Insulinzufuhr bei Hypoglykämiegefahr bzw. Hypoglykämien wird die Insulinabgabe partiell automatisch geregelt. Das kann zu optimalen Glukoseverläufen führen, wenn das System regulierend eingegriffen hat. Dadurch ist es notwendig, neben der CGM-Kurve auch die Insulinabgabekurve in die Analyse der Daten einzubeziehen.

den, weil der nachfolgende Punkt immer auf der Stoffwechselsituation des vorherigen aufbaut (Nüchternglukose [2] nach der Nachtglukose [1], postprandial [4] nach präprandial [3]).

Eine wichtige Bemerkung ist der Beurteilung von Glukosemustern anzuschließen. Wie bereits erwähnt, entsprechen die CGM-Kurven und damit auch die Glukosemuster der Therapiesteuerung unter den gegebenen Lebensumständen. Was bedeutet dabei Therapiesteuerung? Als Erstes ist das die Insulinabgabe, entweder unter der ICT oder der CSII. Als Zweites ist das die Reaktion der Patienten auf die angezeigten Glukosewerte. Schließlich kann es drittens bei Verwendung einer Insulinpumpe mit der Funktion der Hypoglykämieabschaltung (LGS: Low Glucose Suspend, also Abschaltung bei einem fest eingestellten Schwellenwert bei der MiniMed® Veo™ oder SmartGuard®, also prädiktiver Hypglykämieabschaltung der MiniMed® 640G) die automatische Reaktion des Insulinpumpensystems auf die Gefahrensituation Hypoglykämie sein.

In den ersten beiden Fällen wird die Insulinabgabe wenig modifiziert sein. Die CGM-Kurven zeigen die Auswirkungen des Therapiemanagements. Im dritten Fall greift allerdings das Insulinpumpensystem in die Insulinabgabe ein, nämlich bei Hypoglykämiegefahr. Damit ist es möglich, dass auch eine nicht optimal eingestellte Insulinabgabe durch die Insulinpumpe kompensiert wird. Die CGM-Kurven können also durchaus eine gut ausgewogene Glukosestoffwechselsituation zeigen, obwohl z. B. die Basalrate oder das Bolusmanagement nicht optimal sind. Solch ein Fall zeichnet sich dadurch aus, dass die Abschaltung an vielen Tagen immer in dem gleichen Zeitbereich erfolgt. Aufgrund dieser Option ist es also nicht mehr ausreichend, sich die CGM-Kurve allein anzusehen, sondern es ist die Insulinabgabekurve in die Betrachtung einzubeziehen.

Fehlen reproduzierbarer Glukosemuster

Generell ist die Ursache für fehlende Glukosemuster in einer sehr unterschiedlichen Rhythmik von Tag zu Tag zu sehen, wird also bei Menschen mit flexiblen Arbeitszeiten und Arbeitsanforderungen besonders ausgeprägt sein, sichtbar durch eine relativ gleichmäßige Mittelwertkurve in der Perspektive „Therapiemanagement-Daten, 24-Stunden-Analyse“ (Abb. 4.21). So kann es beispielsweise geschehen, dass zu einer bestimmten Zeit an einigen Tagen niedrigere Werte auftraten (deutlich unter dem Mittelwert), an anderen Tagen aber zur gleichen Zeit Nahrung

> Fehlen reproduzierte Glukosemuster in den CGM-Kurven, so ist zu prüfen, ob der abgerufene Zeitraum für die Glukosedaten zu lang war. Danach ist nach Glukosemustern zu suchen, die sich anhand verschiedener Tagesabschnitte ergeben, wie bestimmte Wochentage, Schichtarbeit, immer wiederkehrende Aktivitäten (z. B. Sport, Außendienst vs. Büroarbeit) usw. Diese werden getrennt analysiert, entsprechend ihrer Häufigkeit (Priorität).

aufgenommen wurde. Auch flexible Zeiten bei einer Mahlzeit, z. B. Mittagessen im breiten Zeitbereich zwischen 11.00 und 15.00 Uhr, führen zu einer Nivellierung der gemittelten Glukosekurve. In diesen Fällen fehlender Glukosemuster ist deshalb zu untersuchen, ob sich bestimmte Wochentage oder Tagesabschnitte sepa-

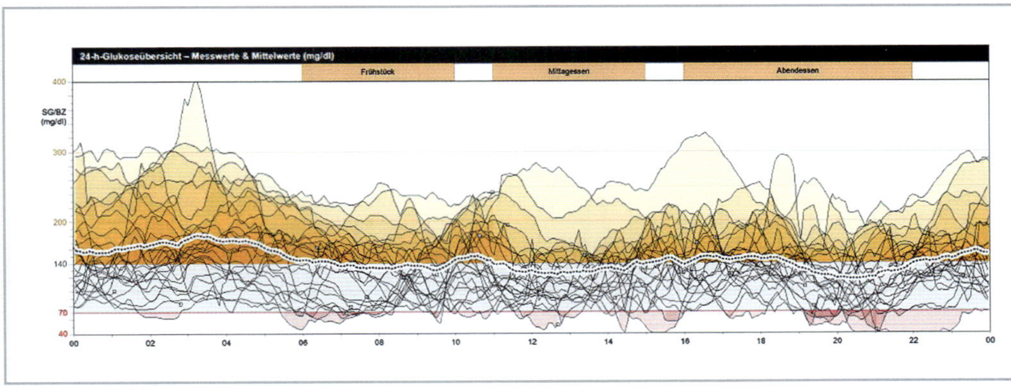

Abb. 4.21 Beispiel für ein Glukoseprofil über 30 Tage ohne klar erkennbare Glukosemuster über die gesamte Messzeit. Analysieren lassen sich die Häufungen an Hypoglykämien am Abend und die Anstiege nach dem Frühstück.

rieren lassen, an denen eindeutige Glukosemuster auftreten. Entsprechend lassen sich z. B. Muster finden:

- an Wochentagen im Vergleich zum Wochenende,
- an speziellen Sporttagen,
- in Wochen mit Schichtarbeit,
- bei Mahlzeiten, die täglich zur gleichen Zeit eingenommen werden (z. B. das Frühstück).

Es kann aber auch sein, dass reproduzierbare Glukosemuster fehlen, weil ein zu langer Zeitraum (deutlich länger als die empfohlenen 14 Tage) abgerufen wurde. Erfahrungsgemäß nimmt die Nivellierung der Muster bei längeren Zeiträumen zu, weil damit die Wahrscheinlichkeit wächst, dass unterschiedliche Tagesaktivitäten und auch Ereignisse einander überlappen. In diesem Fall sind kürzere Zeiträume aufzurufen.

Werden nun Muster gefunden, so sind diese zunächst getrennt auszuwerten (Analyse analog Tab. 4.3) und anschließend zusammenzufassen, wie die jeweils einzelnen Wochen mit Nachtschichtarbeit oder die Wochenenden. Relevant sind typische Glukosemuster:

- zu definierten Zeiten (bestimmte Wochentage, das Wochenende usw.),
- in der Nacht,
- bzgl. der Nüchternglukose,
- zu den Mahlzeiten.

In Tabelle 4.4 ist die analytische Vorgehensweise bei erkennbaren bzw. nicht erkennbaren Glukosemustern zusammengestellt.

Bleibt allerdings der Versuch der Separierung von Glukosemustern an bestimmten Tagen/zu bestimmten Tageszeiten erfolglos, so zeigen die vorhandenen CGM-Daten nur, dass eine chaotische Glukosestoffwechselsituation vorliegt,

	Glukosemuster erkennbar	keine Glukosemuster erkennbar
Muster an bestimmten Tagen	– Glukosemuster getrennt auswerten, anschließend zusammenfassen – Beurteilung entsprechend Tab. 4.3	Ursachen suchen: – repetitive Hypoglykämien? – zu kurze Messdauer für die betreffende (chaotische) Stoffwechselsituation? *
Muster nur in den Nächten	– Beurteilung entsprechend Tab. 4.3 – eine weitere Feinanalyse ist notwendig in Bezug auf: • Mahlzeiten am Abend • Aktivitäten der Patienten usw. (Patienten befragen)	Ursachen suchen: – unterschiedliche Zeitpunkte des Schlafengehens? – Betrachtung der Glukosewerte zum Zeitpunkt des Schlafengehens, Beeinflussung dieser durch • Abendmahlzeiten • Abendaktivitäten • ggf. Alkoholgenuss
Muster nur bei der Nüchternglukose	– Beurteilung entsprechend Tab. 4.3 – eine weitere Feinanalyse ist notwendig in Bezug auf: • einzelne Nächte • Mahlzeiten • Aktivitäten der Patienten usw. (Patienten befragen)	Ursachen suchen: – Einfluss von Mahlzeiten am Vorabend (postabsorptive Phasen) • Einsatz Bolusmanagement (verlängerter Bolus/Dualbolus) • Einfluss von sehr unterschiedlichem vorabendlichem Lebensrhythmus (Wochentag vs. Wochenendtag, Party, Spätmahlzeiten, Sport/erhöhte körperliche Aktivität) • Einfluss Schlafverhalten (kürzer oder länger als im sonstigen Alltag, gestörte Schlafarchitektur [erfragen])
Muster nur bei den Mahlzeiten	– Beurteilung entsprechend Tab. 4.3 – eine weitere Feinanalyse ist notwendig in Bezug auf: • Aktivitäten der Patienten usw. (Patienten befragen) • Zusammensetzung der Mahlzeiten • Bolustiming	Ursachen suchen: – Werden die Mahlzeiten an verschiedenen Tagen sehr unterschiedlich eingenommen? – Sind gleiche Tagesmahlzeiten an verschiedenen Tagen sehr unterschiedlich? – Art der Mahlzeit untersuchen (kohlenhydratreich, fett- und/oder proteinreich [beachte Restaurantbesuche, Grillmahlzeiten, Alkoholgenuss usw.])

Tab. 4.4 Vorgehensweise bei in der Gesamtheit nicht klar erkennbaren Glukosemustern. Es ist notwendig, Glukosemuster an bestimmten Tagen/Tageszeiten zu separieren, getrennt zu analysieren und zusammenzufassen.

die einer Veränderung bedarf. Die weitere Vorgehensweise erfordert eine Feinanalyse von Nächten, einzelnen Mahlzeiten, Aktivitäten usw., wozu der Patient befragt werden muss. Erfahrungsgemäß finden sich aber Muster, wenn hinreichend viele Messdaten vorliegen. Notfalls ist ein längerer CGM-Messzyklus nötig, aus dem anschließend typische Muster herausgefiltert werden.

* die Messdauer muss so lang sein, dass die Daten die zu untersuchenden Glukosemuster und Parameter so repräsentieren, dass sie als signifikant gelten können (siehe auch Abschnitt 4.1.1.)

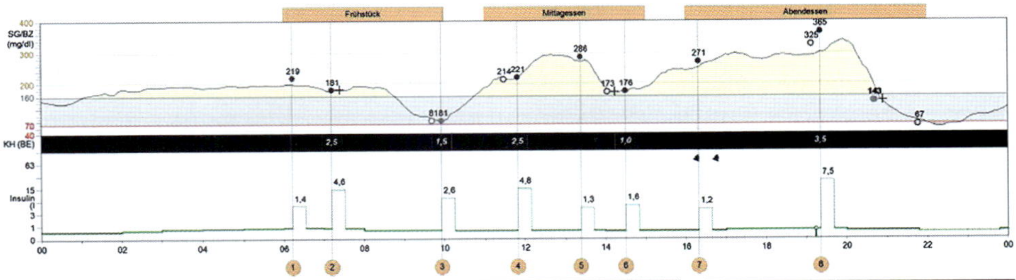

Bolus-Ereignisse								
Bolus-Ereignis	1	2	3	4	5	6	7	8
Zeit	06:13	07:11	09:55	11:48	13:22	14:29	16:18	19:20
Bolustyp	Normal	Normal	Normal	Normal	Normal	Normal	Normal	Normal
Normalbolus (I.E.)	1,40	4,60	2,60	4,80	1,30	1,60	1,20	7,50
+ verlängerter Bolus (I.E., h:mm)	–	–	–	–	–	–	–	–
Empfohlener Bolus (I.E.)	1,40	4,60	2,60	4,80	1,30	1,60	1,20	7,50
Abweichung (I.E.)	–	–	–	–	–	–	–	–
KH (BE)	–	2,5	1,5	2,5	–	1,0	–	3,5
KH-Faktor-Einstell. (I.E./BE)	1,7	1,7	2,0	1,5	1,5	1,4	1,4	1,4
Mahlzeitenbolus (I.E.)	–	4,20	3,00	3,70	–	1,40	–	4,90
BZ (mg/dl)	219	181	81	221	286	176	271	365
Ziel-BZ-Einstellung (mg/dl)	100	100	110	100	100	100	100	100
Korrekturfaktor (mg/dl/I.E.)	80	80	90	90	90	120	120	100
Korrekturbolus (I.E.)	1,40	1,00	-0,400	1,30	2,00	0,600	1,40	2,60
Aktives Insulin (I.E.)	–	0,600	–	0,200	0,700	0,400	0,200	–

Statistik	10.06		08.06 - 21.06	
Ø-Wert BZ (mg/dl)	196		166 ± 82	
BZ-Messwerte	15		168	12,0/Tag
Messw. über Zielbereich	10	67%	74	44%
Messw. unter Zielbereich	1	7%	13	8%
Ø-Wert SG (mg/dl)	194 ± 69		166 ± 65	
Ø-Wert AUC > 160 (mg/dl)	48,3	1d 0h	29,1	10d 15h
Ø-Wert AUC < 70 (mg/dl)	0,2	1d 0h	0,4	10d 15h
Tages-KH (BE)	11,0		10,7 ± 2,3	
Bolusinsulin/KH (I.E./BE)	2,3		1,8	
Tages-Gesamtinsulin (I.E.)	39,00		33,72 ± 4,6	
Tages-Basalinsulin (I.E.)	14,00	36%	14,02	42%
Tages-Bolusinsul. (I.E.)	25,00	64%	19,69	58%
Füllvorgänge	1	0,300I.E.	7	32,228I.E.

Abb. 4.22 Feinanalyse anhand einzelner Tage (Perspektive „Tägliche Übersicht"). In der linken Tabelle finden sich Angaben zu allen Bolusgaben (Dosis, Bolusart, empfohlener Bolus vom BolusExpert® usw.). In der rechten Tabelle findet sich die statistische Auswertung des Tages und des gesamten zur Verfügung stehenden Zeitraums. Aus der CGM-Kurve und der darunter befindlichen Insulinabgabekurve lässt sich eine umfassende Feinanalyse des Tages vornehmen (Mikroblick).

4.3.2.5. Feinanalyse von CGM-Profilen

Alle bisherigen Betrachtungen können gewonnen werden aus den zusammenfassenden CGM-Darstellungen, die dem gesamten Zeitraum der abgerufenen Messdaten entsprechen. Diese lassen sich als Makroblick zusammenfassen. Die Feinanalyse der CGM-Profile wird dagegen in der Regel anhand der Darstellung „Tagesübersicht" (Abb. 4.22) vorgenommen. Das entspricht dem Mikroblick. Dabei geht es um Details in der Glukosestoffwechselregulation an einzelnen oder auch mehreren Tagen. Diese können einerseits die in der Übersichtsanalyse gefundene Charakteristik bestätigen und andererseits die Umgangsweise des Patienten mit der Therapie unter bestimmten Lebenssituationen offenbaren. Meist wird eine unklare oder gar unlogische Glukosestoffwechselsituation zu dem Aufwand einer Detailanalyse motivieren.

Besonders effektiv ist die Detailauswertung unter der sensorunterstützten Pumpentherapie (SuP), da neben den CGM- und Blutglukosewerten auch die Daten der Insulinpumpe (Basalrate, temporäre Basalratenänderungen, Kohlenhydratmenge [die die Patienten eingegeben haben müssen], Boli und Bolusformen,

Anwendung des BolusExpert®) dargestellt werden. Sinnvolle Detailanalysen ergeben sich bezüglich:

- Hypoglykämien, besonders dem Auffinden von deren Ursachen,
- Hyperglykämien,
- der postprandialen Glukoseregulation, besonders des Bolusmanagements,
- körperlicher Aktivität/Sport, besonders auch des Muskelauffülleffekts, im weiteren Sinne betrifft das vorwiegend die Wiederauffüllung der hepatischen Glykogenspeicher,
- Überprüfung der Basalrate,
- Überprüfung der Wechselfrequenz des Infusionssets,
- weiterer Stoffwechseleffekte wie
  - Gastroparese,
  - Schlafapnoe
  - u. a. m.

Der Feinanalyse wird selten eine Änderung der Therapieeinstellung folgen (das ergibt sich eher aus der Übersichtsanalyse mit dem Makroblick), sondern es ergeben sich wichtige Schlussfolgerungen für das Gespräch mit den Patienten bzw. zu deren Schulung.

4.3.2.6. Zusammenfassung

Die Analyse der CGM-Glukosedaten erfordert ein komplexes Vorgehen, was aber grundsätzlich nicht viel schwieriger ist als die Beurteilung von punktuell gemessenen Blutglukosewerten. Die Datenmenge unter CGM geht in ein Bild bzw. Muster ein, welches aufgrund der Datendichte viel seltener Spekulationen erfordert. Strenger zu beachten ist allerdings, dass die Voraussetzungen erfüllt sind, wie eine sachgerechte Kalibrierung. Ansonsten bietet der Komplex der Beurteilung der Glukosestabilität, des Niveaus der Glukosekonzentration und von Glukosemustern die Möglichkeit für ein strukturiertes Vorgehen. Auch wenn das in diesem Kapitel getrennt beschrieben wurde, ist das immer im Zusammenhang zu sehen. Die entsprechende Software stellt dabei ein wichtiges Hilfsmittel dar.

Darüber hinaus gibt es Hilfsmittel zum Erlernen und zur schnellen Analyse von CGM-Profilen. Das Unternehmen Medtronic bietet Materialien an, wie den „CareLink PRO Leitfaden zur Dateninterpretation der SuP und CSII" [4.27, 4.28]. Im Rahmen der RANSuP-Registerstudie wurde ein Flussschema erstellt, getestet und optimiert, welches interaktiv durch die strukturierte Analyse von CGM-Profilen führt, ähnlich wie hier dargestellt [4.29]. Es soll denjenigen helfen, die sich erst in die Analyse von CGM-Profilen einarbeiten, im Sinne eines Schulungsprogramms. Gleichzeitig stellt das Flussschema ein Hilfsmittel zur schnellen Beurteilung der Therapie dar.

Literatur

4.1 Bugler J: An estimation of the amount of data required to measure glycaemic variability. Proceedings 1st ATTD Meeting, Prague 2008: Abstract 46

4.2 Thomas A, Schönauer M, Schnell O, Hanefeld M, Ziegelasch HJ, Achermann F, Mastrototaro J, Heinemann L: Das „Glukosepentagon" integriert Parameter zur Beurteilung der Diabeteseinstellung. Diabetes Stoffw Herz 2009; 18: 457–467

4.3 Rodbard D: Interpretation of continuous glucose monitoring data: glycemic variability and quality of glycemic control. Diabetes Technol Ther 2009; 11 (Suppl 1): S55–S67

4.4 Kovatchev BP, Otto E, Cox D, Gonder-Frederick L, Clarke W: Evaluation of a new measure of blood glucose variability in diabetes. Diabetes Care 2006; 29: 2433–2438

4.5 Hill NR, Hindmarsh PC, Stevens RJ, Stratton IM, Levy JC, Matthews DR: A method for assessing quality of control from glucose profiles. Diabet Med 2007; 24: 753–758

4.6 Danne T, Kordonouri O, Remus K, Bläsig S, Holder M, Wadien T, Haberland H, Golembowski S, Zierow S, Hartmann R, Thomas A: Prevention of hypoglycaemia by using low glucose suspend function in sensor-augmented pump therapy. Diabetes Technol Ther 2011; 3: 1129–1134

4.7 Agrawal P, Welsh JB, Kannard B, Askari S, Yang Q, Kaufman FR: Usage and effectiveness of the low glucose suspend feature of the Medtronic Paradigm Veo insulin pump. J Diabetes Sci Technol 2011; 5: 1137–1141

4.8 Bergenstal RM, Klonoff DC, Garg SK, Bode BW, Meredith M, Slover RH, Ahmann AJ, Welsh JB, Lee SW, Kaufman FR, for the ASPIRE In-Home study group: Threshold-based insulin-pump interruption for reduction of hypoglycemia. N Engl J Med 2013; 369: 224–232

4.9 Klueh U, Kaur M, Qiao Y, Kreutzer DL: Critical role of tissue mast cells in controlling long-term glucose sensor function in vivo. Biomaterials 2010; 31: 4540–4551

4.10 Bailey T, Zisser H, Chang A: New features and performance of a next-generation SEVEN-day continuous glucose monitoring system with short lag time. Diabetes Technol Ther 2011; 11: 749–755

4.11 Medtronic GmbH: CareLink PRO Leitfaden zur Dateninterpretation der SuP und CSII. 2013

4.12 Medtronic GmbH: CareLink PRO Leitfaden zur Dateninterpretation der SuP und CSII. 2015

4.13 Freckmann G, Hagenlocher S, Baumstark A, Jendrike N, Gillen RC, Rössner K, Haug C: Continuous glucose profiles in healthy subjects under everyday life conditions and after different meals. J Diabetes Sci Technol 2007; 1: 695–703

4.14 Tsukuda K, Kikuchi M, Irie S, Eto T, Yamada A, Matsuguma K, Sasaki T, Katayama Y: Evaluation of the 24-hour profiles of physiological insulin, glucose, and C-peptide in healthy japanese volunteers. Diabetes Technol Ther 2009; 11: 499–508

4.15 Kolassa R, Crampen S, Thomas A: Rezidivierende inapparente und milde Hypoglykämien im Alter. Diabetes, Stoffw Herz 2008; 17: 395–400

4.16 Siegmund T, Kolassa R, Thomas A: Sensorunterstützte Therapie (SuT) und Sensorunterstützte Pumpentherapie (SuP). Unimed Science, Bremen, 2011

4.17 Jones TW, Porter P, Sherwin RS, Davis EA, O'Leary P, Frazer F, Byrne G, Stick S, Tamborlane WV: Decreased epinephrine responses to hypoglycemia during sleep. N Engl J Med 1998; 338: 1657–1662

4.18 Amin R, Ross K, Acerini CL, Edge JA, Warner J, Dunger DB: Hypoglycemia prevalence in prepubertal children with type 1 diabetes on standard insulin regimen: use of continuous glucose monitoring system. Diabetes Care 2003; 26: 662–667

4.19 Broz J, Andel M: Continuous glucose monitoring can help to decrease frequency of symptomatic hypoglycaemia in patients with type 1 diabetes treated with CSII in long term follow-up. Diabetes 2002; 51 (Suppl 2): 480

4.20 Høi-Hansen UT, Pedersen-Bjergaard U, Thorsteinsson B: Reproducibility and reliability of hypoglycaemic episodes recorded with continuous glucose monitoring system (CGMS) in daily life. Diabet Med 2005; 22: 858–862

4.21 Moreno C, Barros L, Baptista C, Ruas L, Alves M, Gouveia S, Saraiva J, Guelho D, Carvalheiro M, Carrilho F: Importance of retrospective continuous glucose monitoring in poorly controlled diabetic patiens: a system that still has clinical usefulness. Diabetes Technol Ther 2013; 15 (Suppl 1): A67

4.22 Hirsch IB: Glycemic variability: it's not just about A1C anymore! Diabetes Technol Ther 2005; 5: 780–783

4.23 Cryer PE: Mechanisms of hypoglycemia-associated autonomic failure and its component syndromes in diabetes. Diabetes 2005; 54: 3592–3601

4.24 Böhm BO, Dreyer M, Fritsche A, Füchtenbusch M, Gölz S, Martin S: Therapie des Typ-1-Diabetes. S3-Leitlinie Therapie des Typ-1-Diabetes - Version 1.0; September / 2011

4.25 Nathan DM, Turgeon H, Regan S: Relationship between glycated haemoglobin levels and mean glucose levels over time. Diabetologia 2007; 50: 2239–2244

4.26 Renner R, Lüddeke HJ, Liebl A, Huber G: Informationen zur Insulinpumpen-Therapie. Edition Disetronic, 1997

4.27 Medtronic GmbH, Deutschland, Geschäftsbereich Diabetes (Hrsg.): Alle Daten im Griff. Mit CareLink Personal zur einfachen Dateninterpretation. 2015

4.28 Medtronic GmbH, Deutschland, Geschäftsbereich Diabetes (Hrsg.): CareLink PRO Leitfaden. Zur Dateninterpretation der CSII und SuP. 2015

4.29 Thomas A: MiniMed-Flußschema zum Erkennen, Lernen und Verstehen von CGM-Profilen und Sup/CSII-Daten. Medtronic, Meerbusch, 2015

5. Charakterisierung von CGM-Kurven unter der sensorunterstützten Pumpentherapie (SuP)

5.1. Unterschiede von CGM-Kurven unter verschiedenen therapeutischen Optionen

Im Abschnitt 4.1. wurde auf die grundsätzliche Bedeutung von CGM für die Diabetestherapie eingegangen, was deren gegenseitige Wechselwirkung einschließt. So ist es naheliegend, dass der Einfluss von CGM auf die Insulinpumpentherapie (CSII) größer ist als auf die intensivierte Spritzentherapie (ICT), einfach, weil die CSII viel mehr Stellmöglichkeiten bietet. Während unter der ICT im Wesentlichen die Anpassung von Mahlzeiten- und Korrekturboli möglich ist, betrifft das unter der CSII auch die Basalrate mit der Option, diese an unterschiedliche Tagesabläufe anzupassen oder auch temporär zu ändern. Weiterhin ist ein subtiles Bolusmanagement möglich, anpassbar an den glykämischen Index bzw. auch den Fett- und Proteinanteil von Mahlzeiten (durch Variation von kurzem, verlängertem oder Kombinationsbolus) [5.1–5.5]. Anders ausgedrückt heißt das, dass die größeren Stellmöglichkeiten unter der CSII das CGM geradezu erforderlich machen, um diese Optionen optimal nutzen zu können. Folgerichtig findet sich in den meisten Untersuchungen eine Überlegenheit der sensorunterstützten Pumpentherapie (SuP: CSII mit CGM) gegenüber der sensorunterstützten Therapie (SuT: ICT mit CGM) [5.6, 5.7], was Letztere aber absolut nicht ausschließt. Darüber hinaus ist zu beachten, dass die verschiedenen Formen der Anwendung der SuP,

- die einfache Kopplung von CSII und SuP, ohne dass der Glukosesensor die Insulinabgabe beeinflusst (Paradigm® Real-Time, Animas® Vibe®),
- SuP mit Hypoglykämieabschaltung bei einem festen Schwellenwert (Low Glucose Suspend bei der MiniMed® Veo™),
- SuP mit prädiktivem Hypoglykämiemanagement (Predictive Low Glucose Management: SmartGuard® bei der MiniMed® 640G),

> Je subtiler die Insulintherapie ist, desto mehr Stellmöglichkeiten bietet diese für den Patienten. Das erfordert eine umfassendere Datenlage, um eine Feinabstimmung der Therapie auch wirklich umsetzen zu können. Die Kombination von CSII und CGM bietet dazu die besten Voraussetzungen.

einen deutlich unterschiedlichen Grad der Therapiebeeinflussung darstellen, was sich zwangsläufig auf die Analyse der CGM-Kurven auswirken muss.

Grundsätzlich schließt die Analyse von CGM-Profilen unter der SuP das gesamte Management der Insulinabgabe ein und muss diesem sogar vorausgehen.

5.2. Reihenfolge bei der Analyse der SuP-Kurven

Die meisten Erfahrungen mit der SuP liegen bei den Systemen von Medtronic vor, so dass sich die nachfolgenden Beispiele wiederum auf die dazugehörige Software CareLink™ beziehen. Grundsätzlich betrifft die Vorgehensweise aber alle Daten unter einer SuP, also auch sensorunterstützten Pumpentherapien mit beliebigen Insulinpumpen und beliebigen Stand-alone-CGM-Geräten.

	zu betrachten	Perspektive im CareLink™ Pro
1	Basalrate: logisch/physiologisch? Aktives Insulin?	Therapie-Management-Daten
2	Verhältnis Basalrate/Bolus	Therapie-Management-Daten
3	Insulindosis: Insulinresistenz?	Therapie-Management-Daten
4	Hypoglykämien? – nachts? – morgens? – präprandial? – postprandial?	Therapie-Management-Daten
5	Nächte: ruhig, unruhig, stabil?	Therapie-Management-Daten
6	Glukosestabilität?	Therapie-Management-Daten
7	Glukoseniveau?	Therapie-Management-Daten
8	Episoden Hypoglykämie – Ursachen?	Episodenübersicht
9	Episoden Hyperglykämie – Ursachen?	Episodenübersicht
10	Wechsel Infusionsset	Pumpenhandhabung
11	BolusExpert®, Änderung Vorschlag?	Pumpenhandhabung
12	Anteil Korrekturboli am Gesamtbolus	Pumpenhandhabung
13	Sensorfehler oder physiologische Effekte?	Sensor & Messgeräte
14	außergewöhnliche Aktivitäten	Sensor & Messgeräte

Tab. 5.1 Reihenfolge der zu betrachtenden SuP-Daten (Makroblick).

	zu betrachten	Perspektive im CareLink™ Pro
15	Kalibrierungen richtig	Tägliche Übersicht
16	Hypoglykämien, Bolusmanagement, Aktivitäten der Patienten, typische Verhaltensweisen beim Diabetesmanagement, Therapiefehler …	Tägliche Übersicht

Tab. 5.2 Reihenfolge der zu betrachtenden SuP-Daten (Mikroblick).

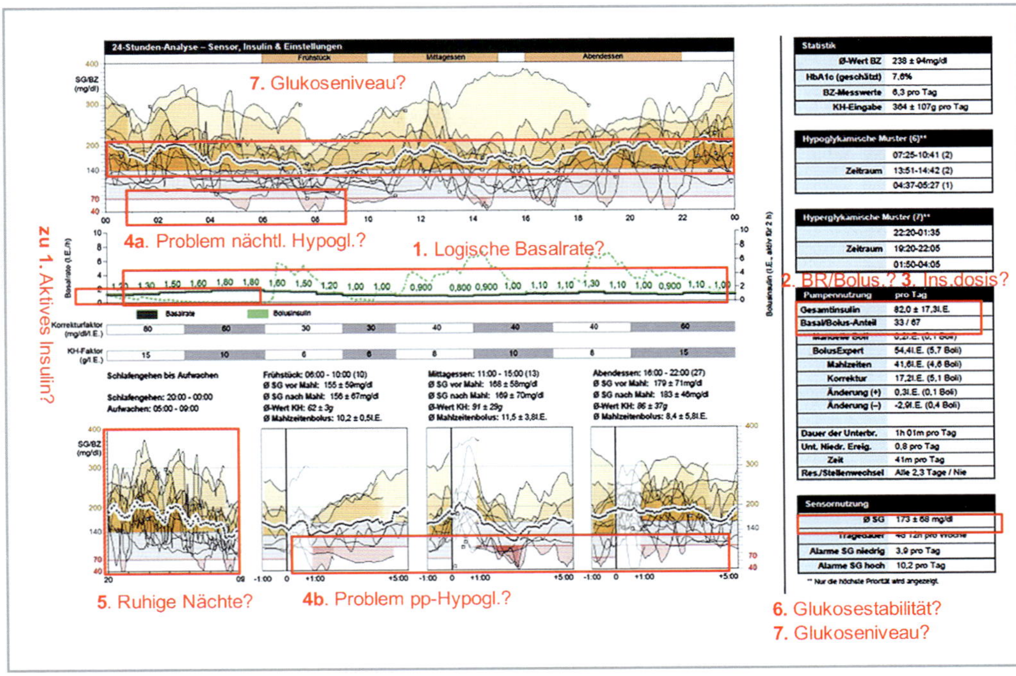

Abb. 5.1 Vorgehensweise bei der Analyse von SuP-Daten entsprechend Tabelle 5.1 in der Perspektive „Therapie-Management-Daten". In dem Beispiel zeigt sich:
- Basalrate ist physiologisch bzgl. Verteilung,
- nur wenige Hypoglykämien nachts, einige wenige postprandiale Hypoglykämien, weil die Mahlzeitenboli teilweise zu hoch gewählt wurden,
- die Nächte sind unruhig,
- Verhältnis Basalrate/Bolus → grenzwertig (33 : 67), 40 % Basal wären wahrscheinlich besser,
- hohe Insulindosis (82 Einheiten) – Insulinresistenz,
- Mahlzeiten: nur Mittagessen immer zur gleichen Zeit, andere zeitlich sehr verschieden,
- Glukosestabilität: MW/SD = 2,54, indifferent, also weder stabil noch instabil,
- Glukoseniveau: zufriedenstellend; MW = 173 mg/dl (entspricht HbA_{1c} von 7,5 %).

Wie begründet sind als Erstes die „Therapie-Management-Daten" zu betrachten, die sich gleich auf der ersten Seite des CareLink™-Pro-Reports befinden (Abb. 5.1)? Zu beginnen ist mit den Angaben zur Insulinpumpentherapie. Dabei ist die Basalrate das wichtigste Kriterium der Pumpeneinstellung, dargestellt als grüne Kurve unter den CGM-Profilen. Wenn die Basalrate nicht zum Bedarf passt, hat das verschiedene Konsequenzen, insbesondere auf das Bolusmanagement und auf das Management von Hypoglykämien. Dazu zu zählen ist auch das Verhältnis von Basalrate zu Bolus, welches sich bei erwachsenen Patienten mit Typ-1-Diabetes im Bereich von 50 : 50 (mit einer Varianz von 40 : 60 bis 60 : 40) bewegen sollte [5.7]. Bei Kindern ist dieses Verhältnis zugunsten der Bolusgabe verschoben (30 : 70 bis 40 : 60) und natürlich vom Lebensalter abhängig [5.8]. Einen wichtigen

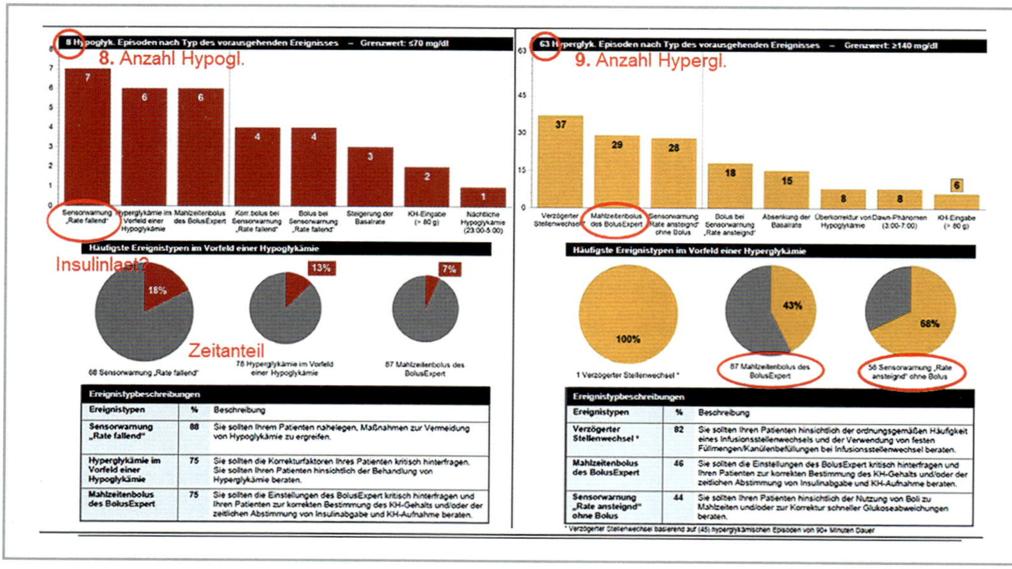

Abb. 5.2 Vorgehensweise bei der Analyse von SuP-Daten entsprechend Tabelle 5.1 in der Perspektive „Episodenübersicht“ mit Detailinformationen zu Hypo- und Hyperglykämien.

	Glukose-Messungen		Bolus-Ereignisse					Füllvorgänge					
	BZ-Messwerte	Tragedauer d. Sensors (h:mm)	Manuelle Boli	BolusExpert-Ereignisse	mit Mahlz.bolus	mit Korr.bolus	Bolus-vorschlag geändert	Rücklauf	Kanüle füllen	Ges.-Menge Kanüle füllen (I.E.)	Schlauch füllen	Ges.-Menge Schlauch füllen (I.E.)	Dauer der Unterbr. (h:mm)
Dienstag 16.02.2010	8	19:15		6	5	6	1	1			1	8	0:22
Mittwoch 17.02.2010	5	12:50		4	4	4							0:17
Donnerstag 18.02.2010	5	23:45		4	4	4							0:22
Freitag 19.02.2010	5	24:00		4	4	4		1			1	7,5	1:02
Samstag 20.02.2010	8	20:45		7	6	5		1			1	12,1	1:53
Sonntag 21.02.2010	6	15:10		5	3	5							
Montag 22.02.2010	6	13:25		6	5	5							2:17
Dienstag 23.02.2010	6	24:00		6	5	6		1			1	9,3	2:05
Mittwoch 24.02.2010	4	14:05		4	4	3							1:04
Donnerstag 25.02.2010	6	12:55		6	4	5							0:13
Freitag 26.02.2010	8	11:30		7	6	7	1	2			2	21,1	0:10
Samstag 27.02.2010	6	18:10		7	6	5	1						
Sonntag 28.02.2010	6	2:05		7	5	5	1	1			1	11,4	0:26
Montag 01.03.2010	8	21:00		7	3	7							0:46
Gesamt	6,2/Tag	9d 16h 55m	0,0/Tag	5,7/Tag	80,0%	88,8%	7,5%	7	0	–	7	9,9I.E./Füllen	10h 57m

BG-Messungen? Anwendung BExp? 12. Anteil Korrekturboli? 11. Änderung Bolusvorschlag? 10. Wechsel Inf.set?

Abb. 5.3 Vorgehensweise bei der Analyse von SuP-Daten entsprechend Tabelle 5.1 in der Perspektive „Pumpenhandhabung“ mit Detailinformationen zur Handhabung der Insulinpumpe, wie der Häufigkeit des Infusionsset-Wechsels, der Anwendung des BolusExpert® einer MiniMed®-Insulinpumpe oder der manuellen Änderung eines Bolusvorschlags.

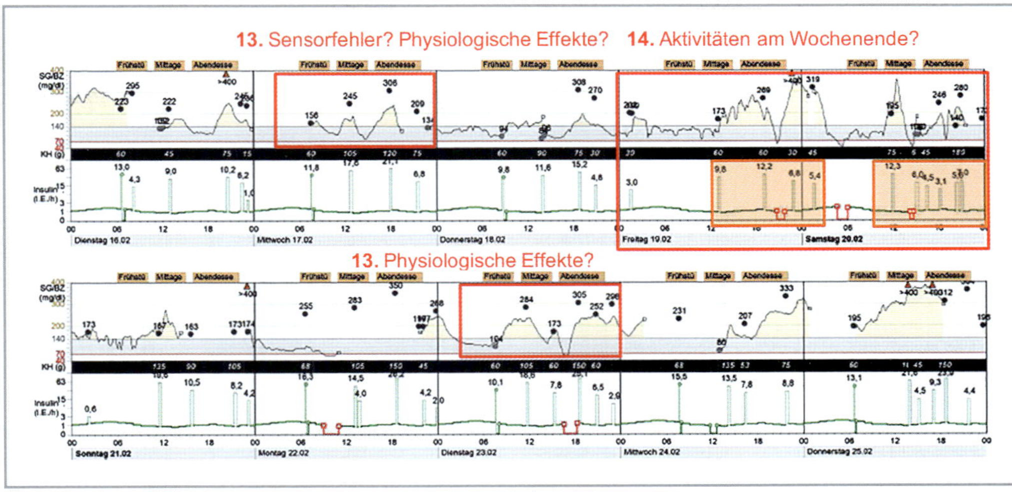

Abb. 5.4 Vorgehensweise bei der Analyse von SuP-Daten entsprechend Tabelle 5.1 in der Perspektive „Sensor & Messgeräte" mit Informationen über konsekutive Behandlungstage (max. 14 Tage pro Ansicht). Die teilweise sichtbaren Unterschiede zwischen Blutglukose- und CGM-Werten sind in dieser Darstellung noch nicht absolut zu klären (Tagesübersicht notwendig, um z. B. eine fehlerhafte Kalibrierung deuten zu können). Es kann sich um Kalibrierungsfehler, um physiologische Effekte, aber auch um Fehlmessungen handeln. Deutliche Unterschiede zeigen sich in der Lebensweise und damit auch im Therapiemanagement in der Woche vs. am Wochenende bei diesem jugendlichen Patienten.

Hinweis gibt in diesem Zusammenhang die Kurve für das „aktive Insulin", im Report „Therapie-Management-Daten" bei der Insulinabgabe dargestellt als grüne, gepunktete Kurve. Über die Basalratenkurve gelegt, zeigt sich damit das Bolusmanagement im Vergleich zur Basalrate. Erst nach der Begutachtung der Insulinabgabe über die Insulinpumpe erfolgt die Betrachtung der CGM-Profile, ähnlich wie das in Kapitel 4 beschrieben wurde. Als Erstes stellt sich die Frage nach Hypoglykämien in der Reihenfolge: nachts, morgens, präprandial, postprandial (zu identifizieren an den „roten Seen"). Danach folgt die Betrachtung des Glukoseniveaus, der Glukosestabilität und ggf. erkennbarer Glukosemuster in der zusammenfassenden CGM-Darstellung der „Therapie-Management-Daten" (siehe Abb. 5.1).

Wenn notwendig, erfolgt danach die Analyse von Hypo- und Hyperglykämien anhand der „Episodenübersicht" (Abb. 5.2). Die dort aufgeführten Ursachen geben einen Anhaltspunkt, wonach in einer detaillierten Analyse zu suchen wäre.

Anschließend erfolgt eine konkrete Betrachtung, wie der Patient seine Insulinpumpe handhabt (Abb. 5.3). Anders als die klinischen Parameter aus der Perspektive „Therapie-Management-Daten" (Basalrate usw.) geht es hier um den Umgang des Patienten mit dem System. Das betrifft die Häufigkeit des Wechsels des Infusionssets, die Verwendung des BolusExpert®, die Häufigkeit, mit welcher dessen Bolusvorschläge an- oder nicht angenommen wurden, und den Anteil von Korrekturboli zum Ausgleich einer Hyperglykämie. Die Art der Pumpenhandha-

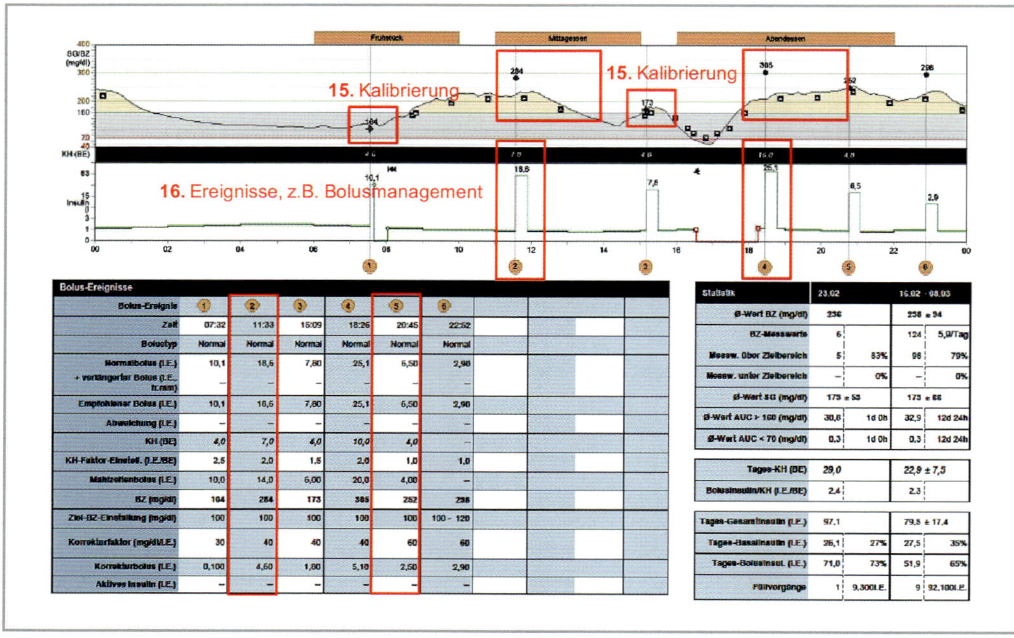

Abb. 5.5 Vorgehensweise bei der Analyse von SuP-Daten entsprechend Tabelle 5.2. In der Perspektive „Tägliche Übersicht" finden sich detaillierte Informationen zur Kalibrierung und zu verschiedenen Ereignissen an einem bestimmten Tag („Mikroblick"). Im Beispiel zeigt sich, dass die Kalibrierung stimmig war. Dass es zwischen zwei Kalibrierungswerten größere Abweichungen zwischen Blutglukosewerten und CGM-Werten gibt, ist Ausdruck großer Glukosedynamik. Ursachen können sein: leere Speicher wegen 1. vorheriger Hypoglykämien (trifft nicht zu), 2. Sport vorher (möglich, erfragen), 3. Nahrungskarenz (nicht zutreffend). Auffällig sind außerdem große Nahrungsmengen und entsprechend große Insulinboli.

bung ist entscheidend für den Erfolg der SuP und erklärt damit auch Details in den CGM-Kurven. Wird zum Beispiel das Infusionsset zu selten gewechselt (Abstand > 3 Tage), so kann es vorkommen, dass es Stunden vor jedem Wechsel zu anders nicht zu erklärenden Anstiegen der Glukosekonzentration kommt. Ein anderes Beispiel wären häufig applizierte Korrekturboli. Diese sind Ausdruck entweder einer zu geringen Basalrate oder eines zu kleinen Insulin/Kohlenhydrat-Faktors.

Die bisherige Darstellung entspricht sozusagen dem Makroblick, einer Analyse, die Pumpen- und CGM-Daten beinhaltet und sich an den genannten zusammenfassenden Übersichten orientiert. Ebenfalls einen Makroblick liefert die Perspektive „Sensor und Messgeräte", in welcher alle Tage der festgelegten Zeitperiode konsekutiv dargestellt sind (pro Seite maximal 14 Tage; Abb. 5.4). Dabei lassen sich wichtige Details wie vorhandene Abweichungen der Sensorwerte von Blutglukosewerten, ungewöhnliche Aktivitäten u. a. sofort einsehen. Durch den Vergleich von konsekutiven Tagen werden auch immer zur gleichen Zeit auftretende Einstellungseffekte sichtbar, z. B. niedrige oder hohe Glukosewerte häufig zu nahezu dem gleichen Tageszeitpunkt.

Schließlich lassen sich im Bericht „Tägliche Übersicht" die Details zur Kalibrierung, zu Hypoglykämien, zum Bolusmanagement, zu den Aktivitäten an den einzelnen Tagen usw. einsehen (Abb. 5.5 und 5.6). Dieser Mikroblick konzentriert sich auf Tage, für welche die Aktivitäten des Patienten bekannt sind, welche typisch sind für diverse Verhaltensweisen beim Diabetesmanagement oder auch für immer wiederkehrende Therapiefehler. Die Tabellen 5.1 und 5.2 und die dazugehörigen Abbildungen 5.1 bis 5.5 verdeutlichen die Herangehensweise.

5.3. Besonderheiten bei der SuP mit Hypoglykämieabschaltung bei festem Glukosewert (LGS)

Bei der MiniMed® Veo™ wurde erstmals ein automatischer Algorithmus zur Abschwächung von Hypoglykämien realisiert. Schwere Hypoglykämien ließen sich weitgehend vermeiden, indem die Insulinpumpe die Insulinabgabe unterbrach, wenn ein vorher einprogrammierter Glukosewert erreicht wurde und die Patienten auf den entsprechenden Abschaltalarm nicht reagierten (LGS: Low Glucose Suspend). Erfahrungsgemäß wählten die Patienten einen Wert, der in etwa an der Schwelle zur Hypoglykämie lag, also z.B. 70 mg/dl (3,9 mmol/l). Das ergab sich

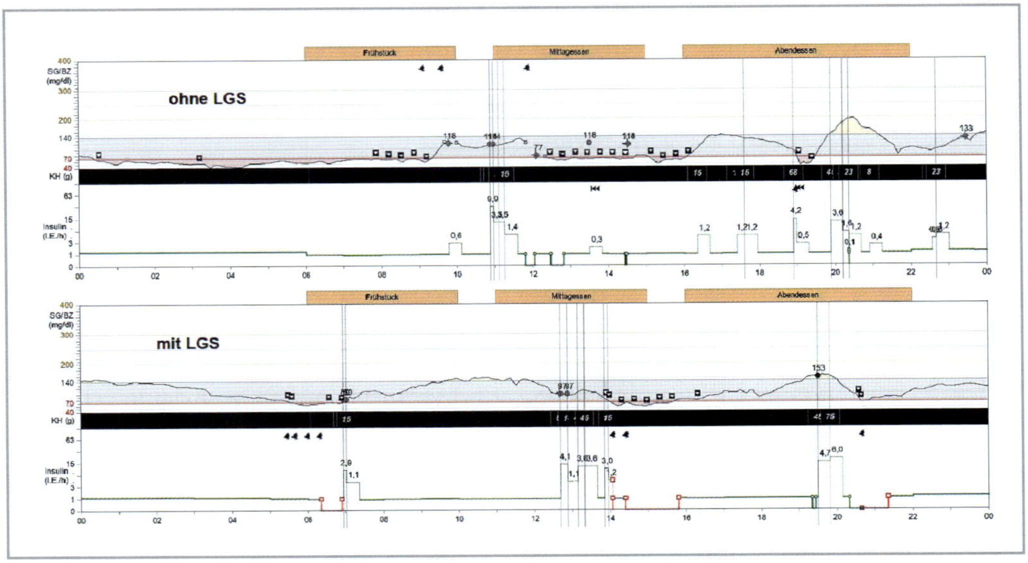

Abb. 5.6 CGM-Kurven (Perspektive „Tägliche Übersicht") eines Patienten ohne (oben) und mit Hypoglykämieabschaltung (unten) bei festem Schwellenwert, also Low Glucose Suspend. Eingestellt war der Schwellenwert bei 70 mg/dl (3,9 mmol/l). Ohne LGS sind die Hypoglykämien länger und erreichen tiefere Glukosewerte. Außerdem zeigt der Glukoseverlauf eine höhere Variabilität, ist also weniger stabil. In der unteren Kurve zeigt sich, dass LGS dreimal wirksam war, gekennzeichnet durch den roten Bereich in der grünen Kurve für die Insulinabgabe. Die Hypoglykämien waren alle mild.

auch aus entsprechenden Studien (z.B. [5.8]). Im Prinzip wirkt der Algorithmus wie ein Airbag in einem Automobil: Es wurde zwar nicht der Unfall vermieden (also die Hypoglykämie), aber die Auswirkungen waren gering (weil keine schwere Hypoglykämie entstand).

Was ist bei der Analyse von CGM zu beachten, wenn der LGS-Algorithmus zugeschaltet ist? In vielen Fällen werden die CGM-Kurven weniger tiefe Glukosewerte aufweisen, als wenn LGS nicht zugeschaltet ist. So liegt im oberen Teil von Abbildung 5.6 eine nächtliche Hypoglykämie über mehrere Stunden vor. Weitere Hypoglykämien folgen im Tagesverlauf. Die AUC unter 70 mg/dl (3,9 mmol/l) beträgt an diesem Tag 6,3 mg/dl × Tag (0,35 mmol/l × Tag). Bei einer Standardabweichung von 35 mg/dl (1,9 mmol/l) beträgt der Stabilitätsindex (SI) 2,42, weist also eine Metastabilität aus. Als der gleiche Patient LGS zuschaltet, wird der Algorithmus dreimal wirksam (Abb. 5.6 unten). Die AUC unter 70 mg/dl (3,9 mmol/l) beträgt an diesem Tag nur noch 0,8 mg/dl × Tag (0,04 mmol/l × Tag). Bei einer Standardabweichung von 28 mg/dl (1,6 mmol/l) beträgt der SI nun 3,82, was einen sehr stabilen Glukoseverlauf ausweist. Die Hypoglykämien werden also nicht nur schwächer, die Glukoseverläufe werden auch stabiler.

> Die SuP mit Hypoglykämieabschaltung bei festem Glukosewert (LGS) verändert die CGM-Kurven, indem weniger Hypoglykämien auftreten und schwere Hypoglykämien weitestgehend vermieden werden. Das bewirkt Glukoseverläufe mit weniger starken Auslenkungen. Folglich müssen in die Analyse auch die Abschaltungen der Pumpe (siehe rote Unterbrechungen in der grünen Insulinkurve) mit einbezogen werden.

Im Gegensatz zur klassischen SuP verändern sich die CGM-Kurven bei Verwendung von LGS also in dem Bereich, wo die Hypoglykämien auftreten, was bei der Analyse der zugrunde liegenden Therapie zu beachten ist. Insbesondere ist auf den Zeitpunkt der Abschaltung zu achten. Muss das LGS an vielen verschiedenen Tagen immer wieder zur gleichen Zeit wirksam werden, so ist in der Regel die Basalrate zu hoch, ggf. auch der Insulin/Kohlenhydrat-Faktor, falls das Problem immer postprandial zu beobachten ist.

5.4. Besonderheiten bei der SuP mit prädiktivem Hypoglykämiemanagement (SmartGuard®)

Im Gegensatz zur Hypoglykämieabschaltung bei festem Glukosewert (LGS) greift die MiniMed® 640G prädiktiv, also bereits bei Hypoglykämiegefahr in die Insulinabgabe ein (PLGM: Predictive Low Glucose Management). Praktisch wird der Glukosestoffwechsel vorausschauend beeinflusst. Das bedeutet ein Abschalten bereits im normoglykämischen Bereich. Wenn der als SmartGuard® bezeichnete Algorithmus optimal reagiert, sollten hypoglykämische Glukosebereiche gar nicht erst erreicht werden. Daraus ergibt sich, dass die CGM-Kurven eine optimale Glukoseregulation darstellen können, die aber nur durch das Eingreifen des SmartGuard® gegeben ist.

Was heißt das? Nehmen wir an, dass über einige Stunden die Basalrate zu hoch ist. SmartGuard® wird in diesem Fall immer prädiktiv reagieren und im besten Fall die Glukosewerte im Glukosezielbereich halten. Das therapeutische Problem bei der Insulineinstellung wird also verdeckt. Wo ohne diese automatische Beein-

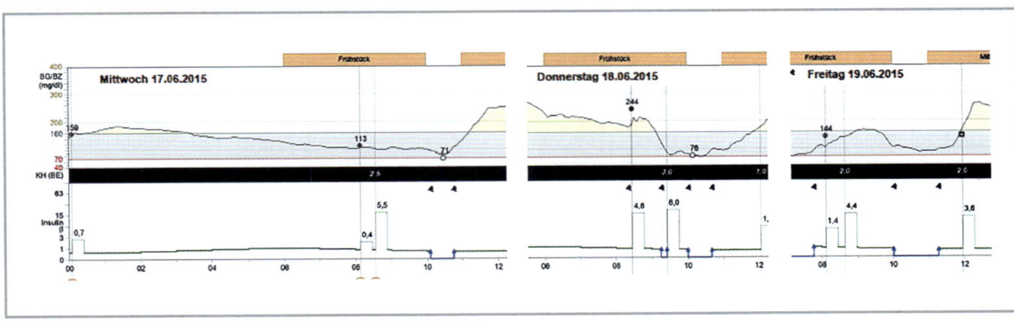

Abb. 5.7 Reaktion des SmartGuard®-Algorithmus an drei konsekutiven Tagen (gezeigt sind die relevanten Ausschnitte der Tage). An allen Tagen findet gegen 10.00 Uhr die Unterbrechung der Insulinabgabe (blaue Abschnitte in der unten dargestellten Insulinabgabekurve) statt als Ausdruck eines zu großen Insulin/Kohlenhydrat-Faktors bei der Frühstücksmahlzeit. Die CGM-Kurve bleibt im normoglykämischen Bereich, dank SmartGuard®, der dieses therapeutische Defizit kompensiert.

flussung Defizite bei der Glukoseregulation im Alltag unmittelbar sichtbar würden (z. B. an konsekutiven Tagen immer zur gleichen Zeit auftretende Hypoglykämien, was zu dunkelroten Gebieten im hypoglykämischen Bereich der CGM-Profile von CareLink™ Pro führt), überdeckt der erfolgreiche Algorithmus das Problem. Ähnlich ist es, wenn der SmartGuard® an vielen Tagen sehr häufig Abschaltungen vornimmt (Abschaltraten ≥4–5/Tag). Auch das ist ein Zeichen für eine suboptimale Therapieführung. In der Regel sind eine generell zu hohe Basalrate oder falsche Insulin/Kohlenhydrat-Faktoren für dieses Verhalten verantwortlich. Ohne SmartGuard® hätte das repetitive Hypoglykämien zur Folge.

Wenn auch nicht in den CGM-Kurven, so zeigen sich doch die Defizite in der Therapieeinstellung deutlich in der grünen Insulinabgabekurve im Programm CareLink™ Pro. Im genannten ersten Beispiel mit der zeitweise zu hohen Basalrate würde immer zur gleichen Tageszeit die Insulinabgabe unterbrochen. Abbildung 5.7 zeigt dafür ein Beispiel. Im zweiten Fall wären es viele Abschaltungen an

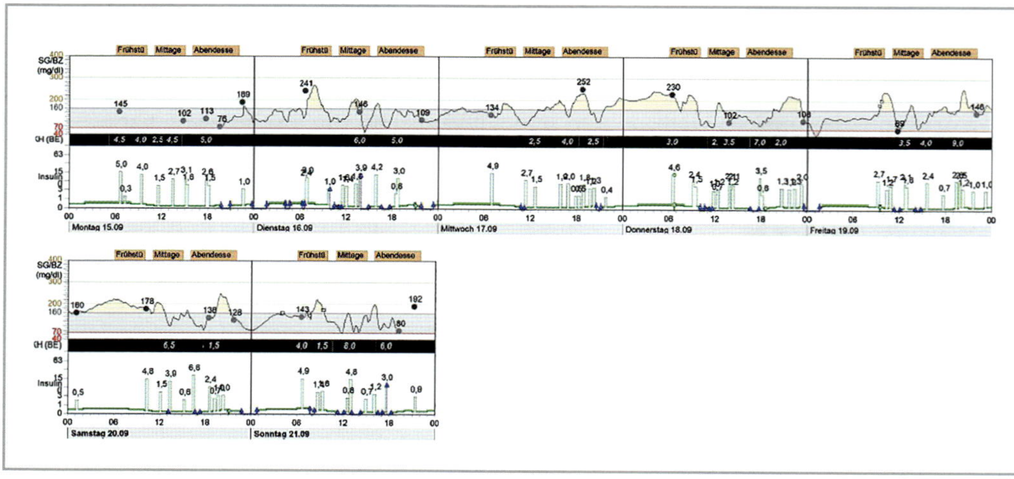

Abb. 5.8 Häufiges Abschalten durch SmartGuard® an nahezu allen Tagen (blaue Unterbrechnungen in der grünen Kurve). Die Ursache ist eine nicht optimale Basalrateneinstellung. Das zeigt sich auch an den vielen Bolusgaben zur Kompensation höherer Glukosewerte, die von dem Patienten in dem Bemühen um eine optimale Stoffwechselführung abgegeben wurden.

den meisten Tagen (gekennzeichnet durch blaue Bereiche in den grünen Insulinkurven) (Abb. 5.8).

Die Konsequenz ist also, dass grundsätzlich nicht nur die CGM-Kurven allein entscheidend für die Beurteilung einer erfolgreichen Therapie sind, sondern dass auch zu betrachten ist, wie diese zustande gekommen sind. Das erfordert simultan den Blick auf die CGM-Profile und das in den Insulinabgabekurven erkennbare Verhalten des SmartGuard®-Algorithmus.

Auf zwei Besonderheiten sei noch hingewiesen. Im Vergleich zur Hypoglykämieabschaltung mit LGS kommt es bei Verwendung des SmartGuard® häufiger zur Unterbrechung der Insulinabgabe. War es beim LGS-Algorithmus etwa eine Abschaltung pro Tag (z. B. [5.8]), so ist beim SmartGuard® durchschnittlich mit mehr als zwei Abschaltungen pro Tag zu rechnen [5.9], einfach weil diese prädiktiv und damit im normoglykämischen Bereich erfolgen. Weiterhin zeigt ein Blick

Unter der SuP mit prädiktivem Hypoglykämiemanagement (SmartGuard®) können die CGM-Kurven eine sehr gute Stoffwechselführung ausweisen, die aber ihre Grundlage im SmartGuard®-Algorithmus hat. Die Analyse auch der Abschaltungen der Pumpe (siehe blaue Unterbrechungen in der grünen Insulinkurve) ist essentiell für die Therapiebeurteilung. Unter der Therapieform SuP mit SmartGuard® bei der MiniMed® 640G ist also neben den Glukosekurven die Beurteilung der Insulinabgabekurve geboten.

in die CGM-Kurven, dass die Abschaltungen bereits bei geringen Glukoseabfallgeschwindigkeiten erfolgen können. Die Ursache ist, dass der Zeithorizont für die prädiktive Abschaltung konstant 30 Minuten beträgt (wenn entsprechend dem Algorithmus in der Zeit von 30 Minuten ein Glukosewert erreicht wird, der 20 mg/dl bzw. 1,1 mmol/l über dem programmierten „Grenzwert Niedrig“ liegt). Das bedeutet: Je niedriger die Glukosewerte im Wirkungsbereich des SmartGuard® sind, bei desto geringeren Abfallgeschwindigkeiten schaltet der Algorithmus ab. Ein Beispiel soll das illustrieren. Wurde beispielsweise als „Grenzwert Niedrig“ 70 mg/dl (3,9 mmol/l*) festgelegt und die Glukosekurve fällt im Bereich von 140 mg/dl derart ab, dass sie in 30 Minuten bei 90 mg/dl (5,0 mmol/l) liegen würde, so bedeutet das die Überwindung von 50 mg/dl (2,8 mmol/l) in 30 Minuten. Die Abschaltung erfolgt also, wenn die Abfallgeschwindigkeit ≥ 1,67 mg/dl/min (0,09 mmol/l/min) beträgt (50 mg/dl geteilt durch 30 Minuten). Fällt die Kurve hingegen nach

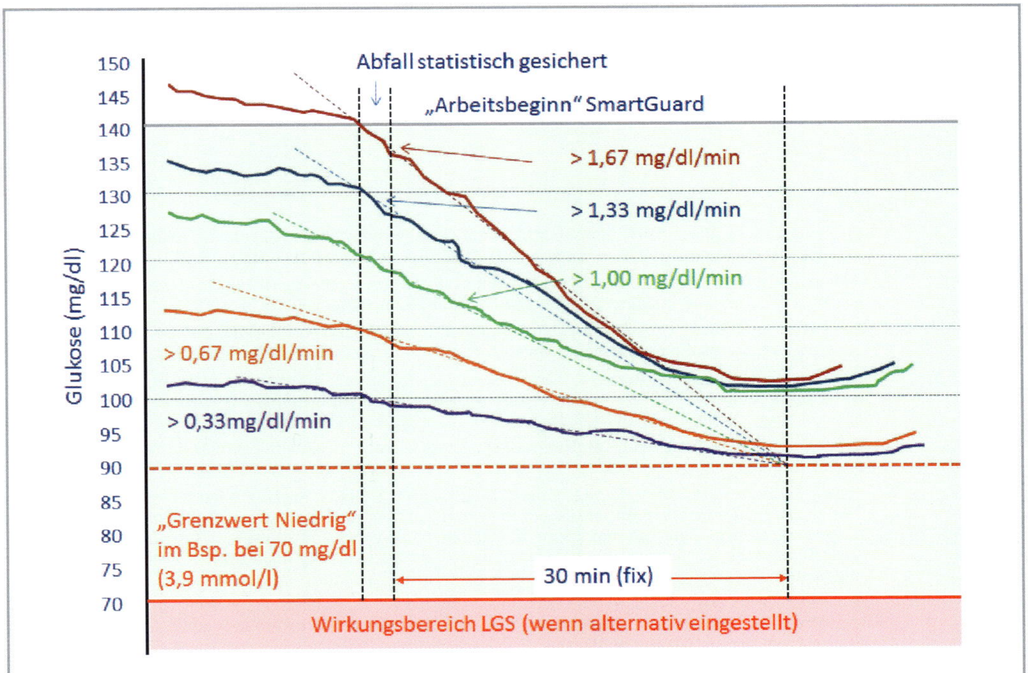

Abb. 5.9 Angaben zu den Glukoseabfallgeschwindigkeiten, bei welchen SmartGuard® die Insulinabgabe unterbricht. Diese sind abhängig von der Differenz zu dem Wert von 20 mg/dl oberhalb des „Grenzwerts Niedrig“, im Beispiel festgelegt bei 70 mg/dl. Alternativ zu SmartGuard® kann bei der MiniMed® 640G auch der von der MiniMed® Veo™ bekannte LGS-Algorithmus eingestellt werden, bei dem die Abschaltung bei einem festen Schwellenwert erfolgt.

* bei Pumpen mit der Einteilung in mmol/l lassen sich nur geradzahlige Werte einstellen (3,0 mmol/l; 3,2 mmol/l usw.)

konstantem Verlauf bei 110 mg/dl (6,1 mmol/l) leicht ab, so reagierte der SmartGuard®, wenn eine Senkung von 20 mg/dl (1,1 mmol/l) in 30 Minuten aufträte. Die Abfallgeschwindigkeit, ab welcher SmartGuard® abschaltet, beträgt in diesem Fall ≥ 0,67 mg/dl/min (0,04 mmol/l/min) (20 mg/dl geteilt durch 30 Minuten). Die Insulinabgabe wird also in Situationen unterbrochen, die ohne diese Abschaltung wahrscheinlich zu einer milden Hypoglykämie geführt hätten, auch wenn das anhand der CGM-Kurve nicht sofort zu vermuten wäre. Das führt zu scheinbar unnötigen Unterbrechungen, die aber vollkommen richtig und relevant sind. Abbildung 5.9 stellt die Situation graphisch dar.

> SmartGuard® führt häufig zu zwei bis drei Abschaltungen pro Tag, weil das prädiktive Hypoglykämiemanagement diese bereits im normoglykämischen Bereich erforderlich macht. Da die Abschaltung auf einen Zeithorizont von 30 Minuten festgelegt ist, kommt es auch bei geringen Glukoseabfällen zu Abschaltungen, die absolut relevant für die Vermeidung einer Hypoglykämie sind.

Literatur

5.1 Chase HP, Saib SZ, MacKenzie T, Hansen MM, Gar SK: Post-prandial glucose excursions following four methods of bolus insulin administration in subjects with type 1 diabetes. Diabet Med 2002; 19: 317–321

5.2 Gross TM, Kayne D, King A, Rother C, Juth S: A bolus calculator is an effective means of controlling postprandial glycemia in patients on insulin pump therapy. Diabetes Technol Ther 2003; 5: 365–369

5.3 Pankowska E, Blazik M, Groele L: Does the fat-protein meal increase postprandial glucose level in type 1 diabetes patients on insulin pump: the conclusion of a randomized study. Diabetes Technol Ther 2012; 14: 16–22

5.4 Kordonouri O, Hartmann R, Remus K, Bläsig S, .Sadeghian E, Danne T: Benefit of supplementary fat plus protein counting as compared with conventional carbohydrate counting for insulin bolus calculation in children with pump therapy. Pediatr Diabetes 2012; 13: 540–544

5.5 Carstensen S, Huber J, Schönauer M, Thomas A: Effects of evening meals with complex nutrient content on the nocturnal blood glucose levels of type 1 diabetes patients. Diabetologia 2010; 52 (Suppl 1): 403–404

5.6 Ludwig-Seibold CU, Holder M, Rami B, Raile K, Heidtmann B, Holl RW; the DPV Science Initiative, the German Working Group for insulin pump treatment in pediatric patients and the German BMBF Competence Network Diabetes: Continuous glucose monitoring in children, adolescents, and adults with type 1 diabetes mellitus: analysis from the prospective DPV diabetes documentation and quality management system from Germany and Austria. Pediatr Diabetes 2012: 13: 12–14

5.7 Schaepelynck P, Rocher L, Hanaire HL, Chaillous L, Renard E, Sola A, Penfornis A, Tubiana-Rufi N, Sulmont V, Radermecker R, Charpentier G, Riveline JP: Patient- or physician-driven continuous glucose monitoring (CGM) improves control and quality of life (QoL) in poorly-controlled type 1 diabetic patients on intensified insulin therapy: a one-year multicenter study. Diabetes 2011; 60 (Suppl 1): A65

5.8 Danne T, Kordonouri O, Remus K, Bläsig S, Holder M, Wadien T, Haberland H, Golembowski S, Zierow S, Hartmann R, Thomas A: Prevention of hypoglycaemia by using low glucose suspend function in sensor-augmented pump therapy. Diabetes Technol Ther 2011; 3: 1129–1134

5.9 Choudhary P: Intelligence and convenience: now a reality with MiniMed 640G. Symposium Medtronic: "The new frontier in artificial pancreas systems." Congress Advanced Technologies & Treatments for Diabetes, Paris 2015

6. Fallbeispiele zur sensorunterstützten Pumpentherapie (SuP)

Die nachfolgenden Fallberichte sollen die in Kapitel 5 beschriebene Herangehensweise bei der Analyse von CGM-Daten zeigen, wobei wegen der umfassenderen Datenbasis Profile von Patienten mit sensorunterstützter Pumpentherapie ausgewählt wurden. Das erste Beispiel betrifft dabei eine sehr gut eingestellte Patientin, die nahezu kein Verbesserungspotential aufweist. Auch die anderen beiden Patientenbeispiele weisen eine gute bis befriedigende Stoffwechselregulation auf, zeigen aber im Detail noch Optimierungsbedarf.

6.1. Fallbeispiel 1

Patientencharakteristik:

- weibliche Patientin Mandy K.
- Alter: 19 Jahre

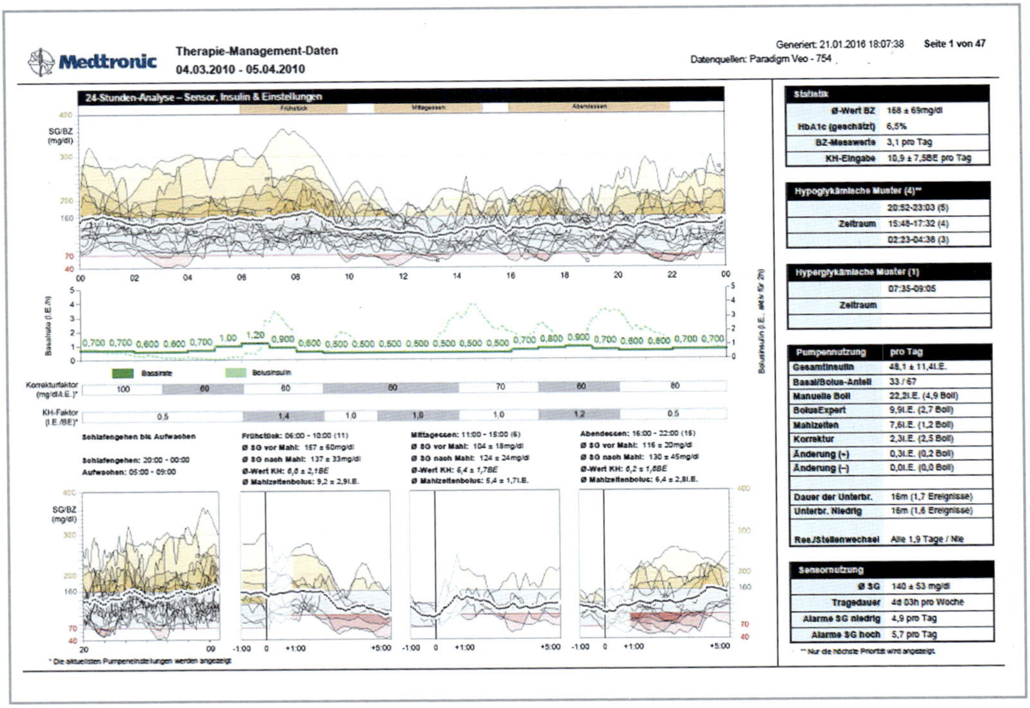

Abb. 6.1 Perspektive Therapie-Management-Daten (Gesamtüberblick, CGM und Pumpendaten) der Patientin Mandy K.

- Größe: 1,70 m, Gewicht: 69 kg
- Diabetesdauer: 10,5 Jahre
- Erfahrung mit CSII: 5,4 Jahre
- aktuelles Insulinpumpenmodell: MiniMed® 754 (MiniMed® Veo™)
- Erfahrung mit CGM: 3 Monate
- HbA_{1c}: 6,8 % (51 mmol/mol)
- Lebensumstände: Studentin, bemüht um gute Diabeteseinstellung, Angst vor Hypoglykämien nach erlebter schwerer Hypoglykämie mit Notarzteinsatz

Analyse:

- Basalrate (durchgezogene grüne Kurve): entspricht der Vorstellung über den physiologischen Insulinbedarf, allerdings ist sie etwas niedrig, denn das
  - Verhältnis Basalrate/Bolus liegt bei 33 % Basal/67 % Bolus
- BolusExpert® wird genutzt, allerdings auch viele manuelle Boli (siehe Abb. 6.2); auffällig oft wird der Korrekturbolus verwendet
- es erfolgt ausschließlich die Gabe von Normalboli (zu sehen in Abb. 6.3)

Medtronic — Pumpenhandhabung (2 von 3)
18.03.2010 - 31.03.2010

Generiert: 21.01.2016 18:07:38 — Seite 4 von 47
Datenquellen: Paradigm Veo - 754

	Glukose-Messungen		Bolus-Ereignisse					Füllvorgänge					
	BZ-Messwerte	Tragedauer d. Sensors (h:mm)	Manuelle Boli	BolusExpert-Ereignisse	mit Mahlz.bolus	mit Korr.bolus	Bolusvorschlag geändert	Rücklauf	Kanüle füllen	Ges.-Menge Kanüle füllen (I.E.)	Schlauch füllen	Ges.-Menge Schlauch füllen (I.E.)	Dauer der Unterbr. (h:mm)
Donnerstag 18.03.2010	3	24:00	3	3	2	3	1	1			1	7,2	0:01
Freitag 19.03.2010	3	21:25	3	3	2	1	1						2:01
Samstag 20.03.2010	2	19:15	6	2	1	1							
Sonntag 21.03.2010	2	3:15	3	1	1	1		3			3	9,6	
Montag 22.03.2010	5	23:20	5	3	1	2		1			1	6,2	
Dienstag 23.03.2010	2	24:00	4	2		2							
Mittwoch 24.03.2010	4	22:55	1	4	2	4		1			1	5,4	
Donnerstag 25.03.2010	3	22:50	5	3	1	3							1:22
Freitag 26.03.2010	3	23:15	5	3		3		1			1	5,8	2:00
Samstag 27.03.2010	3	20:35	5	3		3							0:01
Sonntag 28.03.2010			5										
Montag 29.03.2010	1		6	1		1		1			1	8,4	
Dienstag 30.03.2010	3		1	3		3							
Mittwoch 31.03.2010	1		4	1	1	1	1						
Gesamt	2,5/Tag	8d 12h 50m	4,0/Tag	2,3/Tag	34,4%	87,5%	9,4%	8	0	–	8	5,3I.E./ Füllen	5h 25m

Abb. 6.2 Perspektive Pumpenhandhabung (Insulinpumpe und CGM) der Patientin Mandy K. Die Wechsel des Infusionssets erfolgen regelmäßig, im Durchschnitt alle zwei Tage (gelber Rahmen). Der Bolusvorschlag wird selten geändert (grüner Rahmen). Es zeigt sich ein hoher Anteil von Korrekturboli (roter Rahmen).

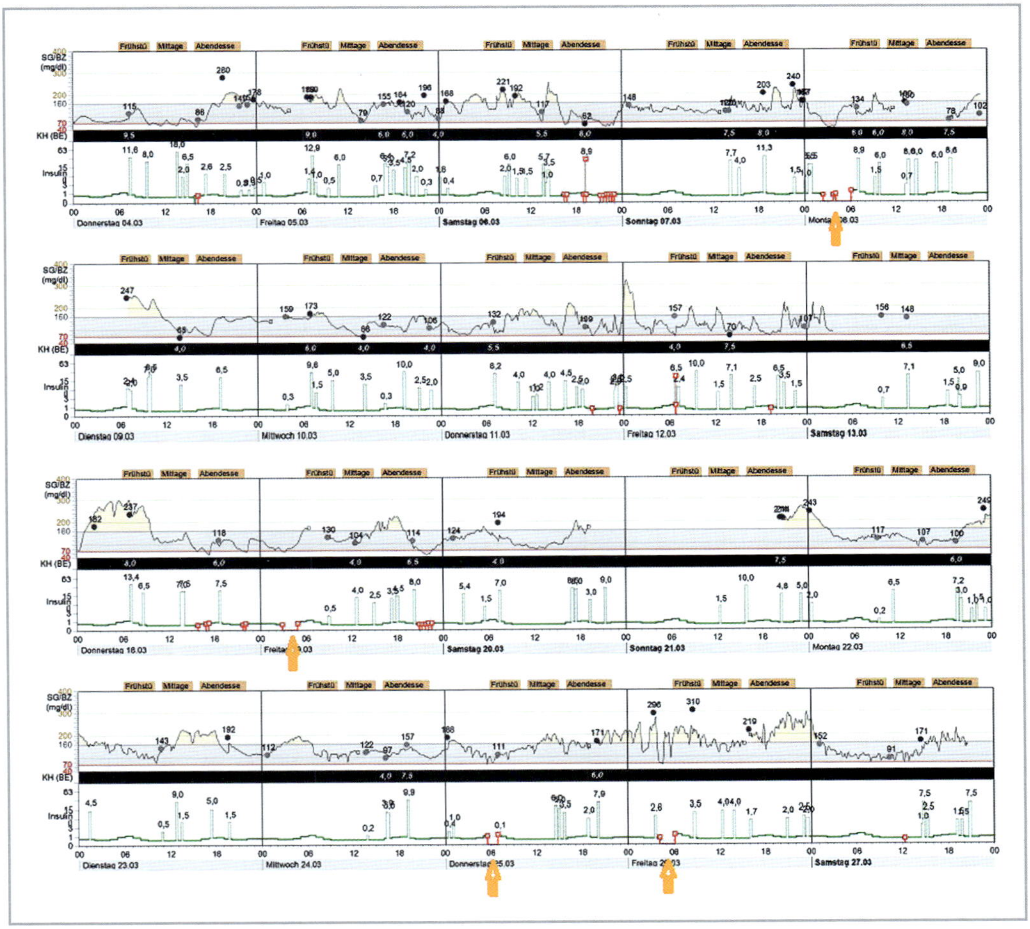

Abb. 6.3 Perspektive Sensor und Messgeräte (Übersicht über konsekutive Tage) der Patientin Mandy K. Es wird sichtbar, dass an einigen Tagen die Hypoglykämieabschaltung (LGS) die Hypoglykämie vermindert oder ganz verhindert hat, insbesondere in der Nacht. Da es sich um Einzeltage handelt, besteht kein Zweifel an der richtigen nächtlichen Basalrate. Die wenigen postprandialen Hypoglykämien haben ihre Ursache in nicht adäquaten Boli, nicht in einer falschen Basalrate.

- Insulindosis: Gesamtinsulin 46,1 ± 11,4 Einheiten, entspricht 0,7 Einheiten/kg Körpergewicht, folglich keine Insulinresistenz
- Auftreten von Hypoglykämien: in der Nacht stellen sie die Ausnahme dar, werden allerdings an einigen Tagen auch durch das Eingreifen des LGS verhindert (siehe Abb. 6.3), wenige postprandiale Hypoglykämien aufgrund nicht adäquaten Bolusmanagements
- CGM-Kurve:
  - im Mittelwert relativ gleichbleibend über den Tag
  - Glukosestabilität: MW: 140 mg/dl (7,8 mmol/l), SD: 53 mg/dl (2,9 mmol/l), Sta-

Medtronic Tägliche Übersicht (8 von 33)
Donnerstag 11.03.2010

Generiert: 21.01.2016 18:07:38 Seite 22 von 47
Datenquellen: Paradigm Veo - 754

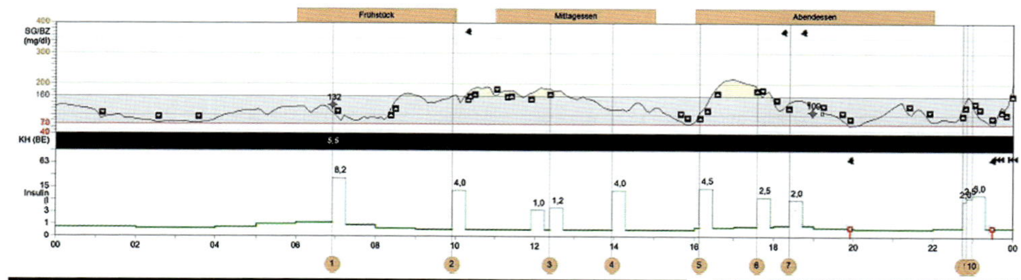

Bolus-Ereignisse										
Bolus-Ereignis	1	2	3	4	5	6	7	8	9	10
Zeit	06:55	09:55	12:22	13:56	16:07	17:34	18:22	22:44	22:49	22:58
Bolustyp	Normal	Normal	Normal	Normal	Normal	Normal	Normal	Normal	Normal	Normal
Normalbolus (I.E.)	8,20	4,00	1,20	4,00	4,50	2,50	2,00	2,00	2,50	3,00
+ verlängerter Bolus (I.E., h:mm)	–	–	–	–	–	–	–	–	–	–
Empfohlener Bolus (I.E.)	8,20	–	–	–	–	–	–	–	–	–
Abweichung (I.E.)	–	–	–	–	–	–	–	–	–	–
KH (BE)	5,5	–	–	–	–	–	–	–	–	–
KH-Faktor-Einstell. (I.E./BE)	1,4	–	–	–	–	–	–	–	–	–
Mahlzeitenbolus (I.E.)	7,70	–	–	–	–	–	–	–	–	–
BZ (mg/dl)	132	–	–	–	–	–	–	–	–	–
Ziel-BZ-Einstellung (mg/dl)	100	–	–	–	–	–	–	–	–	–
Korrekturfaktor (mg/dl/I.E.)	60	–	–	–	–	–	–	–	–	–
Korrekturbolus (I.E.)	0,500	–	–	–	–	–	–	–	–	–
Aktives Insulin (I.E.)	–	–	0,800	0,200	–	0,900	1,40	–	2,00	4,30

*Hinweis: Über 10 Boli wurden abgegeben. Die 10 größten Boli werden angezeigt.

Statistik	11.03		04.03 - 05.04	
Ø-Wert BZ (mg/dl)	121		168 ± 69	
BZ-Messwerte	2		101	3,1/Tag
Messw. über Zielbereich	–	0%	49	49%
Messw. unter Zielbereich	–	0%	3	3%
Ø-Wert SG (mg/dl)	125 ± 37		140 ± 53	
Ø-Wert AUC > 160 (mg/dl)	4,6	0d 24h	13,6	19d 12h
Ø-Wert AUC < 70 (mg/dl)	0,0	0d 24h	0,4	19d 12h
Tages-KH (BE)	5,5		10,9 ± 7,5	
Bolusinsulin/KH (I.E./BE)	6,3		4,6	
Tages-Gesamtinsulin (I.E.)	50,9		48,1 ± 11,4	
Tages-Basalinsulin (I.E.)	16,0	31%	16,0	33%
Tages-Bolusinsul. (I.E.)	34,9	69%	32,2	67%
Füllvorgänge	–	–	14	79,500I.E.

Abb. 6.4 Perspektive Tägliche Übersicht (Detail für jeden Tag: CGM-, BG- und Pumpendaten) der Patientin Mandy K. (unterer Teil der Darstellung ausgeblendet).

bilitätsindex: 2,64, nach erstem Eindruck metastabil, wird etwas verfälscht durch einzelne Tage, z. B. 12.3., 16.3. (siehe Abb. 6.7), an den meisten Tagen SI > 3

- Glukoseniveau: MW: 140 mg/dl (7,8 mmol/l)
  → HbA_{1c} von 6,3 % (45 mmol/mol), nahenormoglykämisch

– Pumpenmanagement: Wechsel des Infusionssets immer mit dem Wechsel des Reservoirs – im Durchschnitt alle 1,9 Tage entsprechend Abb. 6.1, der Wert wird aber verfälscht, da an einem der Tage drei Wechsel stattfanden (Probleme mit dem Hautareal, wird sichtbar in Abb. 6.2); auch an anderen Tagen mitunter zwei Wechsel (nicht in Abb. 6.2 gezeigt)

– Perspektive „Aktuelle Geräteeinstellungen“ (Insulinpumpe und CGM, nicht als Abbildung dargestellt): Insulin/Kohlenhydrat-Faktoren passend zur Tagesempfindlichkeit

– Nutzung BolusExpert®, Wirkdauer des aktiven Insulins aber nur 2 Stunden (zu kurz)

– CGM-Einstellung: Alarm niedrig 75 mg/dl (4,2 mmol/l), Alarm hoch 180 mg/dl (10,0 mmol/l) (gesamter Tag)

- Unterbrechen niedrig (LGS): bei 70 mg/dl (3,9 mmol/l)
- Übersicht über konsekutive Tage (Abb. 6.3): nur Anwendung von Normalboli, viele Korrekturboli, um die Glukosekurve im Zielbereich zu halten (als Konsequenz der zu niedrigen Basalrate)
- Übersicht über einzelne Tage (Abb. 6.4): Bestätigung der vielen Korrekturboli, auch in Zeiten relativer Glukosestabilität
- Anwendung ausschließlich von Normalboli
- Kalibrierung in der Glukosestabilität (Punkte mit hinterlegtem Kreuz gegen 7.00 und 19.00 Uhr)

Schlussfolgerung:
Die Basalrate ist physiologisch adäquat, allerdings für eine erwachsene Patientin etwas zu niedrig (idealerweise zwischen 40 und 60 % des Gesamtinsulinbedarfs bei Erwachsenen; bei Kindern ist die Basalrate niedriger: 30–40%). Das kommt im Verhältnis zum Bolusinsulin zum Ausdruck. Die Patientin muss häufig Korrekturboli geben (diese sind entsprechend Abb. 6.6 deutlich in der Überzahl), um den Zielbereich zu erreichen. Unklar bleibt, ob die niedrige Basalrate Ausdruck von Angst vor Hypoglykämien ist (geschickt mit Feingefühl erfragen). Beim Bolusmanagement wird zwar der BolusExpert® genutzt, häufiger jedoch werden manuelle Boli gegeben (fehlendes Vertrauen in den BolusExpert®?). Es werden nur Normalboli abgerufen. Die Einstellung ist nahenormoglykämisch mit niedrigem Mittelwert (der einem HbA_{1c} < 6,5 % bzw. 48 mmol/mol entspricht) und nur wenigen Hypoglykämien. Einige Hypoglykämien wurden auch durch die Hypoglykämieabschaltung vermindert bzw. auch verhindert in Situationen, in denen das Diabetesmanagement nicht optimal war. Der Glukosespiegel ist näherungsweise stabil.

Mögliche Verbesserungen für die Therapie:
Die Basalrate sollte erhöht, nicht jedoch in ihrem Profil verändert werden. Das würde die häufigen Korrekturboli unnötig machen und das Diabetesmanagement weniger aufwendig gestalten. Bezüglich des Bolusmanagements sollte bei den Mittags- und Abendmahlzeiten öfter ein verlängerter bzw. ein Dualbolus verwendet werden. Beim BolusExpert® sollte das aktive Insulin auf eine Zeitdauer von 4 Stunden verlängert werden.

6.2. Fallbeispiel 2

Patientencharakteristik:
- männlicher Patient Jan R.
- Alter: 42 Jahre

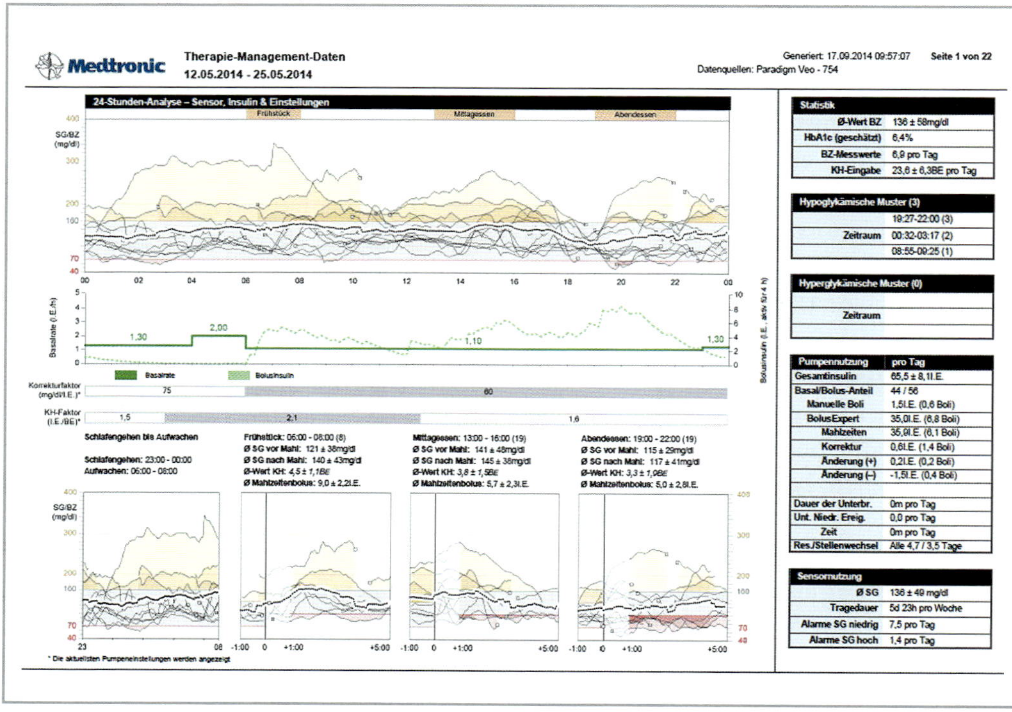

Abb. 6.5 Perspektive Therapie-Management-Daten (Gesamtüberblick, CGM- und Pumpendaten) des Patienten Jan R.

- Größe: 1,92 m, Gewicht: 98 kg
- Diabetesdauer: 30 Jahre
- Erfahrung mit CSII: 12 Jahre
- aktuelles Insulinpumpenmodell: MiniMed® 754 (MiniMed® Veo™)
- Erfahrung mit CGM: 1 Jahr
- HbA_{1c}: 6,8 % (51 mmol/mol)
- Lebensumstände: stabiles Familienumfeld, gleichmäßiger Tagesablauf, legt Wert darauf, alle Dinge in seinem Leben selbst in der Hand zu haben, auch seinen Diabetes

Analyse:

- Basalrate (durchgezogene grüne Kurve): nicht an die Physiologie angepasst, sie weist nur drei verschiedene Stufen auf: 1,1 Einheiten, 1,3 Einheiten, 2,0 Einheiten, damit über weite Zeiträume konstant
  - Konsequenz: viele Bolusgaben über den Tagesverlauf, sichtbar an der gestrichelten grünen Kurve
- Verhältnis Basalrate/Bolus: trotzdem nahezu ausgeglichen

- Insulindosis: Gesamtinsulin 66,5 ± 8,1 Einheiten, entspricht 0,7 Einheiten/kg Körpergewicht, folglich keine Insulinresistenz
- Auftreten von Hypoglykämien: wenige postprandial, insbesondere nach dem Abendessen → zu klären: Liegt es am Bolusmanagement (keine Verwendung von verlängertem oder Dualbolus) oder am Insulin/Kohlenhydrat-Faktor?
- CGM-Kurve:
  - im Mittelwert relativ gleichbleibend über den Tag
  - Glukosestabilität: MW: 136 mg/dl (7,6 mmol/l), SD: 49 mg/dl (2,7 mmol/l), Stabilitätsindex: 2,78, also metastabil
  - Glukoseniveau: MW: 136 mg/dl (7,6 mmol/l)
    → HbA_{1c} von 6,2 % (44 mmol/mol), nahenormoglykämisch
- Pumpenmanagement (nicht im Bild): Wechsel des Reservoirs im Durchschnitt alle 4,7 Tage, Wechsel des Infusionssets im Durchschnitt alle 3,5 Tage
- Insulin/Kohlenhydrat-Faktoren entsprechend der Tagesempfindlichkeit, die auch in der Basalrate ihren Ausdruck findet
- Nutzung BolusExpert®, Wirkdauer des aktiven Insulins 4 Stunden
- CGM-Einstellung: Alarm niedrig 80 mg/dl (4,4 mmol/l) (gesamter Tag)

Medtronic — Aktuelle Geräteeinstellungen
Sonntag 08.06.2014 22:14

Generiert: 17.09.2014 09:57:08 — Seite 8 von 22
Datenquelle: Paradigm Veo - 754

Basalrate

Maximale Basalrate	4,00 I.E./h
Art d. tempor. Basalrate	Prozentuale Änderung

Standard (aktiv)		Profil A		Profil B	
24 h gesamt	29,200 I.E.	24 h gesamt	–	24 h gesamt	–
ZEIT	I.E./h	ZEIT	I.E./h	ZEIT	I.E./h
0:00	1,30	–	–	–	–
4:00	2,00				
6:00	1,10				
23:00	1,30				

Bolus

Maximalbolus	75,0 I.E.
Dual-/verläng. Bolus (variabel)	Ein
Erinnerung an BZ-Messungen	Aus

Easy Bolus (Audio-Bolus)	Ein
Eingabe (Schritt)	0,50 I.E.

BolusExpert	Ein
Einheiten	BE, mg/dl
Wirkdauer aktives Insul. (h:mm)	4:00
Insulinkonzentration	--

Verpasste Bolus-Erinnerung	Aus
Beginn (h:mm)	Ende (h:mm)
--	–

Kohlenhydratfaktor (I.E./BE)

ZEIT	KH-Faktor
0:00	1,5
3:00	2,1
12:30	1,6

Korrekturfaktor (mg/dl/I.E.)

ZEIT	Faktor
0:00	75
6:00	60

Ziel-Blutzucker (mg/dl)

ZEIT	Niedr.	Hoch
0:00	100	150
7:00	95	130

Anmerkungen

Sensor

Sensor	Aus
Transmitter-SN	2358041
BZ-Einheiten	mg/dl

Glukose-Warnmeldungen	Ein	
ZEIT	Niedrig (mg/dl)	Hoch (mg/dl)
0:00	80	240
6:00	80	200
Schlummern	0:20	2:00

Voralarm	Ein	
Niedrig | Hoch (min)	20	Aus
Warnmeldung - Rate: Abfall | Anstieg (mg/dl/min)	2,0	Aus
AUC Limit: Niedrig | Hoch (mg/dl)	70	180
Verlor. Daten/schwaches Signal (h:mm)	0:30	
Grafik-Lücke (h:mm)	0:02	
Automatische Kalibrierung	Aus	
Erinnerung an Kalibrierung (h:mm)	1:00	
Schlummern Kalibrierung (h:mm)	0:30	

Zusatzfunktionen

Warnmeldungstyp	Vibration
Unterbrechen Niedrig (mg/dl)	Aus
Warnung: Insulin fast leer	Insulineinheiten
Eingestellt	20 I.E.

Abb. 6.6 Perspektive „Aktuelle Geräteeinstellungen" (Insulinpumpe und CGM) des Patienten Jan R.

- Alarm hoch 200 mg/dl (11,1 mmol/l) in der Nacht, 240 mg/dl (13,3 mmol/l) am Tag (6.00–24.00 Uhr)
- Unterbrechen niedrig (LGS): nein
- Übersicht über konsekutive Tage (Abb. 6.7): an mehreren Tagen wird ein erheblicher Aufwand im Bolusmanagement betrieben, allerdings nur Anwendung von Normalboli
- Übersicht über einzelne Tage (Abb. 6.8): Bestätigung des erheblichen Aufwands im Bolusmanagement
- Anwendung ausschließlich von Normalboli
- Kalibrierung in der Glukosestabilität (Punkte mit hinterlegtem Kreuz gegen 6.00 und 18.00 Uhr)

Schlussfolgerung:

Die Basalrate ist nicht physiologisch. Trotzdem wird eine gute, nahenormoglykämische Einstellung erreicht mit einem niedrigen Mittelwert (der einem HbA_{1c} < 6,5 % bzw. 48 mmol/mol entspricht), mit nur wenigen Hypoglykämien. Der Glukosespiegel ist näherungsweise stabil. Diese gute Einstellung gelingt aber nur

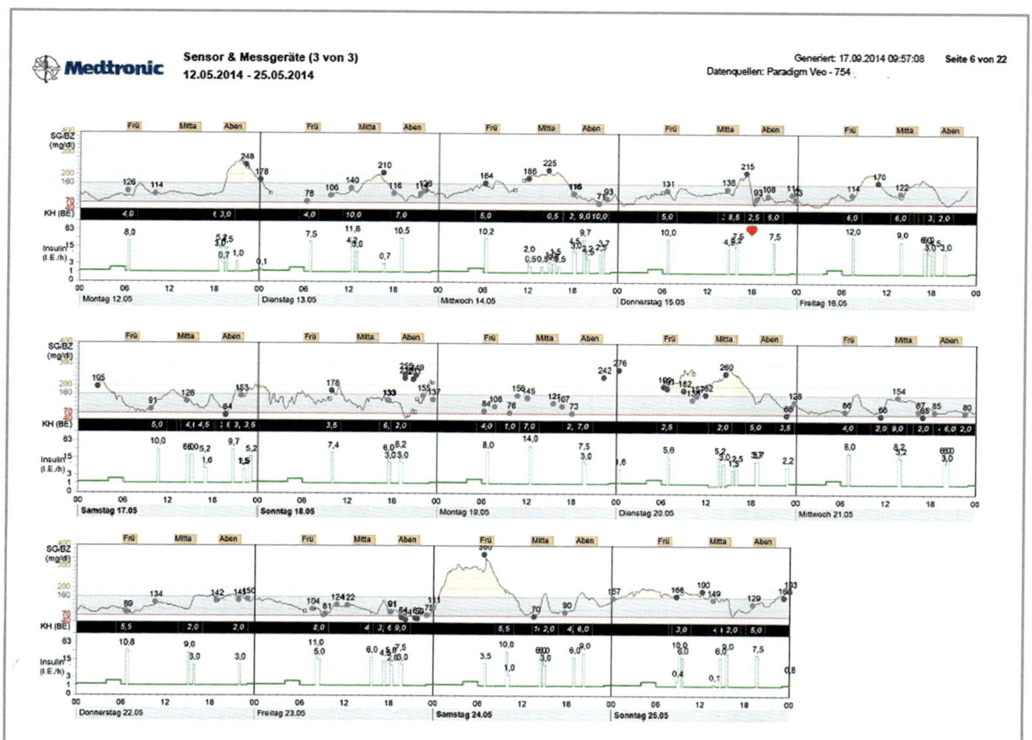

Abb. 6.7 Perspektive Sensor und Messgeräte (Übersicht über konsekutive Tage) des Patienten Jan R.

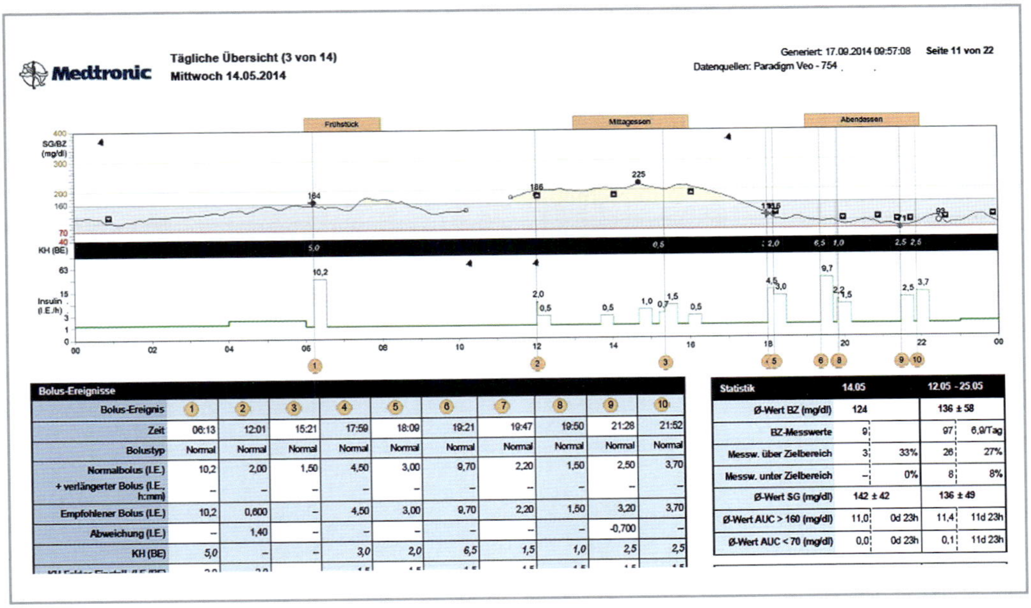

Bolus-Ereignisse										
Bolus-Ereignis	1	2	3	4	5	6	7	8	9	10
Zeit	06:13	12:01	15:21	17:59	18:09	19:21	19:47	19:50	21:28	21:52
Bolustyp	Normal	Normal	Normal	Normal	Normal	Normal	Normal	Normal	Normal	Normal
Normalbolus (I.E.)	10,2	2,00	1,50	4,50	3,00	9,70	2,20	1,50	2,50	3,70
+ verlängerter Bolus (I.E., h:mm)	–	–	–	–	–	–	–	–	–	–
Empfohlener Bolus (I.E.)	10,2	0,600	–	4,50	3,00	9,70	2,20	1,50	3,20	3,70
Abweichung (I.E.)	–	1,40	–	–	–	–	–	–	-0,700	–
KH (BE)	5,0	–	–	3,0	2,0	6,5	1,5	1,0	2,5	2,5

Statistik	14.05		12.05 - 25.05	
Ø-Wert BZ (mg/dl)	124		136 ± 58	
BZ-Messwerte	9		97	6,9/Tag
Messw. über Zielbereich	3	33%	26	27%
Messw. unter Zielbereich	–	0%	8	8%
Ø-Wert SG (mg/dl)	142 ± 42		136 ± 49	
Ø-Wert AUC > 160 (mg/dl)	11,0	0d 23h	11,4	11d 23h
Ø-Wert AUC < 70 (mg/dl)	0,0	0d 23h	0,1	11d 23h

Abb. 6.8 Perspektive Tägliche Übersicht (Detail für jeden Tag: CGM-, BG- und Pumpendaten) des Patienten Jan R. (unterer Teil der Darstellung ausgeblendet).

durch ein ausgeprägtes Bolusmanagement. Auffällig ist, dass ausschließlich Normalboli zu den Mahlzeiten verwendet werden. Die vereinzelt aufgetretenen tiefen Werte nach dem Abendessen haben die Ursache in nicht adäquaten Essensberechnungen an einzelnen Tagen, nicht im Insulin/Kohlenhydrat-Faktor. Aufgrund CGM hat der Patient die Kontrolle über seine Daten und nutzt das zur Therapieführung. Das Diabetesmanagement des Patienten ist aufwendig und zwingt den Patienten praktisch zur ständigen Regulation. Dass die Hypoglykämieabschaltung (LGS) ausgeschaltet ist, weist darauf hin, dass der Patient das Diabetesmanagement in seiner eigenen Hand haben möchte. Das tut er recht erfolgreich und kompetent, aber mit hohem Aufwand.

Mögliche Verbesserungen für die Therapie:

Die Basalrate sollte den natürlichen, physiologischen Bedingungen angepasst werden. Ein Basalratentest erscheint notwendig, um diese neu festzulegen. Das würde dazu führen, dass das Bolusmanagement weniger aufwendig wird und generell weniger Handlungsbedarf zum Erzielen einer guten Glukosestoffwechseleinstellung notwendig wäre (falls der Patient das akzeptiert). Es ist schließlich nicht zu übersehen, dass die gute glykämische Regulation erheblich durch Aktionen des Patienten zustande kommt. Dazu zählt auch, dass das LGS eingestellt werden sollte, z. B. auf 70 mg/dl (3,9 mmol/l). Es wäre sinnvoll, die Alarmgrenze niedrig des CGM-Systems von 80 mg/dl (4,4 mmol/l) auf 70 mg/dl (3,9 mmol/l) zu senken, um weniger Warnmeldungen zu erhalten. Das muss aber gemeinsam mit dem Patienten abgestimmt werden. Schließlich lässt ihm ein Hypoglykämiealarm von 80 mg/dl (4,4 mmol/l) noch Handlungsspielraum, bevor die Hypoglykämieabschaltung eintritt (mit der Konsequenz der Alarmierung). Überdenkenswert wäre auch die Festlegung unterschiedlicher Grenzen für die Tages- und Nachtzeit, z. B. Tagzeit: Hypoglykämiealarm: 80 mg/dl (4,4 mmol/l), LGS 70 mg/dl (3,9 mmol/l), Nachtzeit: Hypoglykämiealarm: 70 mg/dl (3,9 mmol/l), LGS 60 mg/dl (3,3 mmol/l). Bezüglich des Bolusmanagements sollte bei den Mittags- und Abendmahlzeiten ein verlängerter bzw. Dualbolus verwendet werden.

6.3. Fallbeispiel 3

Patientencharakteristik:

- weibliche Patientin Katharina R.
- Alter: 24 Jahre

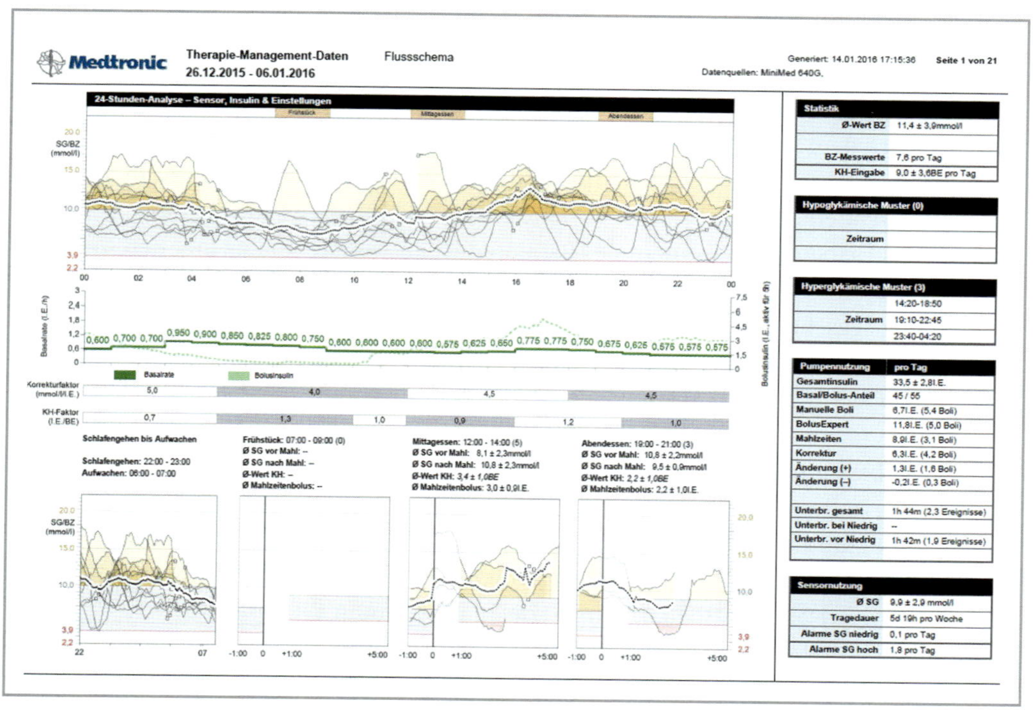

Abb. 6.9 Perspektive Therapie-Management-Daten (Gesamtüberblick, CGM- und Pumpendaten) der Patientin Katharina R.

Medtronic Pumpenhandhabung (1 von 1) Flussschema
26.12.2015 - 06.01.2016

Generiert: 14.01.2016 17:15:37 Seite 3 von 21
Datenquellen: MiniMed 640G

	Glukose-Messungen		Bolus-Ereignisse					Füllvorgänge					
	BZ-Messwerte	Tragedauer d. Sensors (h:mm)	Manuelle Boli	BolusExpert-Ereignisse	mit Mahlz.bolus	mit Korr.bolus	Bolus-vorschlag geändert	Rücklauf	Kanüle füllen	Ges.-Menge Kanüle füllen (I.E.)	Schlauch füllen	Ges.-Menge Schlauch füllen (I.E.)	Dauer der Unterbr. (h:mm)
Samstag 26.12.2015	7	23:25	5	6	3	6	3						1:35
Sonntag 27.12.2015	3	23:50	7	3	2	2	2	1	1	0,3	1	9,0036	3:09
Montag 28.12.2015	4	23:35	2	4	3	2	1						2:30
Dienstag 29.12.2015	5	23:50	2	5	4	4	1						1:06
Mittwoch 30.12.2015	10	23:50	6	7	5	6	3						4:57
Donnerstag 31.12.2015	16	7:55	10	4	2	3	1	1	1	0,3	1	8,6346	0:09
Freitag 01.01.2016	6	24:00	12	2	1	2							3:15
Samstag 02.01.2016	10	23:50	5	7	4	6	3						2:41
Sonntag 03.01.2016	7	23:50	3	5	4	5							0:46
Montag 04.01.2016	6	22:00	5	7	4	6	3	1	1	0,3	1	8,7361	0:41
Dienstag 05.01.2016	8	17:35	6	5	2	4	3						
Mittwoch 06.01.2016	9		2	5	3	4	3						
Gesamt	7,6/Tag	9d 21h 40m	5,4/Tag	5,0/Tag	61,7%	83,3%	38,3%	3	3	0,3I.E./Füllen	3	8,8I.E./Füllen	20h 49m

Abb. 6.10 Perspektive Pumpenhandhabung (Insulinpumpe und CGM) der Patientin Katharina R. Die Wechsel des Infusionssets erfolgen alle vier Tage (gelber Rahmen). Sehr häufig erfolgen Korrekturboli (roter Rahmen).

- Größe: 1,70 m, Gewicht: 54 kg
- Diabetesdauer: 14 Jahre
- Erfahrung mit CSII: 8 Jahre
- aktuelles Insulinpumpenmodell: MiniMed® 640G
- Erfahrung mit CGM: 6 Monate
- HbA_{1c}: 7,7 % (61 mmol/mol)
- Lebensumstände: Ärztin, absolut kompetent bzgl. Stoffwechselregulation von Diabetespatienten, bemüht um eine gute Diabeteseinstellung, flexible Lebensweise

Analyse:

- Basalrate (durchgezogene grüne Kurve): entspricht der Vorstellung über den physiologischen Insulinbedarf, ebenso das Verhältnis Basalrate/Bolus (45 % zu 55 %)
- auffällig: keinerlei Hypoglykämien, von denen allerdings einige durch das Eingreifen des SmartGuard®-Algorithmus verhindert wurden (siehe Abb. 6.12 und 6.13)
- BolusExpert® wird genutzt, der Bolusvorschlag zu über 60 % angenommen (Abb. 6.10)

- häufig wird der Korrekturbolus verwendet
- es erfolgt ausschließlich die Gabe von Normalboli (zu sehen in den Abb. 6.12 und 6.13)
- Insulindosis: Gesamtinsulin 33,5 ± 2,8 Einheiten, entspricht 0,6 Einheiten/kg Körpergewicht, folglich keine Insulinresistenz
- CGM-Kurve:
  - weist über den Tagesverlauf eine Rhythmik auf: Frühstück wird nicht eingenommen, Mittagessen erfolgt regelmäßig, Abendessen unregelmäßig (das zeigen auch die unteren Bilder mit den Mahlzeiten in Abb. 6.9)

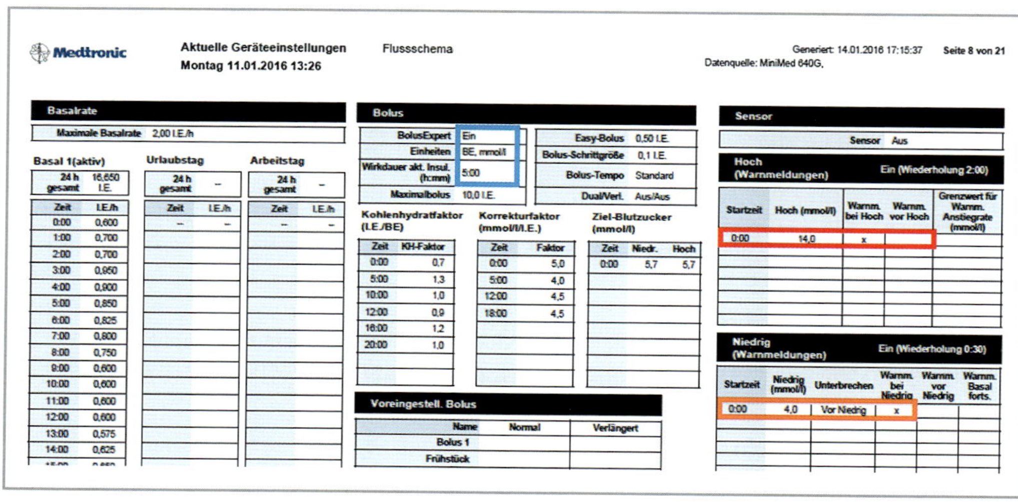

Medtronic | Aktuelle Geräteeinstellungen | Montag 11.01.2016 13:26 | Flussschema | Generiert: 14.01.2016 17:15:37 | Seite 8 von 21 | Datenquelle: MiniMed 640G,

Basalrate

Maximale Basalrate 2,00 I.E./h

Basal 1(aktiv): 24 h gesamt 16,650 I.E.

Zeit	I.E./h
0:00	0,600
1:00	0,700
2:00	0,700
3:00	0,950
4:00	0,900
5:00	0,850
6:00	0,825
7:00	0,800
8:00	0,750
9:00	0,600
10:00	0,600
11:00	0,600
12:00	0,600
13:00	0,575
14:00	0,625

Urlaubstag: 24 h gesamt –

Zeit	I.E./h
–	–

Arbeitstag: 24 h gesamt –

Zeit	I.E./h
–	–

Bolus

BolusExpert	Ein
Einheiten	BE, mmol/l
Wirkdauer akt. Insul. (h:mm)	5:00
Maximalbolus	10,0 I.E.
Easy-Bolus	0,50 I.E.
Bolus-Schrittgröße	0,1 I.E.
Bolus-Tempo	Standard
Dual/Verl.	Aus/Aus

Kohlenhydratfaktor (I.E./BE)

Zeit	KH-Faktor
0:00	0,7
5:00	1,3
10:00	1,0
12:00	0,9
16:00	1,2
20:00	1,0

Korrekturfaktor (mmol/l/I.E.)

Zeit	Faktor
0:00	5,0
5:00	4,0
12:00	4,5
18:00	4,5

Ziel-Blutzucker (mmol/l)

Zeit	Niedr.	Hoch
0:00	5,7	5,7

Voreingestell. Bolus

Name	Normal	Verlängert
Bolus 1		
Frühstück		

Sensor

Sensor Aus

Hoch (Warnmeldungen) Ein (Wiederholung 2:00)

Startzeit	Hoch (mmol/l)	Warnm. bei Hoch	Warnm. vor Hoch	Grenzwert für Warnm. Anstiegrate (mmol/l)
0:00	14,0	x		

Niedrig (Warnmeldungen) Ein (Wiederholung 0:30)

Startzeit	Niedrig (mmol/l)	Unterbrechen	Warnm. bei Niedrig	Warnm. vor Niedrig	Warnm. Basal forts.
0:00	4,0	Vor Niedrig	x		

Abb. 6.11 Perspektive „Aktuelle Geräteeinstellungen" der Patientin Katharina R. (unterer Teil der Darstellung ausgeblendet).

  - Glukosestabilität: MW: 178 mg/dl (9,9 mmol/l), SD: 52 mg/dl (2,9 mmol/l), Stabilitätsindex: 3,42 (sehr stabil, weil keine Hypoglykämien)
  - Glukoseniveau: MW: 178 mg/dl (9,9 mmol/l)
    → HbA_{1c} von 7,6 % (60 mmol/mol), moderat erhöht
- Pumpenmanagement: Wechsel des Infusionssets immer mit dem Wechsel des Reservoirs – im Durchschnitt alle 4 Tage entsprechend Abbildung 6.10
- Perspektive „Aktuelle Geräteeinstellungen" (Abb. 6.11): Insulin/Kohlenhydrat-Faktoren adäquat der Tagesempfindlichkeit (Mitte)
- Nutzung BolusExpert®, Wirkdauer des aktiven Insulins 5 Stunden (blauer Rahmen)
- CGM-Einstellung: Alarm hoch 250 mg/dl (13,9 mmol/l) (roter Rahmen)
- Unterbrechen vor Niedrig (SmartGuard®): bei 72 mg/dl (4,0 mmol/l) (oranger Rahmen)

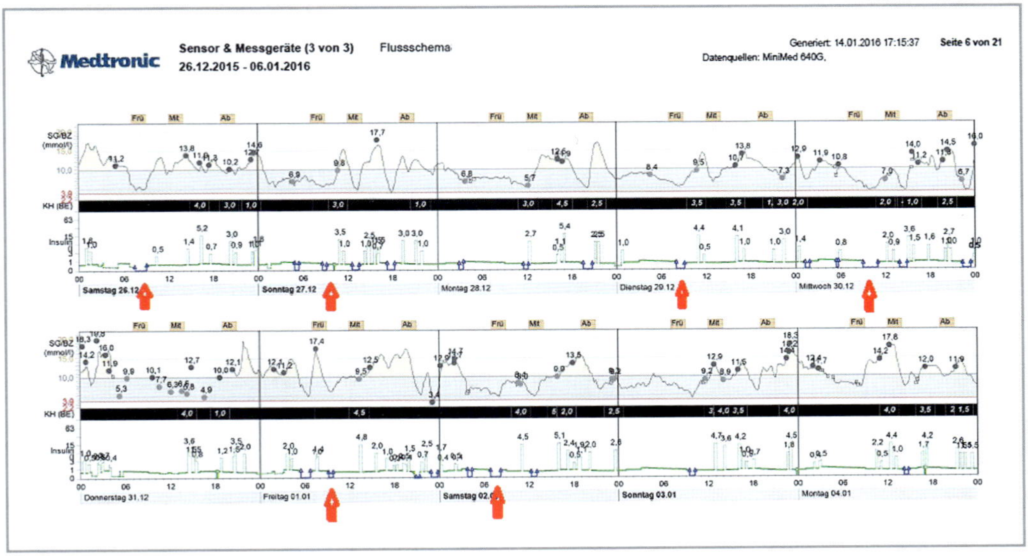

Abb. 6.12 Perspektive Sensor und Messgeräte (Übersicht über konsekutive Tage) der Patientin Katharina R. Zwar ist die Basalrate physiologisch und scheint richtig dosiert. Auch die CGM-Kurven deuten auf eine optimale Stoffwechselregulation hin, jedoch ist das nur der Fall, weil SmartGuard® an mehreren Tagen zu einer ähnlichen Uhrzeit die Insulinabgabe unterbricht, sonst wäre es zu Hypoglykämien gekommen. Die Basalrate muss im Zeitrahmen gegen 04.00 bis 06.00 Uhr etwas verringert werden.

- Übersicht über konsekutive Tage: die Basalrate ist in den späten Nachtstunden etwas zu hoch, SmartGuard® verhindert die drohenden Hypoglykämien
- weiterhin: nur Anwendung von Normalboli, viele Korrekturboli
- Übersicht über einzelne Tage (Abb. 6.13): Bestätigung der vielen Korrekturboli, vorsichtiges Herantasten an den Zielbereich
- Anwendung ausschließlich von Normalboli
- Kalibrierung in der Glukosestabilität (Punkte mit hinterlegtem Kreuz)
- viele Unterbrechungen durch den SmartGuard® verhindern prädiktiv Hypoglykämien

Schlussfolgerung:

Die Basalrate ist physiologisch adäquat, allerdings in den späten Nachtstunden etwas zu hoch. Die drohenden Hypoglykämien verhindert SmartGuard® prädiktiv. Die Patientin teilte mit, dass sie ohne die Glukosesensoren (sie kauft sich diese selbst, was nicht immer finanzierbar ist) immer wieder mal Hypoglykämien erlebt. So ist auch zu verstehen, dass sie ein vorsichtiges Bolusmanagement mit vielen Korrekturboli durchführt. Im Bolusmanagement werden nur Normalboli angewendet. Die Einstellung ist in der Nähe des Zielbereichs, was nicht selbstverständlich ist, betreffen doch die gezeigten Kurven die Feiertage um den Jahreswechsel herum. Aufgrund einer Einstellung völlig ohne Hypoglykämien ist der Glukoseverlauf sehr stabil.

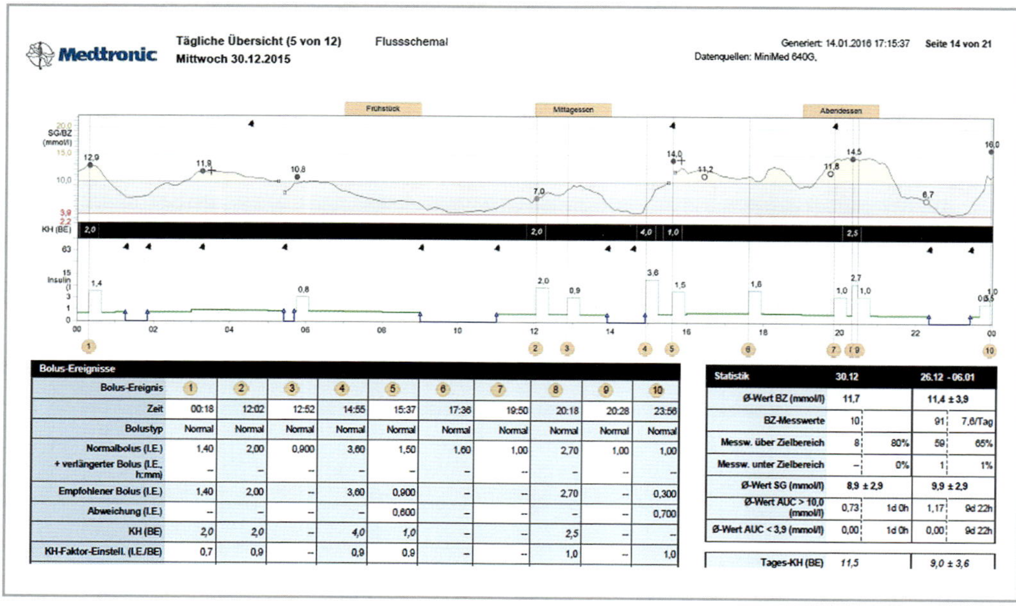

Bolus-Ereignisse

Bolus-Ereignis	1	2	3	4	5	6	7	8	9	10
Zeit	00:18	12:02	12:52	14:55	15:37	17:36	19:50	20:18	20:28	23:56
Bolustyp	Normal	Normal	Normal	Normal	Normal	Normal	Normal	Normal	Normal	Normal
Normalbolus (I.E.)	1,40	2,00	0,900	3,60	1,50	1,60	1,00	2,70	1,00	1,00
+ verlängerter Bolus (I.E., h:mm)	--	--	--	--	--	--	--	--	--	--
Empfohlener Bolus (I.E.)	1,40	2,00	--	3,60	0,900	--	--	2,70	--	0,300
Abweichung (I.E.)	--	--	--	--	0,600	--	--	--	--	0,700
KH (BE)	*2,0*	*2,0*	--	*4,0*	*1,0*	--	--	*2,5*	--	--
KH-Faktor-Einstell. (I.E./BE)	0,7	0,9	--	0,9	0,9	--	--	1,0	--	1,0

Statistik	30.12		26.12 - 06.01	
Ø-Wert BZ (mmol/l)	11,7		11,4 ± 3,9	
BZ-Messwerte	10		91	7,6/Tag
Messw. über Zielbereich	8	80%	59	65%
Messw. unter Zielbereich	--	0%	1	1%
Ø-Wert SG (mmol/l)	8,9 ± 2,9		9,9 ± 2,9	
Ø-Wert AUC > 10,0 (mmol/l)	0,73	1d 0h	1,17	9d 22h
Ø-Wert AUC < 3,9 (mmol/l)	0,00	1d 0h	0,00	9d 22h
Tages-KH (BE)	*11,5*		*9,0 ± 3,6*	

Abb. 6.13 Perspektive Tägliche Übersicht (Detail für jeden Tag: CGM-, BG- und Pumpendaten) der Patientin Katharina R. (unterer Teil der Darstellung ausgeblendet).

Mögliche Verbesserungen für die Therapie:

Die Basalrate sollte in den späten Nachtstunden leicht gesenkt werden. Die Anwendung von verlängerten und Dualboli bei Mittags- und Abendmahlzeiten würde die Patientin im Management entlasten. Solange sie das CGM-System trägt und damit SmartGuard® anwenden kann, ist das vorsichtige Verhalten mit vielen Korrekturboli nicht notwendig. Die Zeiträume für den Wechsel des Infusionssets könnten kürzer sein (3 statt 4 Tage).

7. CGM-Katalog: Beispiele von CGM-Mustern

7.1. Überblick

Dieses Kapitel lässt sich auffassen als CGM-Bibliothek. Verschiedene, immer wieder auftretende Muster in den CGM-Profilen werden abgebildet und sehr kurz charakterisiert. Einige der CGM-Muster wurden auch bereits in den vergangenen Kapiteln ausführlich beschrieben. Der Schwerpunkt hier liegt jedoch darin, ein für eine Situation relevantes Muster zu zeigen. Bei der Auswertung von CGM-Profilen kann so in diesem Kapitel nachgeschlagen werden. Die kurzen Erklärungen betreffen immer das jeweilige Muster, also auch dessen Ursachen, wodurch sich zwangsläufig Wiederholungen bei der Beschreibung ergeben.

Die CGM-Muster wurden nach folgender Systematik unterteilt:

- Differenzen zwischen Blut- und interstitieller Glukose,
- Hypoglykämien,
- Hyperglykämien,
- detaillierte Beurteilung von Mahlzeiten.

Welche Muster dann dargestellt werden, zeigt Abbildung 7.1.

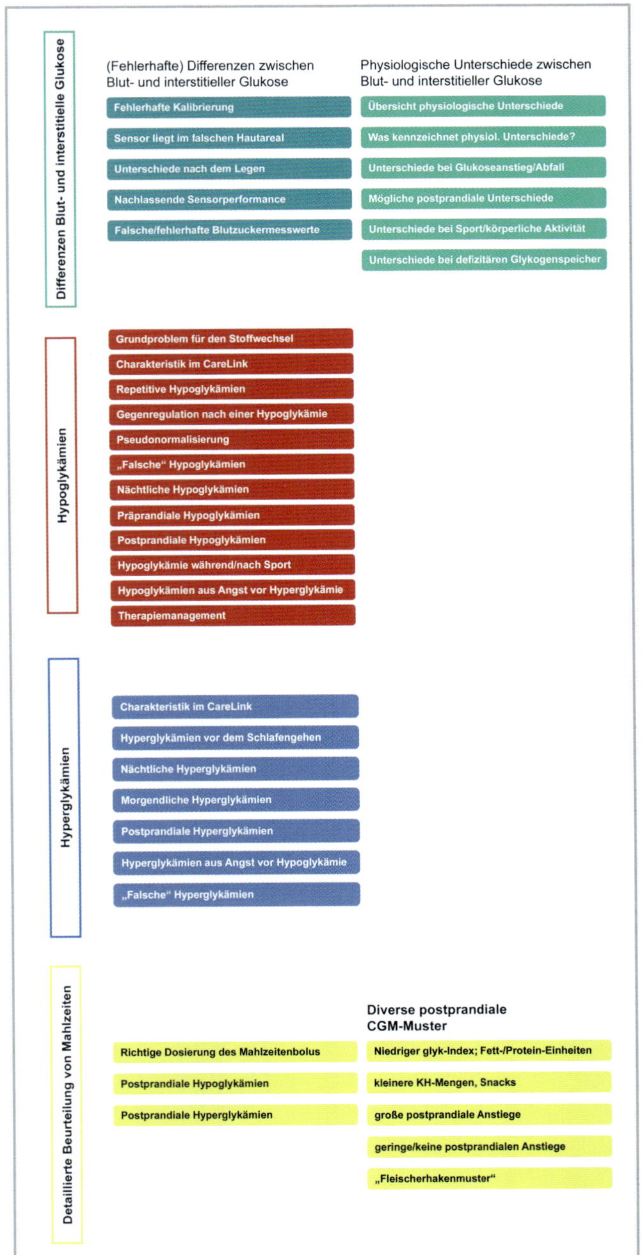

Abb. 7.1 Überblick über die im Kapitel 7 dargestellten CGM-Muster.

7.2. Differenzen zwischen Blut- und interstitieller Glukose

7.2.1. (Fehlerhafte) Differenzen zwischen Blut- und interstitieller Glukose

7.2.1.1. Unterschiede zwischen Blut- und interstitieller Glukose wegen falscher Kalibrierung (siehe auch Abschnitt 4.2.5.)

CGM-Muster: fehlerhafte Kalibrierung im Glukoseabfall

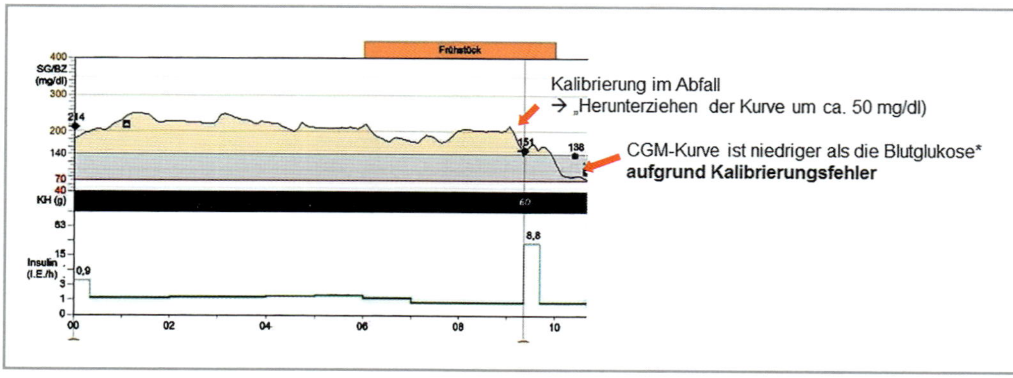

Abb. 7.2 Kalibrierung im Glukoseabfall (2 Pfeile nach unten zeigen eine Glukoseänderungsgeschwindigkeit von mindestens 2 mg/dl/min). Dadurch wird die CGM-Kurve hin zu niedrigeren Glukosewerten verschoben. Die CGM-Werte liegen nachfolgend falsch zu niedrig, folglich auch niedriger als die Blutglukosemesswerte.

CGM-Muster: fehlerhafte Kalibrierung im Glukoseanstieg

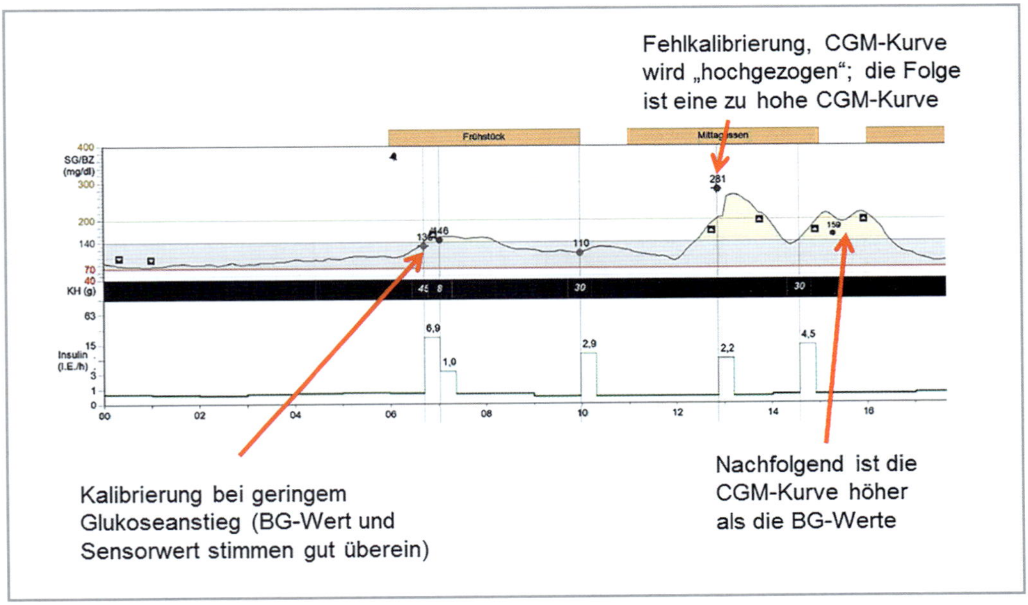

Abb. 7.3 Unsachgemäße Kalibrierung im Glukoseanstieg. Dadurch wird die CGM-Kurve hin zu höheren Glukosewerten verschoben. Die CGM-Werte liegen nachfolgend falsch zu hoch, folglich auch höher als die Blutglukosemesswerte.

CGM-Muster: Kompensation eines durch eine vorangegangene Fehlkalibrierung zu hohen Glukoseniveaus (richtig ausgeführt in einer Phase der Glukosestabilität)

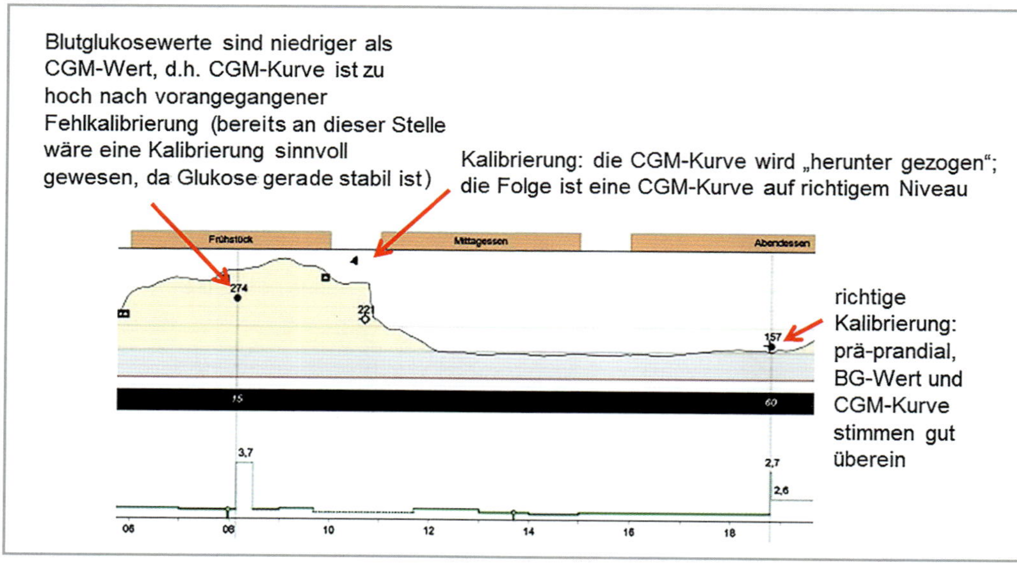

Abb. 7.4 Kompensation einer vorangegangenen Fehlkalibrierung. Die Kalibrierung erfolgt bei noch stabilen Glukosewerten und zieht die vorher (nach falscher Kalibrierung am Vorabend) falsch zu hohe CGM-Kurve wieder auf ihr richtiges Glukoseniveau.

Charakteristik:

- die zur Kalibrierung benutzten Blutglukosewerte sind zu erkennen an dem über dem Messpunkt liegenden Kreuz
- Unterschiede zwischen Blut- und interstitieller Glukose wegen falscher Kalibrierung zeigen sich nachfolgend im Glukoseverlauf:
  - sie treten auf, wenn die Kalibrierung bei starkem Glukoseanstieg bzw. -abfall erfolgte (wenn mehr als ein Pfeil hoch/runter)
  - eine Fehlkalibrierung zeigt sich durch „Sprünge“ in den Kurven
  - in diesem Fall handelt es sich immer um eine Fehlkalibrierung mit der Konsequenz, dass die CGM-Kurve nach oben oder unten parallel zur y-Achse (Glukosekonzentration) verschoben ist
  - bei geringeren Glukoseanstiegen bzw. -abfällen treten solche Sprünge nicht auf. Trotzdem gewährleistet nur die Kalibrierung in der Glukosestabilität in jedem Fall, dass keine fehlerhafte CGM-Messung auftritt
- Fehlkalibrierungen können auch auftreten durch falsche Blutglukosewerte

7.2.1.2. Unterschiede zwischen Blut- und interstitieller Glukose wegen falscher Lage des Glukosesensors

CGM-Muster: „Nase" durch Liegen auf dem Glukosesensor

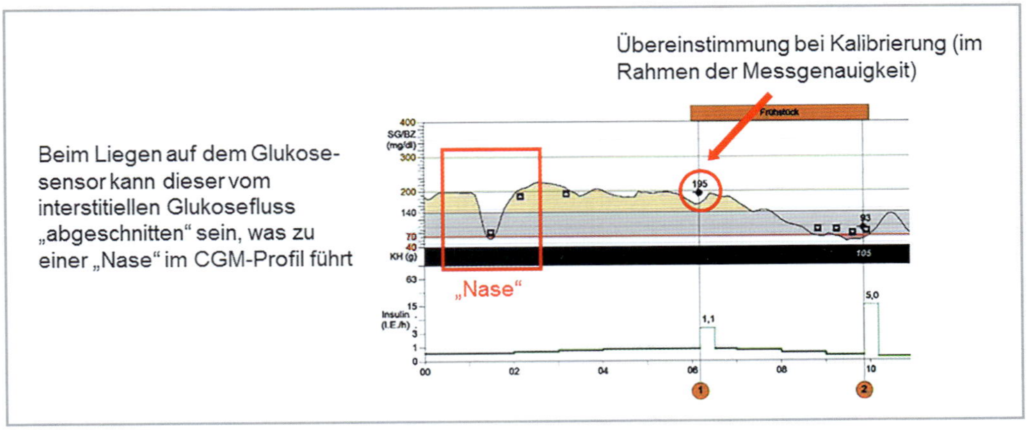

Abb. 7.5 Der Glukosesensor kann nur die Glukosekonzentration im Gewebe messen, wenn er mit dem interstitiellen Fluss verbunden ist. Die dynamische Messung erfordert, dass dieser Bereich auch Anschluss an den interstitiellen Fluss hat. Wird dieser Bereich abgedrückt, so verarmt er an Glukose, weil diese in dem abgeschnittenen Volumen verbraucht wird. Die Glukosekonzentration sinkt unlogisch. Nach Lageänderung ist der Anschluss an den interstitiellen Fluss wieder gegeben. Der Sensor misst wieder die „wahre" Glukosekonzentration.

CGM-Muster: falsch niedrige Glukosewerte durch Liegen auf dem Glukosesensor sowie Datenlücken durch Unterbrechung der Funkverbindung

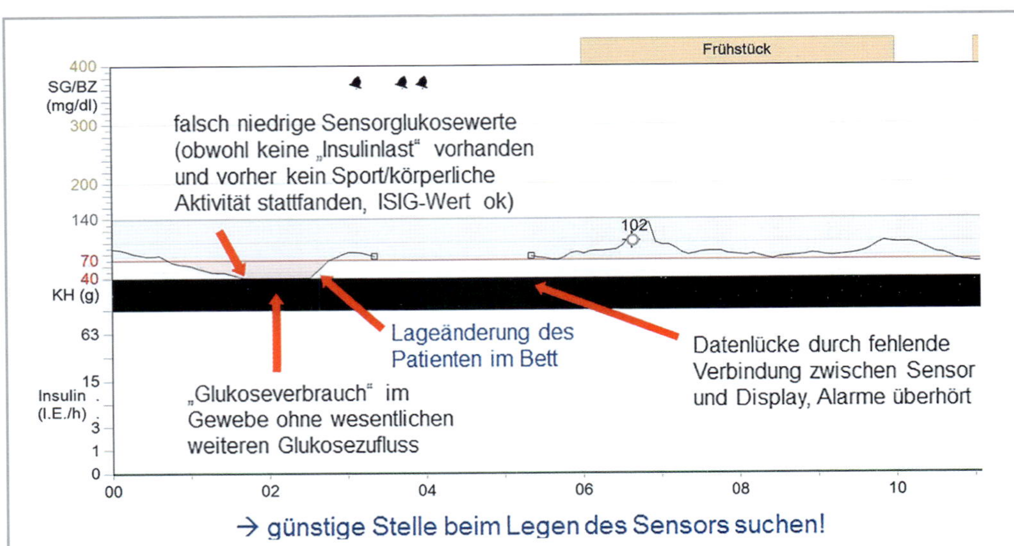

Abb. 7.6 Falsch niedrige Glukosewerte durch Liegen auf dem Glukosesensor, Datenlücken durch Unterbrechung der Funkverbindung (Sensor und Monitor „sehen sich nicht"); ISIG: dieser Wert dokumentiert die Funktionsfähigkeit des Sensors.

Charakteristik:

- das Muster einer „Nase“ kann hervorgerufen werden durch „Abdrücken“ des Gewebevolumens, in welchem der Glukosesensor sitzt; das kann passieren
  - beim Tragen des Glukosesensors
    - unter dem Bund von Unterwäsche
    - unter dem Gürtel
  - durch seitliches Verrutschen oder Verdrillen des gelegten Glukosesensors
  - durch Liegen auf dem Glukosesensor (besonders nachts ohne wesentliche Lageänderung)
- Datenlücken in den CGM-Kurven können entstehen; das kann passieren
  - aktiv durch Unterbrechung der Funkverbindung zwischen Glukosesensor und Monitor bzw. Insulinpumpe (es kann sich auch um Kontaktprobleme zwischen Sensor und Transmitter handeln, dann aber sowohl am Tag als auch in der Nacht, ggf. Reinigung!)
  - durch fehlenden „Sichtkontakt“ vom Sensor zum Empfänger, wenn sich Glukosesensor und Monitor/Pumpe an gegenüberliegenden Körperstellen befinden; Letzteres tritt bei den Funkfrequenzen auf, die vom Körper absorbiert werden (z.B. bei MiniMed® Veo™ oder Guardian® Real-Time bei 873 MHz, nicht jedoch bei der MiniMed® 640G mit einer Frequenz von 2,4 GHz)

7.2.1.3. Unterschiede zwischen Blut- und interstitieller Glukose kurz nach dem Legen des Glukosesensors

CGM-Muster: Abweichung der CGM-Werte nach Legen eines neuen Glukosesensors

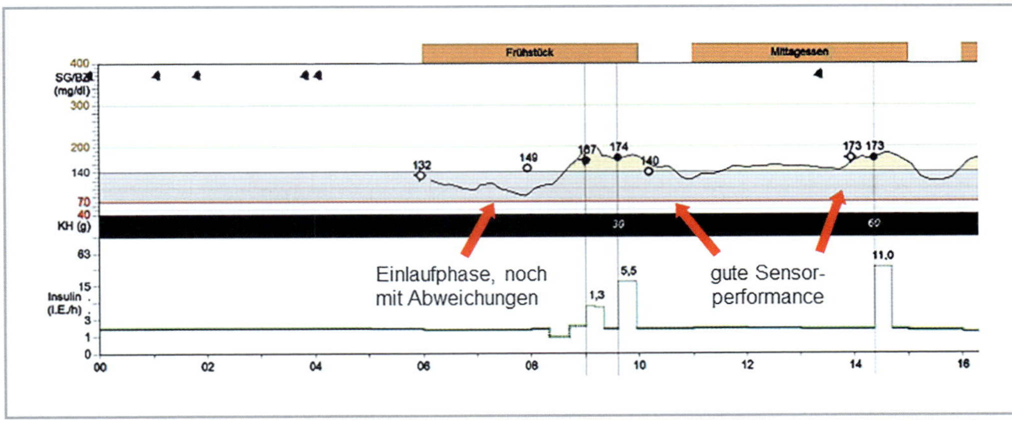

Abb. 7.7 Abweichende Glukosewerte in der Einlaufphase (bis ca. 8 Uhr): Der Glukosesensor braucht eine gewisse Zeit, bevor er den richtigen Kontakt zu der interstitiellen Flüssigkeit gefunden hat. Die Einlaufzeit nach dem Legen des neuen Glukosesensors beträgt beim Enlite™ von Medtronic zwei Stunden.

Charakteristik:

- Der Glukosesensor benötigt eine gewisse Zeit, um guten Kontakt zum interstitiellen Fluss zu haben („Anfeuchten")
- um die Sensorelektrode herum muss sich erst seröse Flüssigkeit sammeln, was möglicherweise eine minimale, unproblematische Entzündungsreaktion voraussetzt (siehe auch Untersuchungen in [7.1])
- aus diesem Grund sind nach dem Legen des Glukosesensors zwei Stunden Einlaufzeit notwendig (MiniMed® 640G: max. 2 Stunden)
- es kommt vor, dass das Einlaufen des Sensors einige Stunden länger dauert (Messwertabweichungen, bei Menschen mit dicker Fettschicht wahrscheinlicher als bei Schlanken) → Gewebe zum Sensor hin reiben!
- ein hilfreicher Trick: den neuen Glukosesensor bereits einige Stunden vor dem Wechsel insertieren (bei weiterhin messendem „alten" Sensor)

7.2.1.4. Unterschiede zwischen Blut- und interstitieller Glukose am Ende der Lebenszeit des Glukosesensors

CGM-Muster: Abweichung der CGM-Werte wegen nachlassender Sensorperformance am Ende der Lebenszeit des Glukosesensors

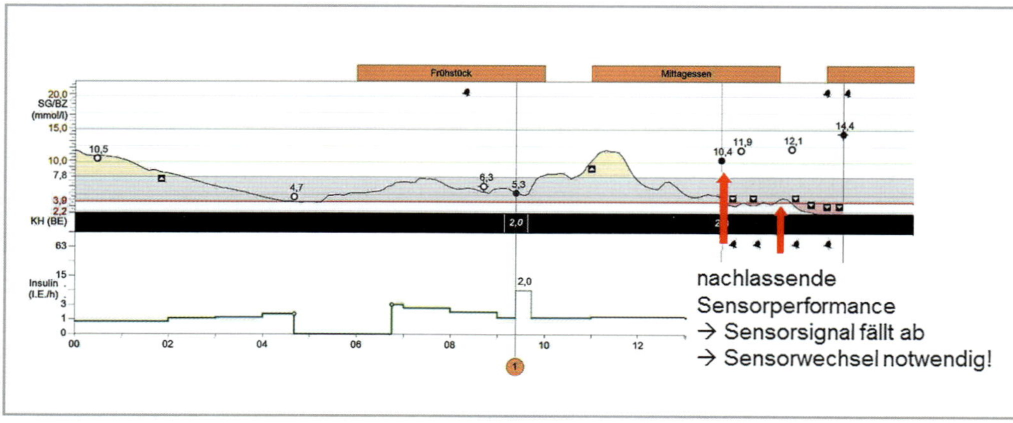

Abb. 7.8 Abweichende Glukosewerte am Ende der Lebenszeit des Glukosesensors. Die angezeigten Werte weichen zunehmend von den Blutglukosewerten ab. Der ISIG-Wert (so benannt bei Produkten des Unternehmens Medtronic)*, also der Wert, der den durch die elektrochemische Reaktion hervorgerufenen Elektronenstrom anzeigt, fällt stark ab, wodurch die angezeigten Glukosewerte ebenfalls abfallen und falsch zu niedrig angezeigt werden.

Charakteristik:

- nachlassende Sensorperformance ergibt sich am Ende der Lebensdauer der Glukosesensoren
- charakteristisch ist ein schnell wachsender Unterschied zwischen der Blutglukose und den CGM-Werten
- nachlassende Sensorperformance kann auftreten durch
  - zu langes Tragen des Glukosesensors (> 6 Tage beim Enlite™, > 7 Tage beim Dexcom)
  - beim Enlite™ zeigt sich das durch einen ISIG-Wert < 8 nA (ausgewiesen im Menü des Monitors)
- eine Kalibrierung sorgt nicht mehr für Angleichung der CGM-Kurve an den Blutglukosewert oder wird vom System ganz verweigert

---

* ISIG: Input-Signal, dieses sollte nicht < 8 nA sein

7.2.1.5. Unterschiede zwischen Blut- und interstitieller Glukose wegen fehlerhafter Blutglukosemessung zwecks Kalibrierung

CGM-Muster: Unterschiede zwischen Blut- und interstitieller Glukose wegen falscher Blutglukosewerte

Charakteristik:

- Unterschiede zwischen Blut- und interstitieller Glukose können mit einer unsachgemäßen Blutglukosemessung zusammenhängen
- fälschlicherweise wird der Blutglukosewert immer als zuverlässig angenommen und das Problem beim CGM-System gesucht
- dabei haben bereits einige Blutglukosemessgeräte eine Messtoleranz von ca. 10 bis 15 % (siehe z. B. [7.2])
- insbesondere treten auch Handhabungsfehler der Patienten auf (Hände nicht gewaschen, Honigseife u. ä. verwendet – dieser Effekt ist nicht selten!)

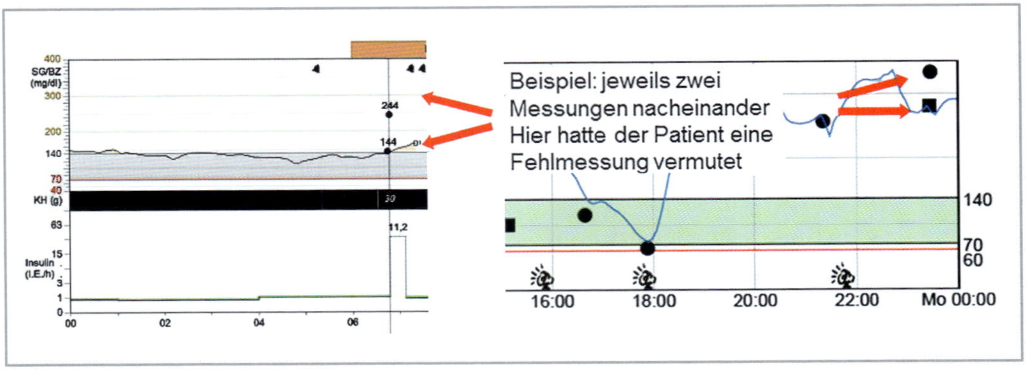

Abb. 7.9 Falsche Blutglukosewerte durch Messfehler des Patienten (Messung nach Obstverzehr ohne Händewaschen). Solche Messfehler sind nicht selten.

7.2.2. Reale Differenzen zwischen Blut- und interstitieller Glukose

7.2.2.1. Physiologische Unterschiede zwischen Blut- und interstitieller Glukose: Zugang (siehe auch Abschnitt 2.5.)

Charakteristik:

- aus dem Blut gelangt die Glukose in das Interstitium und nachfolgend in die Zellen; dort wird sie verbraucht (kaum im Blut!)
- das heißt: das Blut ist das Transportsystem, in der Peripherie findet jedoch der Glukosestoffwechsel statt
- physiologische Unterschiede zwischen der Blutglukosemessung und der interstitiellen Glukosemessung sind folglich zu erwarten, denn:
  - die Blutglukosemessung findet im kapillären Blut statt
  - CGM misst im Interstitium, kann also dort nur messen, was es in seiner Umgebung vorfindet
  - bereits im Blut treten in verschiedenen Körperregionen unterschiedliche Blutglukosewerte auf (z. B. [7.3]), wenn sich die Glukosekonzentration rasch ändert
  - bekanntlich ergeben sich im Zustand hoher Glukosedynamik auch Unterschiede zwischen kapillärem und venösem Blut
- physiologische Unterschiede zwischen Blut- und interstitieller Glukose können auftreten:
  - im Glukoseanstieg bzw. -abfall
  - Glukosefluss zum Gehirn bei einer akuten Hypoglykämie (mit Hypoglykämiesymptomen, falls Wahrnehmung, siehe Abb. 2.18)
  - bei hohem Glukoseverbrauch*
  - durch körperliche Aktivität/Sport
  - aufgrund hoher Insulinempfindlichkeit (postprandial)
  - im Zustand leerer Glykogenspeicher*, nach
    - Hypoglykämien (schwere Hypoglykämie, repetitive Hypoglykämien)
    - körperlicher Aktivität/Sport
    - Hungerphasen (Nahrungskarenz)
- die interstitielle Glukose kann also nur im Glukoseabfall höher sein als die Blutglukose, nie im Anstieg oder bei Stabilität (siehe Abb. 2.1)
- im Prinzip ist die Blutglukose der Referenzwert

---

* beide Effekte überlappen sich und können nur schwer voneinander separiert werden

Erkennen von physiologischen Unterschieden im Vergleich zu Messfehlern, z. B. durch ungünstige Kalibrierung:

- physiologische Unterschiede sind daran erkennbar, dass die Glukosewerte bei zwei aufeinanderfolgenden Kalibrierungen übereinstimmen, dazwischen die Werte jedoch differieren
- die Ursache für diese Abweichungen liegt in Zuständen hoher Glukosedynamik begründet; Beispiel: Rückfluss von Glukose zur Leber zum Wiederauffüllen der Glykogenspeicher nach vorangegangener Hypoglykämie
- Ausnahme: lassen sich physiologische Unterschiede ausschließen, die Unterschiede treten jedoch in besagter Weise auf, so kann auch die Blutglukosemessung fehlerhaft sein (falsche Blutglukosewerte bei richtigen CGM-Werten)

CGM-Muster: Kennzeichen für physiologische Unterschiede zwischen Blut- und interstitieller Glukosekonzentration

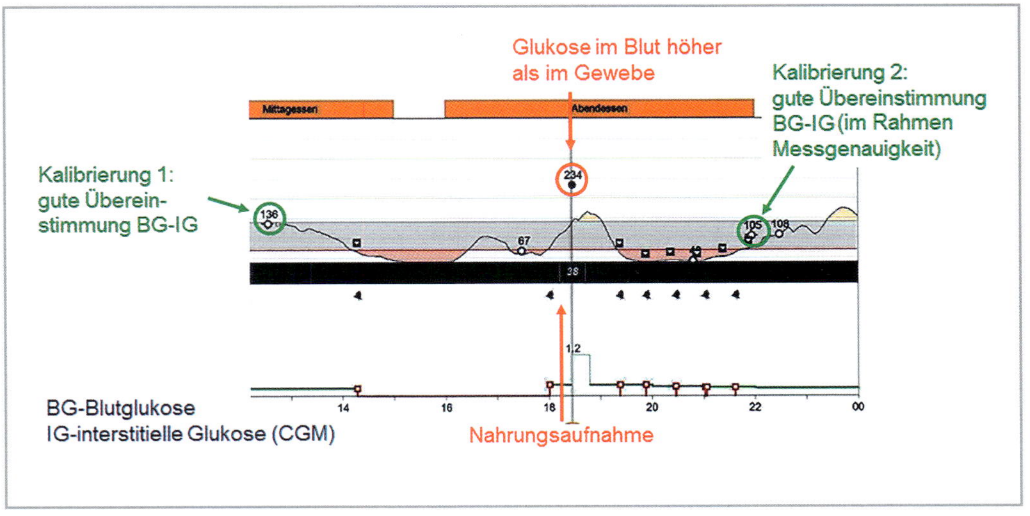

Abb. 7.10 Physiologische Unterschiede zwischen Blut- und interstitieller Glukosekonzentration sind daran zu erkennen, dass die zur Kalibrierung verwendeten Werte übereinstimmen (grün eingekreist), die Glukosewerte dazwischen jedoch differieren (rot eingekreist). Das betrifft nur hohe Blutglukosewerte nach Nahrungsaufnahme. Vom Kompartiment Blut fließt Glukose direkt zur Leber, um leere Glykogenspeicher infolge stattgehabter Hypoglykämien wiederaufzufüllen. Diese Glukose kommt damit nicht ins Gewebe, zeigt sich folglich auch nicht in der CGM-Kurve.

7.2.2.2. Physiologische Unterschiede zwischen Blut- und interstitieller Glukose bei Glukoseanstiegen und -abfällen

CGM-Muster: Abweichung von CGM- und Blutglukosewerten bei Glukoseanstiegen und -abfällen

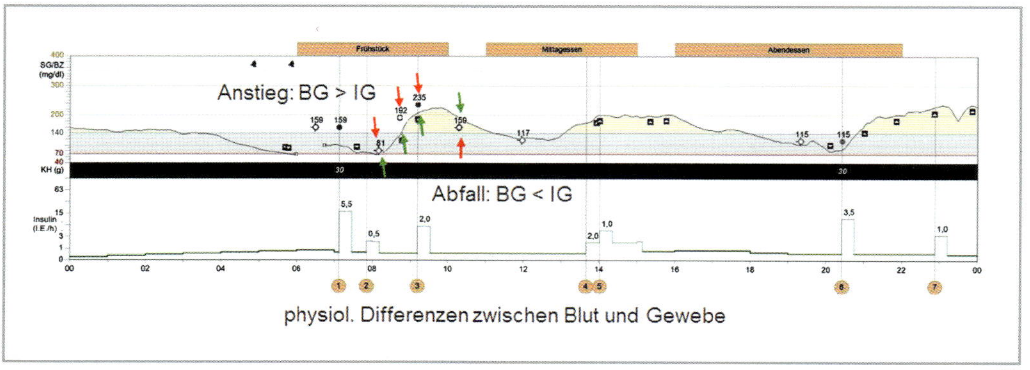

Abb. 7.11 Physiologische Unterschiede zwischen Blut- und interstitieller Glukose im Anstieg und Abfall (BG: Blutglukose, IG: interstitielle Glukose).

Charakteristik:

- im Anstieg und Abfall der Glukosekonzentration ergibt sich ein Timelag; dieser setzt sich zusammen aus einem messtechnischen Timelag und einem physiologischen Timelag
- dadurch differieren zu einem festgelegten Zeitpunkt Blutglukose und Gewebsglukose
- der messtechnische Timelag ist abhängig vom CGM-System und liegt zwischen etwa drei und acht Minuten; dieser wird mit jeder Gerätegeneration verkürzt, hat aber seine Grenze im zeitlichen Abstand zwischen zwei Messpunkten (1 Minute beim FreeStyle Navigator, 5 Minuten bei Enlite™ und Dexcom)
- der physiologische Timelag ist abhängig von der Glukoseänderungsgeschwindigkeit (Steilheit der Anstiege/Abfälle: relevant, wenn mehr als ein Trendpfeil auftritt [↑↑, ↓↓, ↑↑↑, ↓↓↓])
- diese Situation hängt ab vom gesamten metabolischen Zustand:
  - vom Individuum
  - von der Geschwindigkeit der Glukoseresorption und damit von der Nahrungszusammensetzung (Anstieg und Übergangszeit sind abhängig von der Konzentration, also vom Glukosegradienten) und der Magenfüllung (verringert z. B., wenn noch fetthaltige Nahrung enthalten)
  - von der Wirkung des gespritzten Insulins
  - ist also interindividuell und intraindividuell verschieden

- bei genau definierten Bedingungen (Magenfüllung, Standardmahlzeiten) beträgt der physiologische Timelag im Anstieg 15 bis 25 Minuten, im Abfall 10 bis 15 Minuten [7.4] *

---

* Bemerkung: Bei intravenöser Zufuhr von radioaktiv markierter Glukose ist diese nach ca. 5 Minuten im Interstitium nachweisbar. Das heißt, dass die Glukose nach der Resorption unter standardisierten Bedingungen ca. 5 Minuten benötigt, um in das metabolisch relevante Interstitium zu gelangen [7.5].

7.2.2.3. Physiologische Unterschiede zwischen Blut- und interstitieller Glukose im postprandialen Zustand

CGM-Muster: Abweichung der CGM-Werte von den Blutglukosewerten im Glukosemaximum nach Einnahme einer Mahlzeit

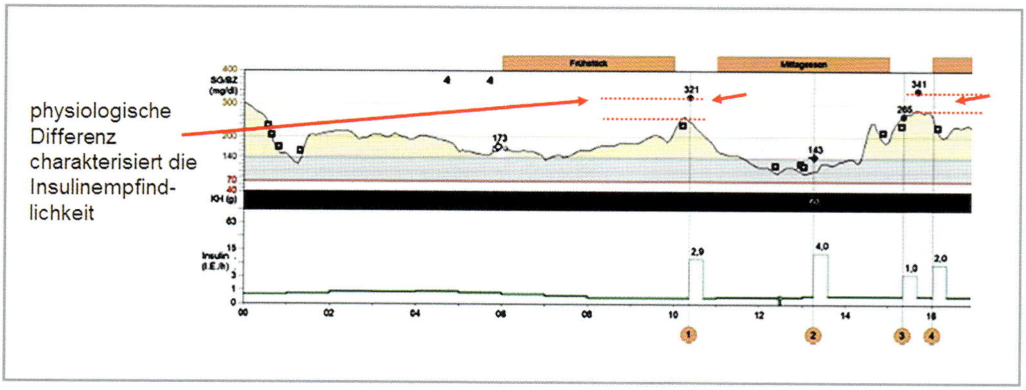

Abb. 7.12 Im postprandialen Zustand können physiologische Unterschiede zwischen Blut- und interstitieller Glukose auftreten, wenn ein Patient eine hohe Insulinempfindlichkeit (und damit schnelle Glukoseutilisation) aufweist. Bei diesem Patienten waren in den Tagen vorher keine Hypoglykämien zu verzeichnen. Die Kalibrierung ist im Rahmen der Messgenauigkeit vernünftig. Bei beiden Mahlzeiten (weitere fanden an dem Tag nicht statt) treten die postprandialen Differenzen deutlich hervor.

Charakteristik:

- Ursache: hoher Glukoseverbrauch in den Zellen aufgrund hoher Insulinempfindlichkeit (schnelle Glukoseutilisation)
- der Unterschied beschreibt somit die Insulinempfindlichkeit!
- ausgeschlossen sein müssen leere Glykogenspeicher (in diesem Fall wird die Glukose vom Blut aus direkt zu den Glykogenspeichern transportiert und erreicht nicht das Interstitium):
  - nach vorangegangenen Hypoglykämien
  - nach erhöhter körperlicher Aktivität
- unbedingt ausgeschlossen sein muss: falsche Kalibrierung
- wesentliches Unterscheidungskriterium zu anderen Effekten: das Muster tritt bei allen Mahlzeiten in ähnlicher Weise auf
- allerdings: häufig lässt sich das Muster nicht erkennen, weil entsprechende postprandiale Blutglukosemessungen fehlen (man ist auf die Daten angewiesen, die zusätzlich zum CGM-Muster den Blutglukosewert zeigen)

7.2.2.4. Physiologische Unterschiede zwischen Blut- und interstitieller Glukose bei erhöhter körperlicher Aktivität/Sport

CGM-Muster: Abweichung der CGM-Werte von den Blutglukosewerten beim Sport

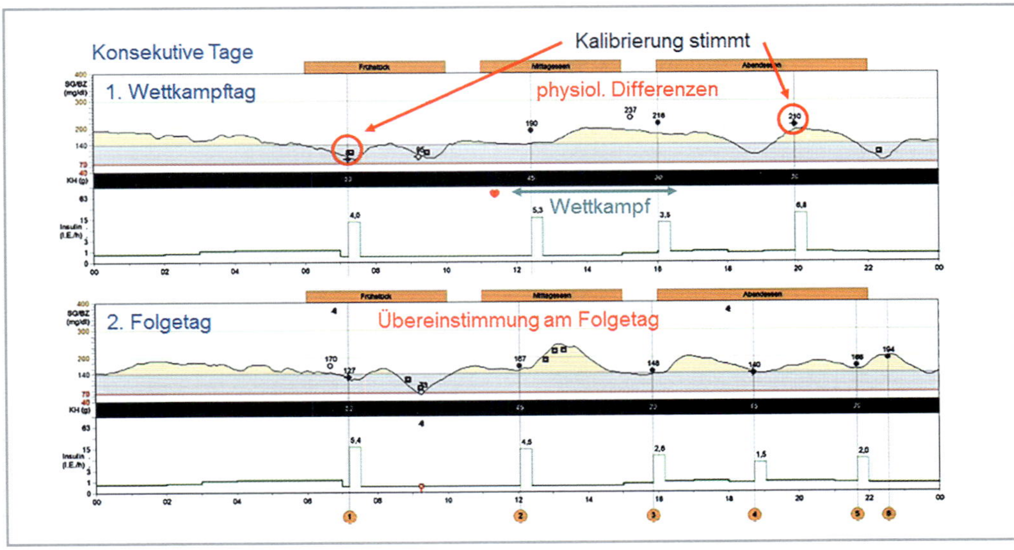

Abb. 7.13 Bei erhöhter körperlicher Aktivität/Sport sind physiologische Unterschiede zwischen Blut- und interstitieller Glukose relevant. Während zu allen Zeiten der ausgewählten konsekutiven Tage gut übereinstimmende Blutglukose- und CGM-Werte auftreten, divergieren diese während des sportlichen Wettkampfs stark.

Charakteristik:

- wichtige Ursache für die physiologischen Unterschiede zwischen Blut- und interstitieller Glukose bei körperlicher Aktivität/Sport ist ein erhöhter Glukoseverbrauch durch die Muskelarbeit
- der Effekt wird sichtbar, wenn während des Sports nach Nahrungsaufnahme (z. B. Energieriegel) Glukose resorbiert wird
- die Größe des Effekts hängt damit von der Intensität der Aktivität und vom Trainingszustand der Patienten ab
- ein sekundärer Effekt besteht in dem direkten Verbrauch von Glukose aus dem Blut in der Leber, die während des Sports ihre Glykogenspeicher zur Aufrechterhaltung der Glukosehomöostase einsetzt
- wichtig ist, dass Sport/körperliche Aktivität auch dokumentiert ist, damit eine richtige Interpretation erfolgen kann
- wenn ein Patient auf erhöhte Blutglukosewerte während der körperlichen Aktivität mit einem Korrekturbolus reagiert, so besteht die Gefahr einer Hypoglykämie (das wird seltener beim Sport beobachtet, wohl aber öfters bei Haus-

und Gartenarbeit, bei beiden wird der Faktor „körperliche Aktivität“ häufig unterschätzt)

7.2.2.5. Physiologische Unterschiede durch defizitäre Glykogenspeicher

CGM-Muster: Abweichung der CGM-Werte von den Blutglukosewerten durch defizitäre Glykogenspeicher nach repetitiven Hypoglykämien an mehreren Tagen vorher

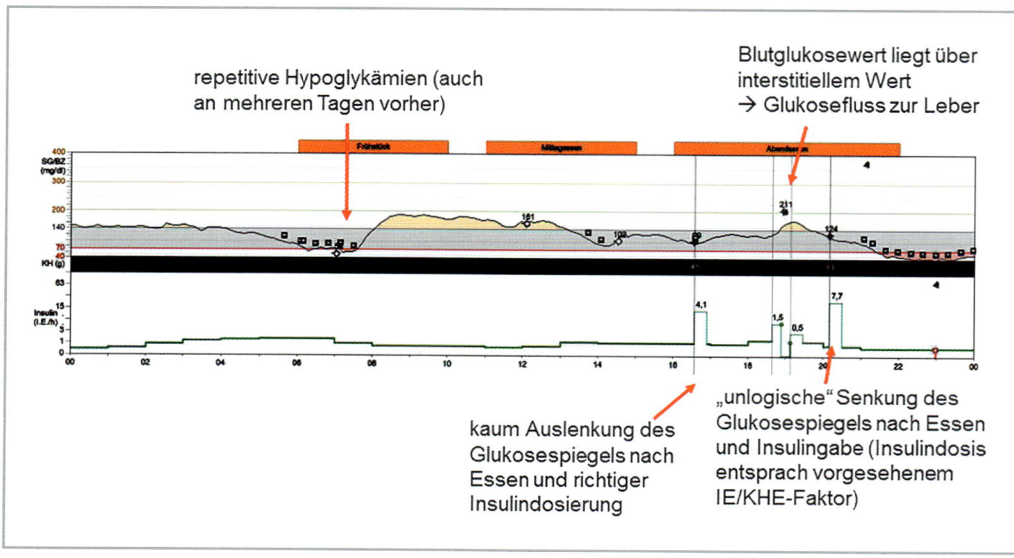

Abb. 7.14 Defizitäre Glykogenspeicher treten z. B. auf, wenn wegen repetitiver Hypoglykämien kein Wiederauffüllen dieser mehr erfolgen kann. Der Organismus versucht das Wiederauffüllen bei jeder Nahrungsaufnahme. Folglich fließt ein Teil der Glukose vom Blut zur Leber, die Glukosekonzentration im Interstitium ist dementsprechend geringer. Der Insulin/Kohlenhydrat-Faktor war stimmig, ebenso die Abdeckung der Abendmahlzeiten.

Charakteristik:

- wichtige Ursache für die physiologischen Unterschiede zwischen Blut- und interstitieller Glukose bei defizitären Glykogenspeichern ist das „Abfließen“ von Glukose aus dem Blut zum Wiederauffüllen der Speicher
- die Glukose kommt nicht im Interstitium an, kann folglich dort vom Glukosesensor auch nicht gemessen werden
- defizitäre Glykogenspeicher treten auf:
  - nach repetitiven Hypoglykämien
  - in Phasen der Nahrungskarenz oder wenn über einen gewissen Zeitraum weniger gegessen wird, als der Körper für den Energiehaushalt benötigt

  - bei/nach Sport
  - nach Alkoholgenuss
- defizitäre Glykogenspeicher implizieren die Gefahr, dass schwere Hypoglykämien auftreten können
- eine wichtige Maßnahme besteht im Wiederauffüllen der Glykogenspeicher über Nahrungsaufnahme

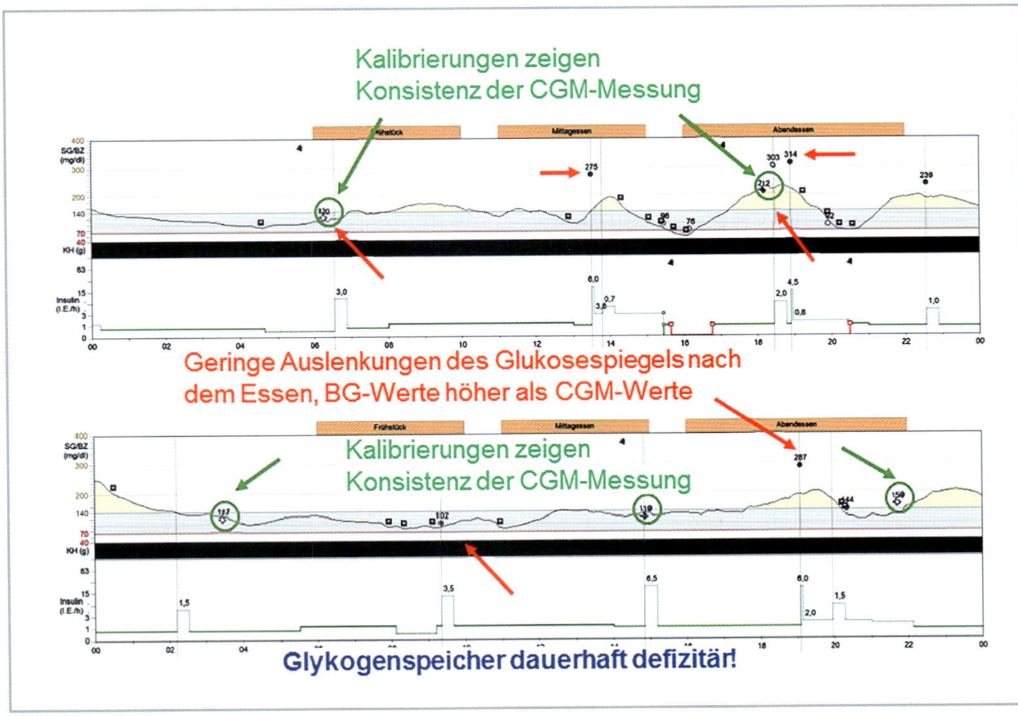

Abb. 7.15 Defizitäre Glykogenspeicher können auch auftreten, wenn über längere Zeiträume sehr viel weniger gegessen wurde, als für den Energiebedarf des Organismus erforderlich wäre. Das Erscheinungsbild bzgl. Unterschieden zwischen Blut- und interstitieller Glukosekonzentration ist genauso wie nach repetitiven Hypoglykämien.

7.3. CGM-Muster bei Hypoglykämien

7.3.1. Zugang: Hypoglykämien als Grundproblem für den Glukosestoffwechsel (siehe auch Abschnitt 4.2.1.)

Charakteristik:

- Hypoglykämien führen zu endogenen Glukoseströmen (über das physiologische Maß der kontinuierlichen Glukoneogenese im Nüchternzustand hinaus):
  - während der Hypoglykämie durch (hauptsächlich) hepatische Glukoseausschüttung
  - nachfolgend (bis zu einigen Stunden) durch Rückfluss von Glukose zwecks Wiederauffüllen der Glykogenspeicher
- Hypoglykämien zerstören das diabetologische Konzept der Abstimmung von Kohlenhydratresorption und Insulinwirkung
- mit häufigen Hypoglykämien ist eine normnahe Therapieeinstellung praktisch nicht möglich (ein deutlich sichtbares Zeichen dafür sind große Glukoseschwankungen)
- die Glukosevariabilität korreliert mit der Intensität von Hypoglykämien (diese ergibt sich aus der verbrachten Zeit in der Hypoglykämie × AUC < 70 mg/dl bzw. 3,9 mmol/l)

Ansicht in der Auswertesoftware (am Beispiel von CareLink™ Pro)

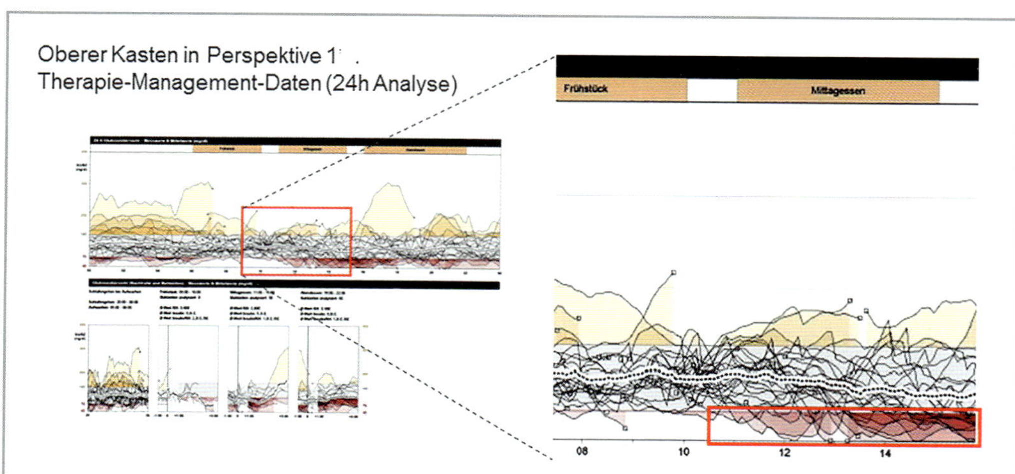

Abb. 7.16 Ansicht von Hypoglykämien in der Software CareLink™ Pro: Diese erscheinen unterhalb der eingestellten Hypoglykämieschwelle als „rote Seen“. Die Intensität der Farbe nimmt zu, je häufiger zu dem entsprechenden Zeitpunkt tiefe Glukosewerte unterhalb der festgelegten Schwelle für Hypoglykämien auftreten.

- Hypoglykämien zeigen sich als „rote Seen“ (unterhalb der eingestellten Hypoglykämieschwelle) in den CGM-Profilen: je häufiger zu einem bestimmten Zeitpunkt, desto dunkler

7.3.2. Repetitive Hypoglykämien

CGM-Muster: repetitive Hypoglykämien

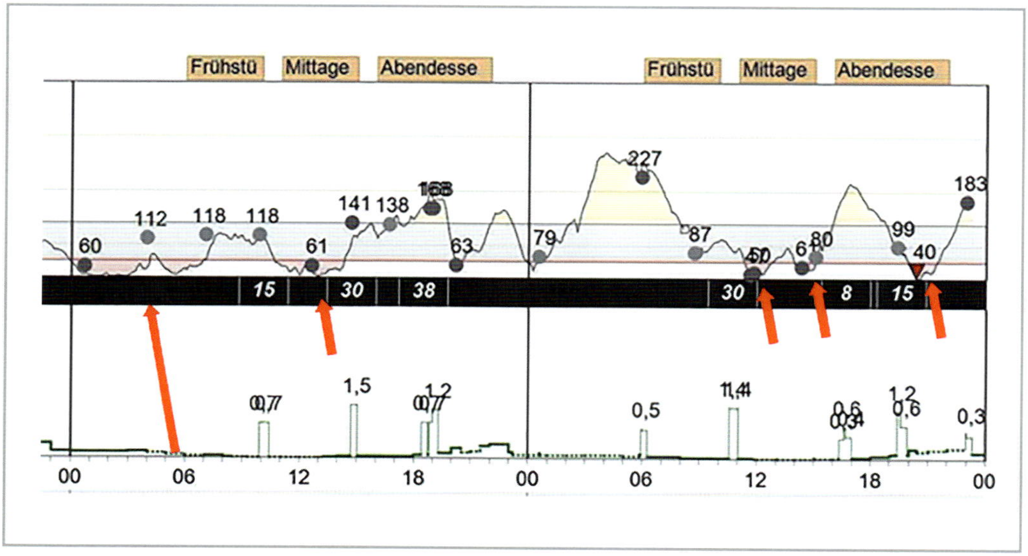

Abb. 7.17 Im Zeitverlauf immer wieder auftretende (repetitive) Hypoglykämien. An beiden Tagen treten Hypoglykämien auf. Zwei hypoglykämische Ereignisse werden gezählt, wenn zwischen zwei „roten Seen" ein Zeitabstand von > 30 Minuten liegt. Im linken Bildteil gegen 6.00 Uhr beträgt der Abstand gerade etwa 30 Minuten, weswegen die Hypoglykämie als ein Ereignis zu zählen ist. Im rechten Bild gegen 13.00 Uhr handelt es sich eindeutig um zwei Ereignisse.

Charakteristik:

- Hypoglykämiemuster lassen sich als „repetitive Hypoglykämien" einordnen, wenn mindestens zwei Werte < 70 mg/dl (3,9 mmol/l) innerhalb einer Periode von < 2 Tagen auftreten und das über mehrere Tage hinweg der Fall ist
- in diesem Fall sind dringlich Maßnahmen zu ergreifen, um Hypoglykämien zu vermeiden, weil der gesamte Glukoseverlauf durch die repetitiven Hypoglykämien bestimmt wird, was oft ein Wechselspiel zwischen hepatischer Glukoseausschüttung (Gegenregulation) und späterem Wiederauffüllen der Glykogenspeicher zur Folge hat; solche Glukoseverläufe erscheinen unlogisch (bedingt durch endogene Glukoseflüsse), wenn diese beurteilt werden nach der Resorption der Kohlenhydrate und der Insulinwirkung
- generell ist Vorsicht bei der Beurteilung solcher CGM-Daten geboten

7.3.3. Gegenregulation nach Hypoglykämien und „Aufschaukeln" von Glukoseverläufen

CGM-Muster: Gegenregulation nach Hypoglykämien

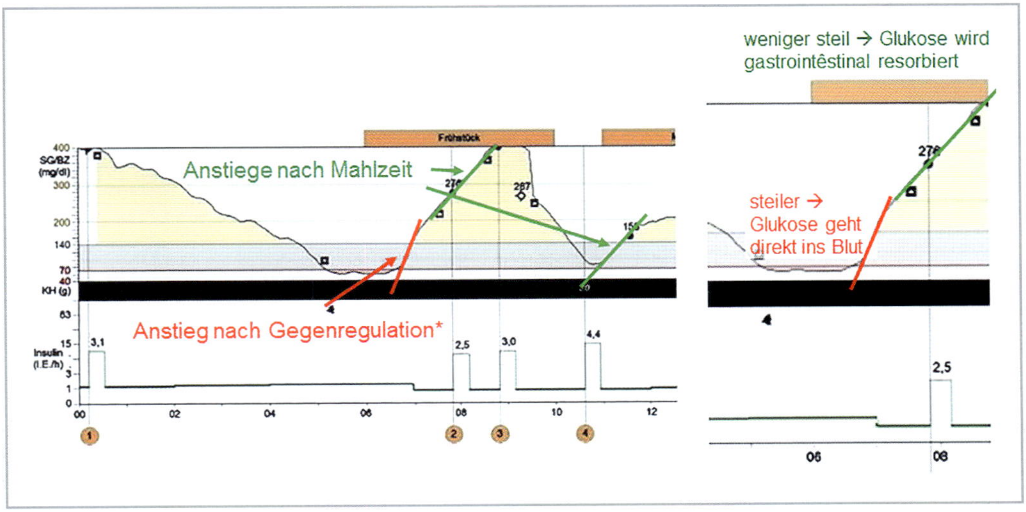

Abb. 7.18 In den CGM-Kurven treten steilere Anstiege der Glukosekonzentration aus dem Bereich unterhalb oder in der Nähe der Hypoglykämieschwelle auf, als das durch Nahrungsaufnahme der Fall ist. Die Steilheit ist dabei individuell. Da Gegenregulationen nicht zwangsläufig auftreten (u. a. abhängig von der Verfügbarkeit an Glykogen unter der Voraussetzung, dass die Hypoglykämiewahrnehmung gegeben ist), treten auch solche Anstiege nicht zwangsläufig auf.

Charakteristik:

- Ursache für die unterschiedliche Steilheit: bei Glukoneogenese kommt die Glukose sofort ins Blut, eine Mahlzeit muss dagegen erst resorbiert werden
- die Steilheit der Kurven ist individuell verschieden; ein Anstieg nach einer Gegenregulation ist jedoch immer steiler, als das nach allen Mahlzeiten eines individuellen Patienten zu beobachten ist
- bei vorhandenen neuroglykopenischen Symptomen hängt die Gegenregulation nach einer Hypoglykämie von der Füllung der Glykogenspeicher, insbesondere in der Leber, ab; diese wird beeinflusst durch:
  - vorherige Hypoglykämien
  - Sport/erhöhte körperliche Aktivität
  - Alkoholgenuss
  - Hungerphasen
- nachts liegt häufig eine komprimierte Gegenregulation vor, weshalb Anstiege im Schlaf selten sind [7.6]

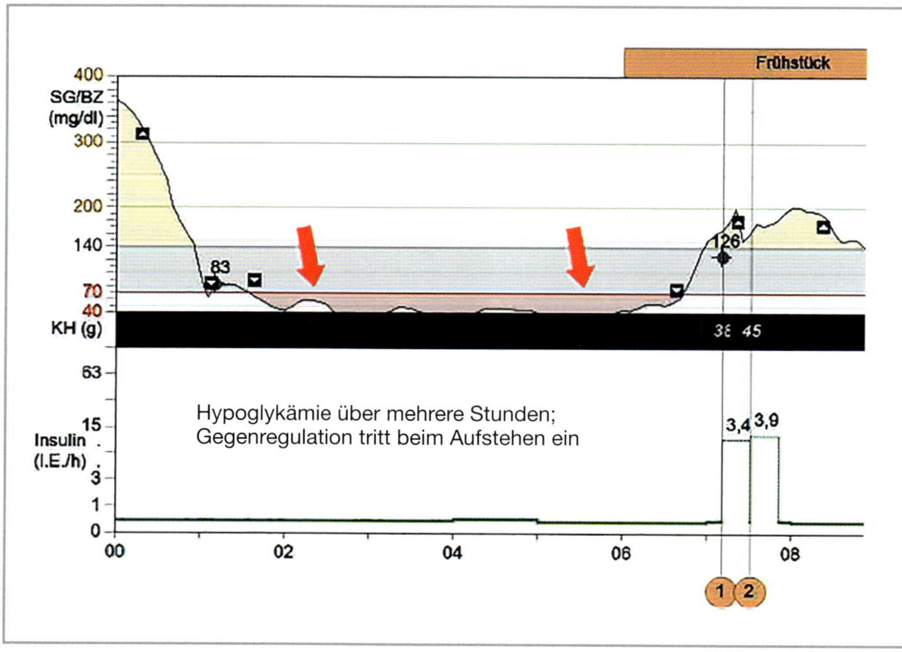

Abb. 7.19 Beispiel für eine über mehrere Nachtstunden anhaltende, schwere Hypoglykämie. Nachts liegt häufig eine verminderte Gegenregulation vor, die nach dem Aufstehen zu raschen Glukoseanstiegen über mehr als 100 mg/dl (5,6 mmol/l) führen können.

CGM-Muster: „Aufschaukeln“ von Glukoseverläufen

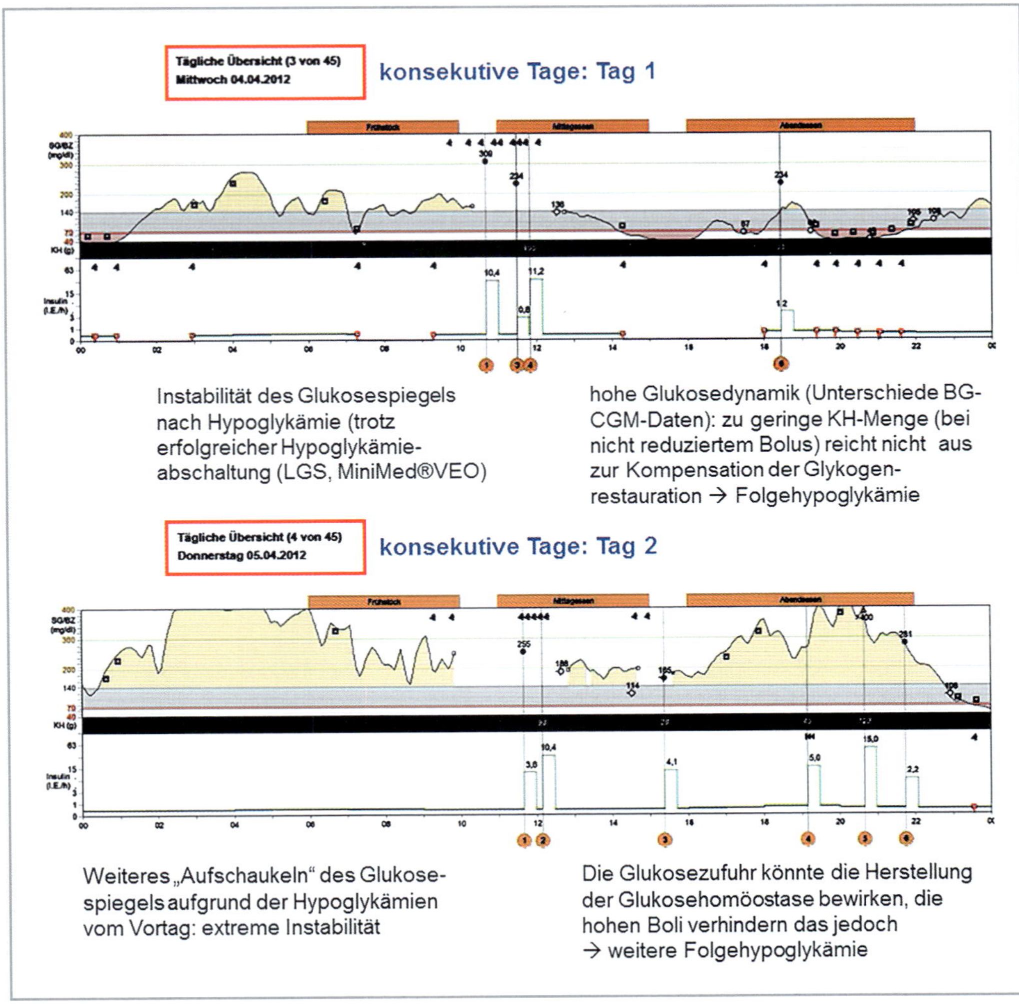

Abb. 7.20 Das Wechselspiel von Gegenregulationen nach Hypoglykämien und Folgehypoglykämien führt zu einem zunehmenden „Aufschaukeln“ des Glukoseverlaufs. Solche instabilen Glukoseverläufe können über mehrere Tage andauern.

Charakteristik:

- das „Aufschaukeln“ von Glukoseverläufen kann als Folge von Hypoglykämien auftreten
- die Ursache liegt in dem Wechselspiel von Gegenregulationen nach Hypoglykämien und Folgehypoglykämien

- das ist insbesondere der Fall, wenn nach einer Hypoglykämie die aufgenommene Nahrungsmenge zu gering war, um die geleerten Glykogenspeicher wiederaufzufüllen; Folgehypoglykämien, häufig mit zunehmender Intensität, sind die Folge
- die Folge sind sehr instabile Glukoseverläufe
- es ist notwendig, die Glykogenspeicher wiederaufzufüllen durch reichlich Nahrungsaufnahme

7.3.4. „Pseudonormalisierung“ durch dauerhaft defizitäre Glykogenspeicher

CGM-Muster: „Pseudonormalisierung“

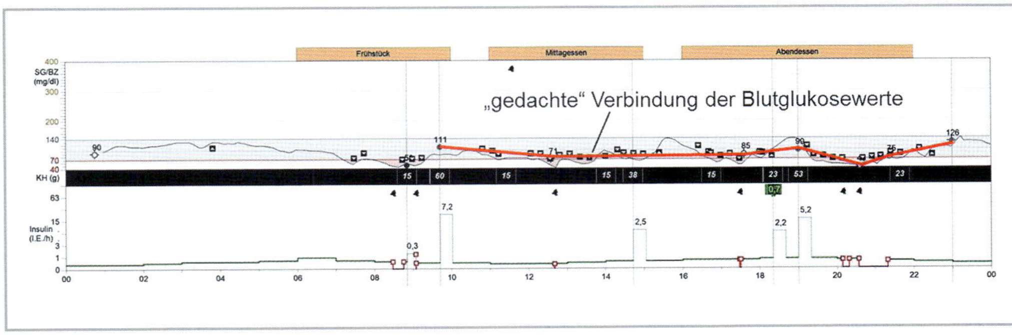

Abb. 7.21 Eine „Pseudonormalisierung“ täuscht Glukosewerte vor, die denen von stoffwechselgesunden Personen entsprechen. Es kommt auch nach Mahlzeiten kaum noch zu Auslenkungen im Glukoseverlauf aufgrund defizitärer Glykogenspeicher.

Charakteristik:

- eine „Pseudonormalisierung“ zeigt flache Glukoseprofile, ähnlich wie bei stoffwechselgesunden Personen
- der Verlauf täuscht Normoglykämie vor; teilweise sind Mittelwert und Standardabweichung der Glukosekonzentration geringer als bei Menschen ohne Diabetes (für diese gilt etwa 90 ± 15 mg/dl bzw. 5,0 ± 0,8 mmol/l)
- Ursache solcher Verläufe sind defizitäre, nach Hypoglykämien nicht wiederaufgefüllte Glykogenspeicher
- nach Nahrungsaufnahme treten kaum Glukoseauslenkungen auf, weil die Glukose vom Blut zu den defizitären Speichern transportiert wird
- weil dabei die Glukosewerte nahe-hypoglykämisch oder hypoglykämisch sind, kommt es immer wieder zur Glukoneogenese (aus defizitären Speichern)
- Die Gefahr einer sehr schweren Hypoglykämie besteht permanent!

7.3.5. „Falsche" Hypoglykämien

CGM-Muster: „falsche" Hypoglykämien

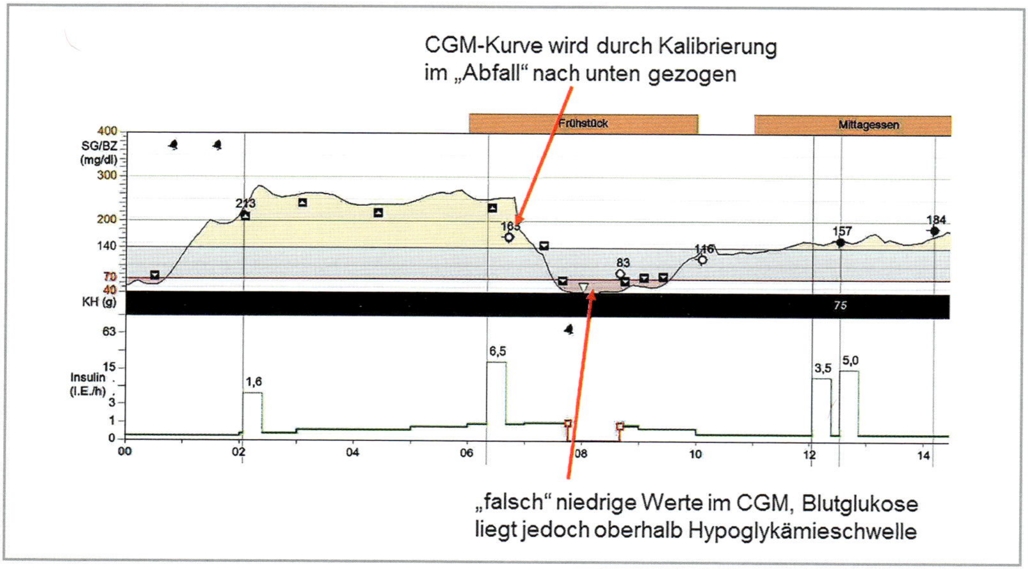

Abb. 7.22 „Falsche Hypoglykämien" sind falsch zu niedrige CGM-Werte, was eine Kontrollmessung der Blutglukose nachweist.

Charakteristik:

- „falsche" Hypoglykämien: die CGM-Kurven zeigen falsch zu niedrige Werte, identifiziert durch eine zeitnahe Blutglukosemessung, die keine Hypoglykämie anzeigt
- mögliche Ursachen sind:
  - Sensor liegt länger als 6 Tage, nachlassende Sensorperformance am Ende der Lebenszeit des Glukosesensors
  - vorzeitig nachlassende Sensorperformance (ISIG-Wert überprüfen, ggf. Hotline kontaktieren)
  - anfänglich nach dem Legen: Sensor ggf. zu wenig „befeuchtet" (kein Anschluss zum interstitiellen Fluss, bei Menschen mit dicker Fettschicht wahrscheinlicher als bei schlanken Menschen, Stelle reiben!)
  - ggf. ungünstiges Gewebeareal
  - falsche Kalibrierung (häufigste Ursache)
- beim Anwenden des LGS oder SmartGuard® führen „falsche Hypoglykämien" zu ungerechtfertigten Abschaltungen der Insulinzufuhr; dadurch kommt es zu erhöhten Glukosewerten; schwere Hyperglykämien oder gar diabetische Ketoazidosen lassen sich aber ausschließen [7.7]

7.3.6. Nächtliche Hypoglykämien

CGM-Muster: nächtliche Hypoglykämien

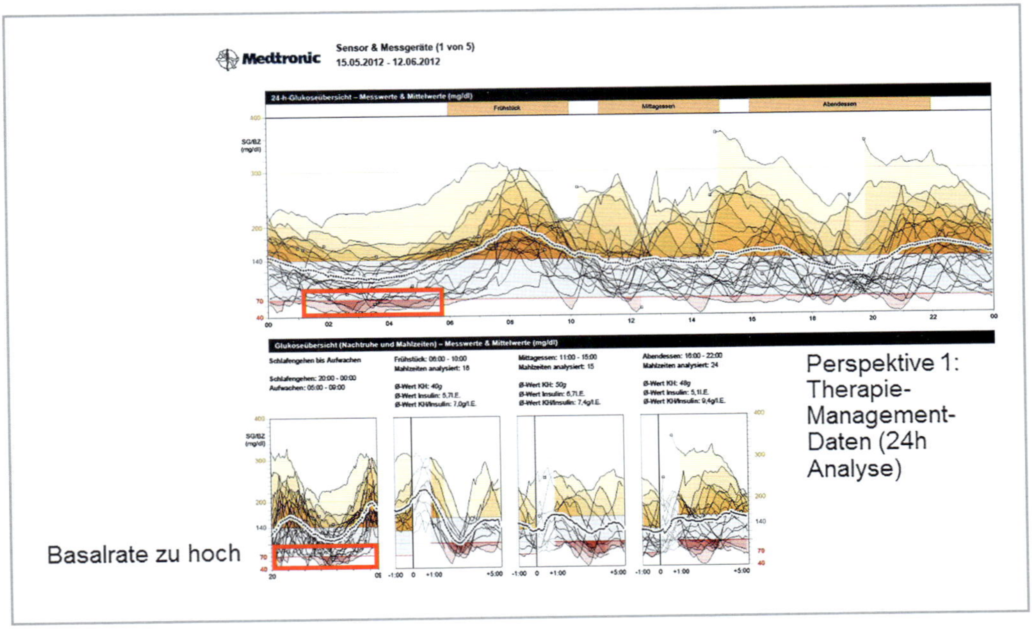

Abb. 7.23 Diese nächtlichen Hypoglykämien sind bedingt durch eine zu hohe Basalrate in der Nacht zwischen 1 und 3 Uhr. Die Bolusgaben am Abend sind dafür nicht verantwortlich. Wenige postprandiale Hypoglykämien sind ebenfalls zu erkennen. Das Hauptaugenmerk liegt aber erst einmal auf der Beseitigung der nächtlichen Hypoglykämien.

Charakteristik:

- nächtliche Hypoglykämien: relevant, wenn sie an mehreren Tagen näherungsweise im gleichen Zeitintervall auftreten („rote Seen")
- Ursachen für nächtliche Hypoglykämien sind:
  - häufig ist die Basalrate zu hoch (Nächte sind normalerweise nur wenig beeinflusst von Bolusgaben)
  - ggf. ist der abendliche Insulin/Kohlenhydrat-Faktor (für die Abendmahlzeit) zu hoch, was ständig einen zu hohen Insulinbolus zum Abendessen zur Folge hat
  - Sport/erhöhte körperliche Aktivität am Vortag abends (Achtung, auch Hausarbeit/Gartenarbeit etc. gehören dazu); es kommt zum Muskelauffülleffekt bzw. dem Wiederauffüllen der Glykogenspeicher
- nächtliche Hypoglykämien sind ein Risikofaktor für repetitive Hypoglykämien, weil sie von den Patienten häufig nicht „behandelt" (weil nicht bemerkt) werden und defizitäre Glykogenspeicher zur Folge haben

- nächtliche Hypoglykämien sind primär zu beseitigen, weil sie das größte Problem für den nachfolgenden Tagesverlauf darstellen
- bei Verwendung der Hypoglykämieabschaltung bei festem Schwellenwert (LGS) treten häufig Abschaltungen in der Nacht auf und verhindern damit eine schwere nächtliche Hypoglykämie; bei Verwendung des SmartGuard® (MiniMed® 640G) verhindert die prädiktive Unterbrechung die Hypoglykämie meist vollkommen; dessen Aktivierung zeigt aber das Risiko für nächtliche Hypoglykämien

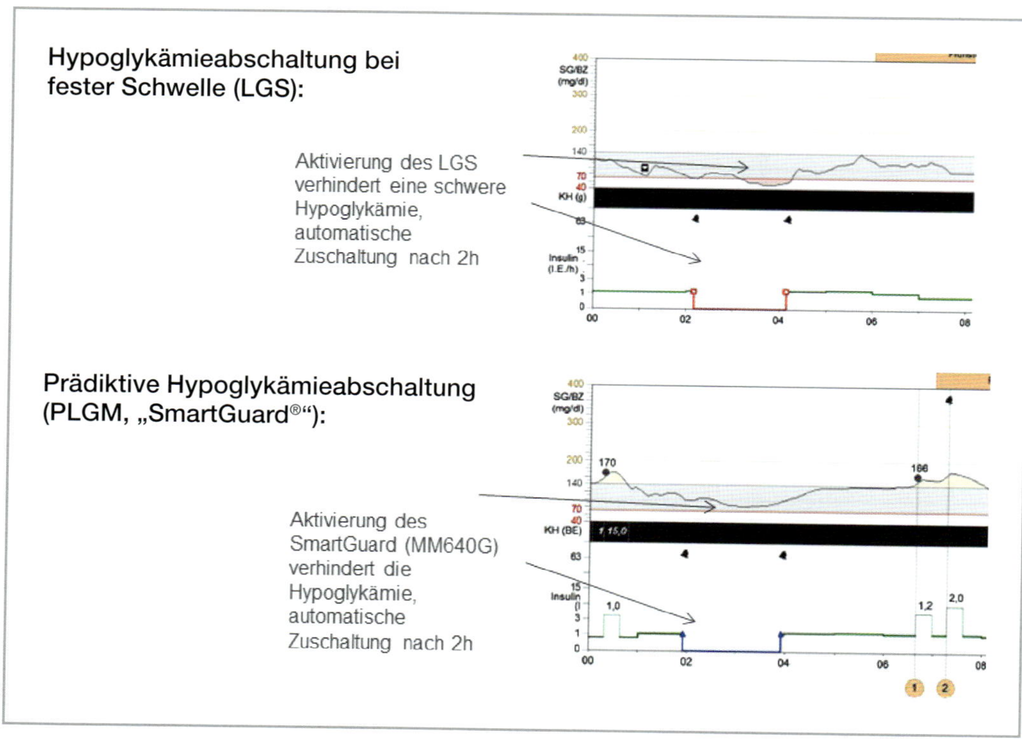

Abb. 7.24 Durch die beiden Algorithmen der Hypoglykämieabschaltung (LGS bzw. SmartGuard®) lassen sich nächtliche Hypoglykämien in ihrer Intensität mindern oder sogar ganz verhindern. Das Risiko für nächtliche Hypoglykämien zeigt in diesem Fall der aktivierte Algorithmus an.

7.3.7. Präprandiale Hypoglykämien

CGM-Muster: präprandiale Hypoglykämien

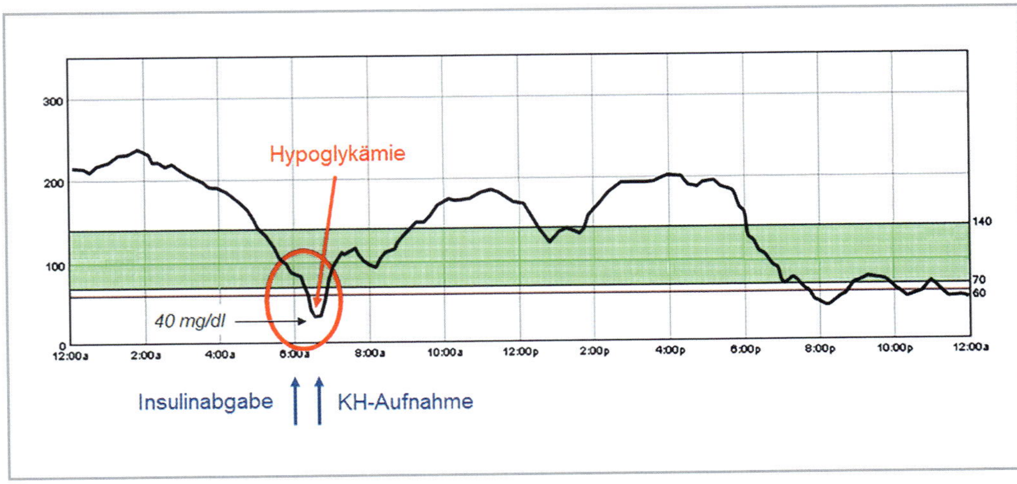

Abb. 7.25 „Fleischerhakenmuster" als Ausdruck einer präprandialen Hypoglykämie zum Frühstück. Eine wesentliche Ursache dafür ist ein zu großer Spritz-Ess-Abstand (Kurve übernommen aus Messung mit CGMS® Gold).

Charakteristik:

- präprandiale Hypoglykämien zeigen sich als „Fleischerhakenmuster"
- präprandiale Hypoglykämien haben ihre Ursache:
  - meist in einem zu großen Spritz-Ess-Abstand; das Muster tritt dann bei einzelnen Mahlzeiten auf, wo das zutrifft, bzw. immer zu einer bestimmten Mahlzeit (zum Beispiel zum Frühstück)
  - Gastroparese (allerdings haben die Haken dann bei jeder Mahlzeit eine unterschiedliche Breite! → siehe „postprandiale CGM-Muster")

7.3.8. Postprandiale Hypoglykämien

CGM-Muster: postprandiale Hypoglykämien

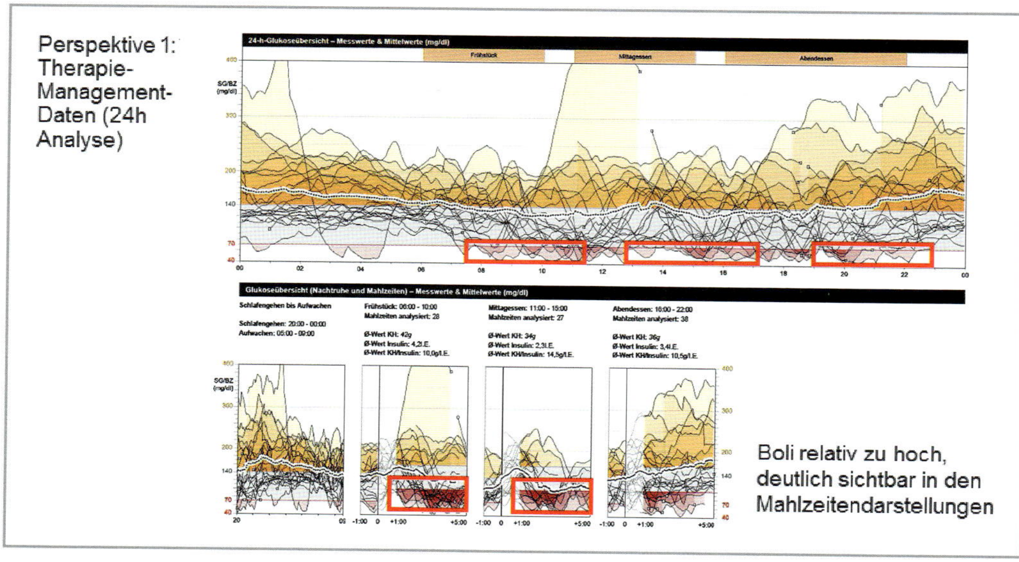

Abb. 7.26 Postprandiale Hypoglykämien nach allen Mahlzeiten durch nicht adäquates Bolusmanagement/ggf. zu hohe Insulin/Kohlenhydrat-Faktoren.

Charakteristik:

- postprandiale Hypoglykämien zeigen sich in der Therapie-Management-Darstellung als „rote Seen" nach Mahlzeiten
- Ursachen für häufige postprandiale Hypoglykämien sind:
  - zu hohe Boli wegen zu großen Insulin/Kohlenhydrat-Faktors sorgen für eine Insulinlast
  - häufig ist noch der Einfluss vergangener Mahlzeitenboli/Korrekturboli vorhanden
  - sinnvoll ist der Einsatz des Boluskalkulators (z. B. BolusExpert®)
  - falls der Boluskalkulator eingesetzt wird, sind die Einstellungen zu prüfen (besonders zu beachten: Wirkungsdauer des aktiven Insulins)
- unbegründete bzw. falsche Anwendung des verlängerten Bolus/Dualbolus (CGM liefert die Möglichkeit, einen verlängerten Bolus abzubrechen, wenn die Werte durch die Insulinlast stark sinken [7.8]; SmartGuard® bei der MiniMed® 640G bricht einen solchen selbständig ab, wenn die Gefahr einer Hypoglykämie besteht)
- während der mahlzeitenbedingten Glukoseauslenkung werden Korrekturboli abgerufen (das lässt sich vermeiden bei Einsatz des Boluskalkulators)

CGM-Muster: postprandiale Hypoglykämie aufgrund nicht adäquaten Bolusmanagements

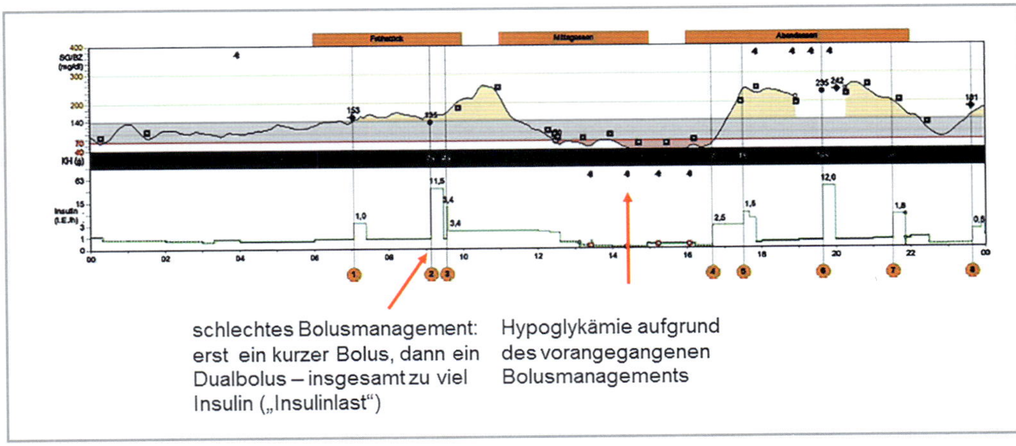

Abb. 7.27 Postprandiale Hypoglykämien durch nicht adäquates Bolusmanagement: Der Dualbolus hätte rechtzeitig abgebrochen werden müssen.

CGM-Muster: postprandiale Hypoglykämie immer nur zu einer bestimmten Mahlzeit

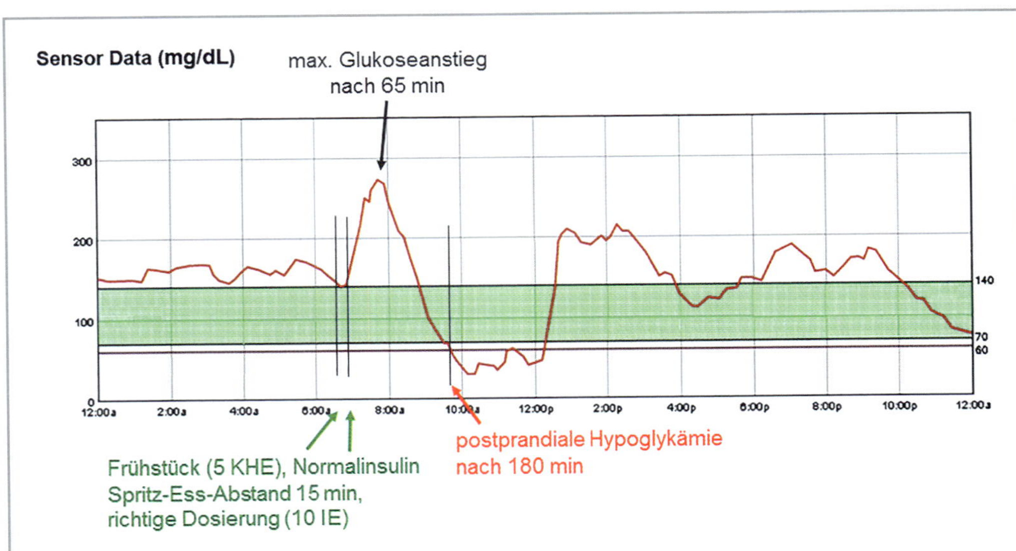

Abb. 7.28 Postprandiale Hypoglykämie nach dem Frühstück. Das Insulin nach dem Frühstück wirkt länger, als die Kohlenhydrate resorbiert werden. Dieses Muster tritt auf, wenn das Frühstück aus schnell resorbierbaren Kohlenhydraten besteht (Weißbrot, Marmelade, Honig etc.; Kurve übernommen aus Messung mit CGMS® Gold).

Charakteristik:

- Ursachen für häufige postprandiale Hypoglykämien bei einer bestimmten Mahlzeit (z. B. Frühstück):
  - relativ zur Kohlenhydratresorption ist die Wirkung des kurzwirksamen Insulins zu lang
  - es wurde ein zu kurzer bzw. gar kein Spritz-Ess-Abstand gewählt (auch bei kurzwirksamen Insulinanaloga ist zum Frühstück oft ein Spritz-Ess-Abstand notwendig [7.9])
  - es wurde ein verlängerter Bolus/Dualbolus angewendet und nicht rechtzeitig abgebrochen (CGM liefert die Möglichkeit, einen verlängerten Bolus abzubrechen, wenn die Werte durch die Insulinlast stark sinken [7.8]; SmartGuard® bei der MiniMed® 640G bricht einen solchen selbständig ab, wenn Gefahr der Hypoglykämie besteht)
  - sehr hohe Insulindosen zum Abdecken dieser Mahlzeit (wenn das unbedingt notwendig ist, sollten besser die Essensmenge verringert bzw. gesplittet und entsprechend die Insulindosis verringert bzw. gesplittet werden)

CGM-Muster: postprandiale Hypoglykämie wegen Insulinlast nach mehrfacher nicht adäquater postprandialer Korrekturboli

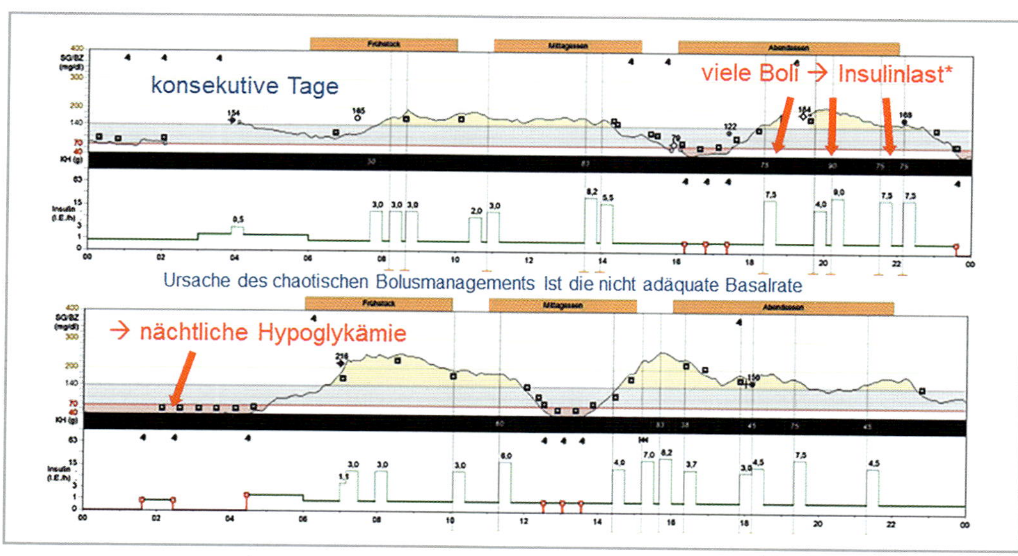

Abb. 7.29 Postprandiale Hypoglykämie durch Insulinlast. In diesem Fall kommt die Insulinlast nicht durch einen zu groß gewählten Bolus zustande, sondern weil zur Bekämpfung einer postprandialen Hyperglykämie mehrfach Boli abgerufen wurden, die in der Summe dann zu einer Insulinlast und nachfolgend zur Hypoglykämie führten.

7.3.9. Hypoglykämien bei/nach körperlicher Aktivität/Sport

CGM-Muster: Hypoglykämien während körperlicher Aktivität/Sports

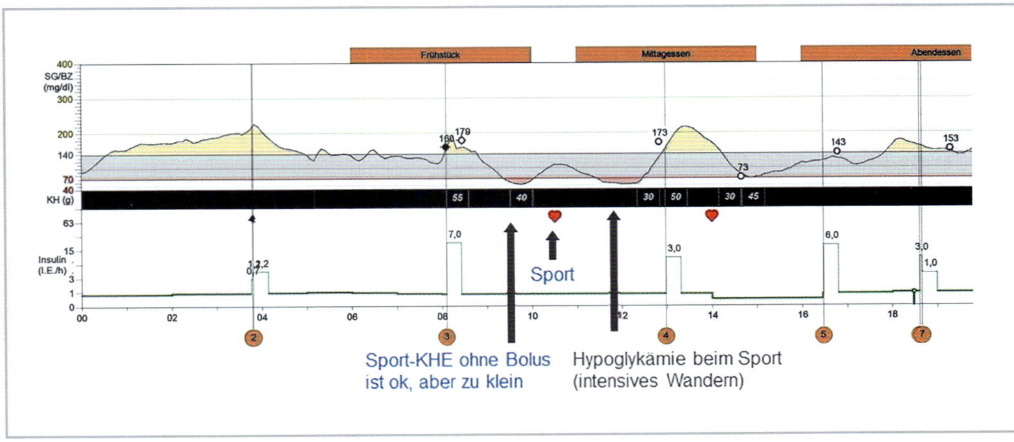

Abb. 7.30 Auftreten einer Hypoglykämie während einer intensiven Wanderung. Vor der Aktivität lag eine Insulinlast vor wegen einer zu hohen Abdeckung der Frühstücksmahlzeit. Die „Sport-KHE" in Vorbereitung auf die Wanderung konnte zwar zunächst die Hypoglykämie beseitigen, war aber zu gering in Bezug auf die nachfolgende Aktivität. Während der Wanderung trat eine weitere Hypoglykämie auf. Die Verwendung von LGS oder SmartGuard® hätte die Hypoglykämie verhindert.

CGM-Muster: Vermeidung von Hypoglykämien beim Sport durch SmartGuard® (bei Verwendung der MiniMed® 640G)

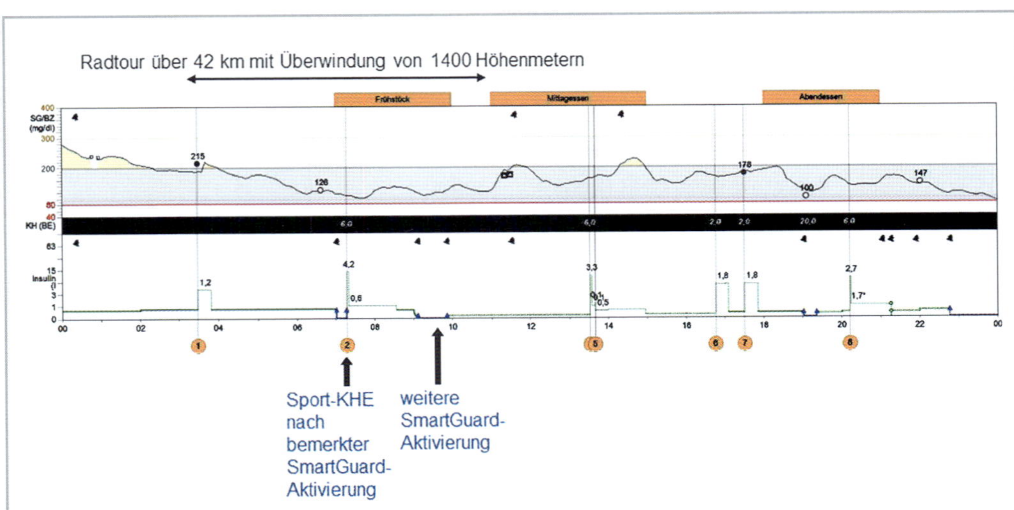

Abb. 7.31 Vermeidung von Hypoglykämien während des Sports durch Anwendung von SmartGuard®. Wichtig ist die Betrachtung der CGM-Kurve und der Insulinabgabekurve.

CGM-Muster: Hypoglykämien nach körperlicher Aktivität/Sport

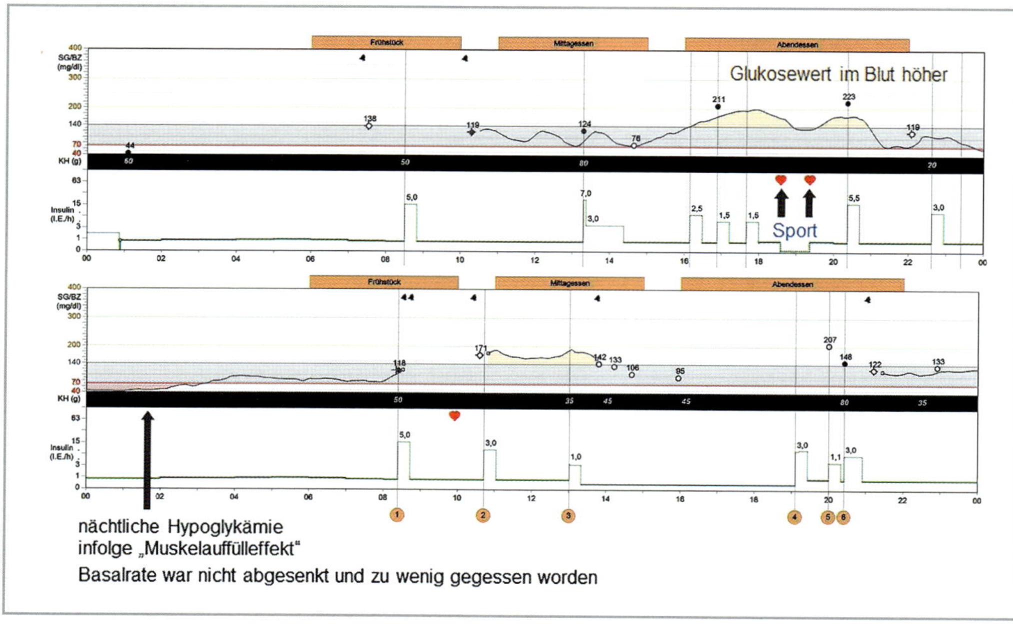

Abb. 7.32 Auftreten einer Hypoglykämie nach dem Sport. Das danach stattfindende Wiederauffüllen der Glykogenspeicher in der Leber und der Muskulatur („Muskelauffülleffekt“) wurde nicht beachtet. Eine Absenkung der Basalrate zur Nachtzeit und/oder die Abdeckung der Abendmahlzeit mit reduzierter Insulindosis wären notwendig gewesen. Auch die Verwendung von LGS oder SmartGuard® hätte die Hypoglykämie verhindert.

Charakteristik:

- Hypoglykämien bei und nach körperlicher Aktivität/Sport haben ihre Ursache in einem erhöhten Glukoseverbrauch und/oder vor der Aktivität
  - einer zu geringen Nahrungsaufnahme
  - relativ zu viel Insulin im Organismus:
    - Basalrate temporär nicht abgesenkt
    - vorher zu hohen Bolus gegeben
- zu beachten ist, dass die Blutglukosewerte während und nach der Aktivität häufig höher sind als die Werte im CGM-System, weil die Glukose aus dem „Transportsystem Blut“ zur Leber fließt und weil bei Muskelarbeit ein erhöhter Glukoseverbrauch stattfindet
- alle Effekte sind auch vom Trainingszustand der Patienten abhängig
- die Gefahr von Hypoglykämien lässt sich verringern bzw. schwere Hypoglykämien lassen sich vermeiden, wenn LGS (MiniMed® Veo™) oder SmartGuard® (MiniMed® 640G) verwendet werden [7.10, 7.11]

7.3.10. Hypoglykämien aus Angst vor zu hohen Glukosewerten/ diabetischen Folgeerkrankungen

CGM-Muster: Hypoglykämien aus Angst vor zu hohen Glukosewerten

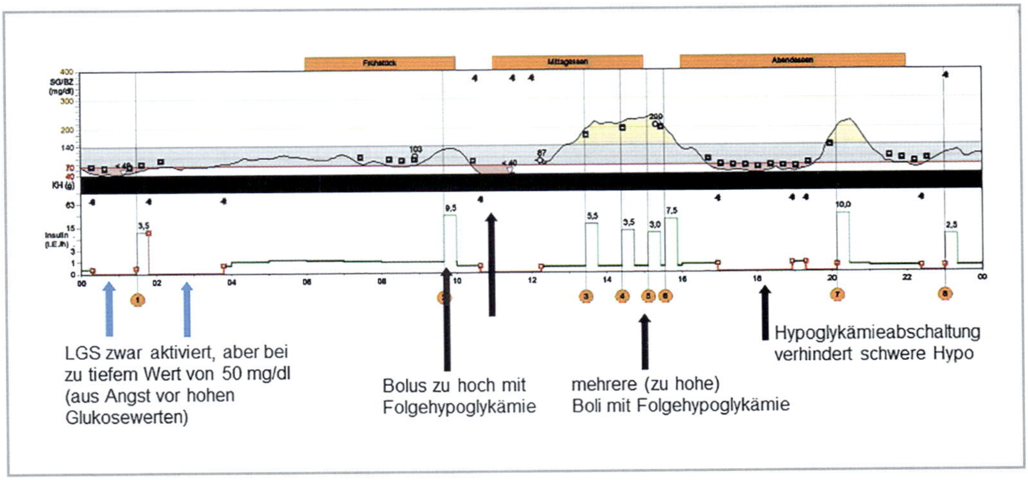

Abb. 7.33 Hypoglykämie als Folge eines nicht adäquaten Bolusmanagements. Der Patient fürchtet hohe Glukosewerte und versucht, im Fall hoher Werte durch mehrfache Bolusgabe diese zu bekämpfen. Die Folge ist aufsummiert eine Insulinlast, die eine Hypoglykämie zur Folge hat. Selbst in der Hypoglykämie nachts um 01.30 Uhr deckt der Patient die „Hypo-KHE" unnötig mit 3,5 Einheiten Insulin ab. Durch das Eingreifen von LGS wird die Hypoglykämie abgeschwächt.

Charakteristik:

- Hypoglykämien aus Angst vor hohen Glukosewerten sind gekennzeichnet durch
  - immer wieder zu hohe Boli oder
  - unmotivierte, zu häufige Korrekturboli mit kurzem Abstand zueinander
- das sorgt häufig für ein „Aufschaukeln" des Glukoseverlaufs (der Glukoseverlauf kommt „nicht zur Ruhe")
- häufige Ursache für solche Verhaltens- und folglich CGM-Muster ist die Angst vor einem schlechten HbA_{1c} sowie die Angst vor diabetischen Folgeerkrankungen
- hilfreich ist die Nutzung des Boluskalkulators (z.B. BolusExpert®), womit auf noch vorhandenes wirksames Insulin aufmerksam gemacht wird
- weiterhin hilfreich sind LGS, besonders aber SmartGuard®: die Grenzen dessen liegen in der Insulindosis, die in maximal zwei Stunden als Basalrate eingespart werden kann; bei deutlich höherer Insulinlast tritt die Hypoglykämie trotzdem auf, wenn auch mit geringerer Intensität

7.3.11. Änderung des Therapiemanagements bei Hypoglykämien

Generell ist bei häufigen Hypoglykämien die Änderung des Therapiemanagements angezeigt. Die wichtige Frage ist dabei, ob die Hypoglykämien durch eine zu hohe Basalrate oder zu hohe Boli, z. B. als Folge eines falschen Insulin/Kohlenhydrat-Faktors auftreten. Das wird in den CGM-Kurven sichtbar. Als Indizien lassen sich feststellen:

- sind die Glukosewerte tendenziell innerhalb von 3 Stunden* nach einer Mahlzeit zu niedrig, so folgt die
  → Anpassung der Bolusdosis bzw. des Boluszeitpunkts
- sind die Glukosewerte tendenziell > 3 Stunden* nach einer Mahlzeit zu niedrig, so folgt die
  → Anpassung der Basalrate
- sind die Glukosewerte tendenziell innerhalb 3 Stunden* nach einem Korrekturbolus zu niedrig, so folgt die
  → Anpassung des Insulin/Kohlenhydrat-Faktors bzw. der Wirkdauer des aktiven Insulins (im BolusExpert®)

* die Zeit von 3 Stunden ist individuell verschieden und vom Diabetesteam mit den Patienten zu modifizieren

7.4. CGM-Muster bei Hyperglykämien

7.4.1. Charakteristik der Daten im CareLink™ Pro

Ansicht in der Auswertesoftware (am Beispiel von CareLink™ Pro)

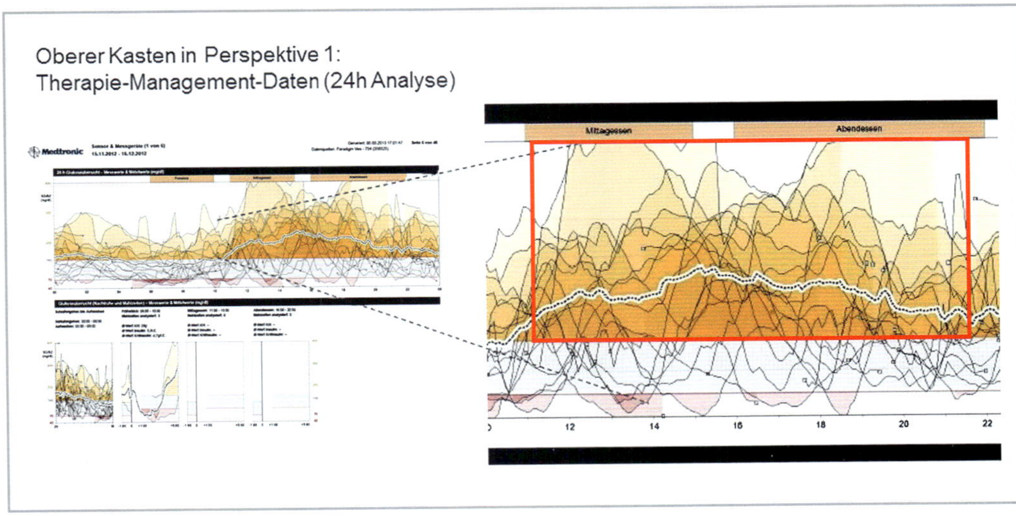

Abb. 7.34 Ansicht von Hyperglykämien in der Software CareLink™ Pro: Diese erscheinen oberhalb der eingestellten Hyperglykämieschwelle als „braune Berge". Die Intensität der Farbe nimmt zu, je häufiger zu dem entsprechenden Zeitpunkt hohe Glukosewerte oberhalb der festgelegten Schwelle für Hyperglykämien auftreten.

Charakteristik:

- Hyperglykämien zeigen sich in den CGM-Profilen oberhalb der im CareLink™ eingestellten Hyperglykämieschwelle als „braune Berge": je häufiger zu einem Zeitpunkt eine Hyperglykämie auftritt, desto dunkler ist die Färbung
- physiologisch liegt die Hyperglykämieschwelle bei 160 mg/dl (8,9 mmol/l). Das ergibt sich aus Untersuchungen mit stoffwechselgesunden Personen, bei denen diese Glukosekonzentration als maximaler postprandialer Wert auftritt (z. B. [7.12])
- standardmäßig legt das Programm CareLink™ Pro beim Öffnen die Hyperglykämieschwelle bei 140 mg/dl (7,8 mmol/l) fest; aus didaktischen Gründen ist es sinnvoll, diese zu ändern auf 180 mg/dl (10,0 mmol/l) bzw. 200 mg/dl (11,1 mmol/l), weil die Patienten sonst ihr Hauptaugenmerk auf die vielen braunen Bereiche für die Hyperglykämie legen

7.4.2. Hyperglykämien vor dem Schlafengehen/spätabendliche Hyperglykämien

CGM-Muster: Hyperglykämien vor dem Schlafengehen

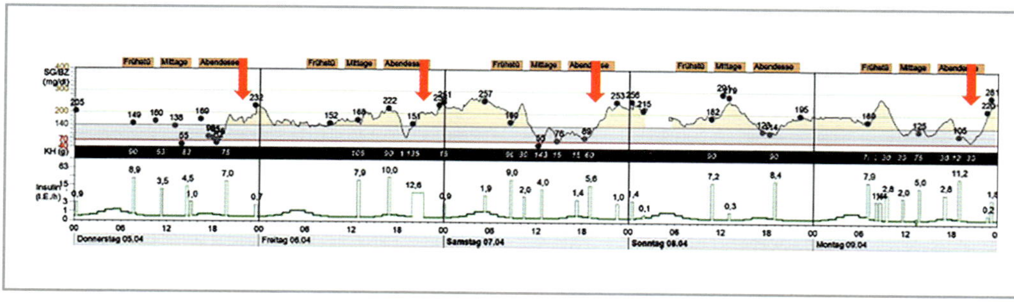

Abb. 7.35 Glukoseanstiege zum Schlafengehen an konsekutiven Tagen mit in die Nacht hineinreichenden Hyperglykämien. Anstiege aufgrund proteinreicher Abendmahlzeiten (rote Pfeile) sind zu vermuten, ohne weitere Informationen aber nicht sicher zu beurteilen.

Charakteristik:

Mögliche Ursachen für Hyperglykämien vor dem Schlafengehen/spätabendliche Hyperglykämien sind:

- Basalrate zu niedrig (Essen muss 3–4 Stunden zurückliegen, das Muster muss über viele Tage reproduzierbar sein, um sicherzustellen, dass die Basalrate die Ursache ist)
- Insulin/Kohlenhydrat-Verhältnis falsch
- spätes Abendessen (kürzer als 3 Stunden vor dem Schlafengehen)
- Abendessen reich an Fett und/oder Protein (z. B. Grillen)
- die wesentliche Ursache für die Hyperglykämie nach einer proteinreichen Mahlzeit am Abend besteht in einem erhöhten Glukagonspiegel und der damit verbundenen hepatischen Glukosefreisetzung [7.13] (siehe Abb. 7.37)
- viele Snacks am Abend (Nüsse, Salzstangen ..., häufig unbewusst beim Fernsehen)

CGM-Muster: Hyperglykämien vor dem Schlafengehen aufgrund eines Abendessens mit hohem Fett- und Proteinanteil

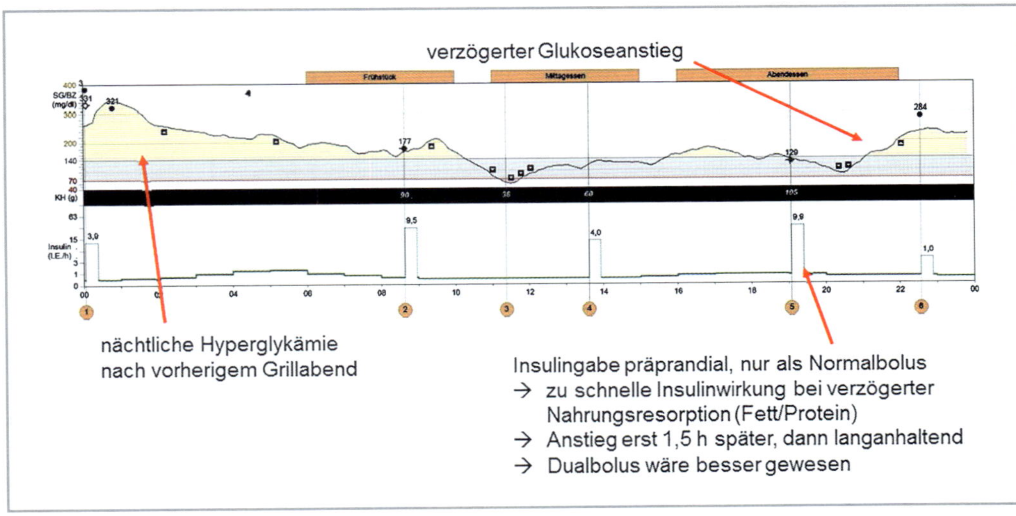

Abb. 7.36 Glukoseanstieg zum Schlafengehen aufgrund eines proteinreichen Abendessens. Die Folge ist eine spätabendliche Hyperglykämie. Es wäre sinnvoll gewesen, die Fett-Protein-Einheiten (FPE) des Abendessens mit einem verlängerten Bolus abzudecken (7.14).

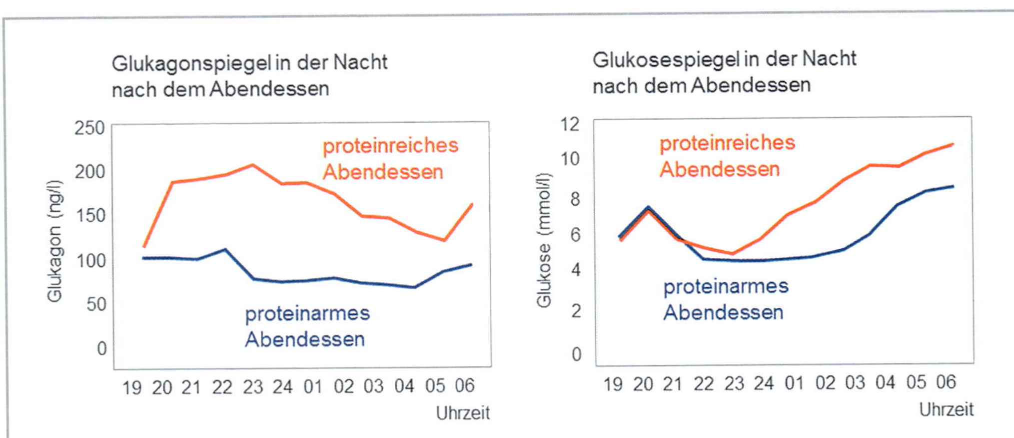

Abb. 7.37 Vergleich des Anstiegs der Glukosekonzentration (rechts) nach einem proteinreichen und proteinarmen Abendessen. Ursache für die höhere Glukosekonzentration nach der proteinreichen Mahlzeit ist der Anstieg des Glukagonspiegels nach dem Essen (links) (nach [7.13]).

CGM-Muster: Hyperglykämie vor dem Schlafengehen/spätabendliche Hyperglykämie aufgrund einer zu niedrigen Basalrate

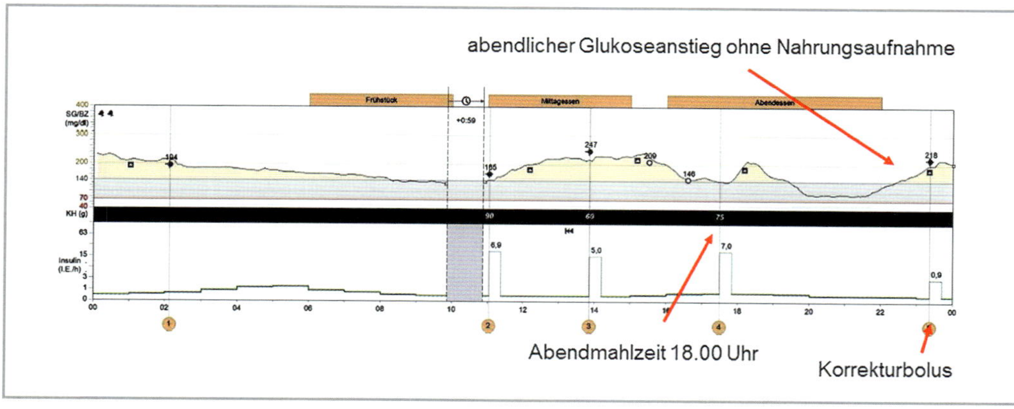

Abb. 7.38 Glukoseanstieg vor dem Schlafengehen aufgrund einer zu niedrigen Basalrate. Es wird deutlich, dass der Anstieg beginnt, bevor noch eine späte Mahlzeit eingenommen wird. Die Ursache „zu niedrige Basalrate" ist erst gesichert, wenn dieses Muster an vielen Tagen auftritt und damit typisch ist. Vor Sicherung dieses Sachverhalts sollte noch keine Änderung der Basalrate erfolgen.

7.4.3. Nächtliche Hyperglykämien

CGM-Muster: nächtliche Hyperglykämie aufgrund nicht adäquater Basalrate

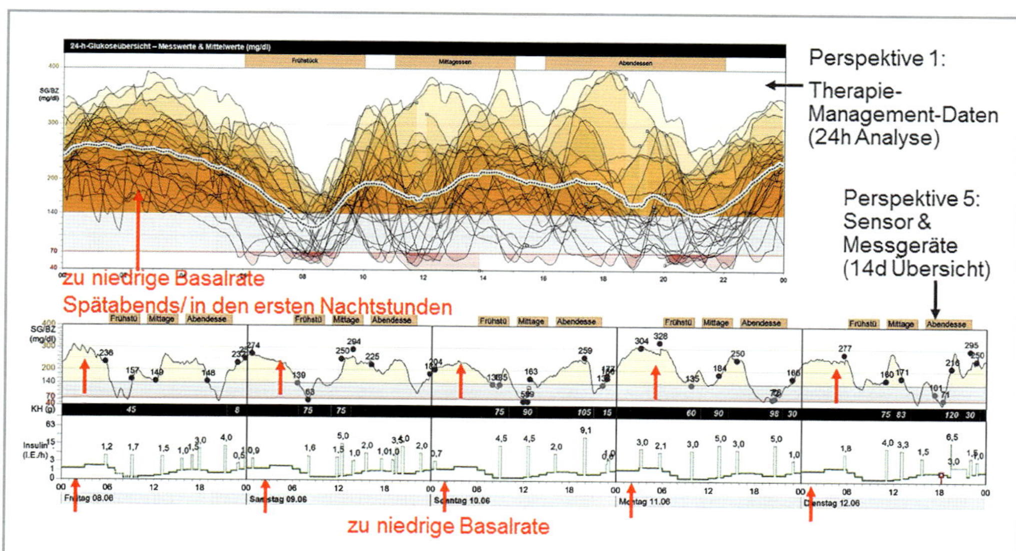

Abb. 7.39 Die Basalrate ist spätabends und in den ersten Nachtstunden zu niedrig, was die Hyperglykämie in der Nacht verursacht (Daten des gleichen Patienten zum gleichen Zeitpunkt).

CGM-Muster: nächtliche Hyperglykämie aufgrund eines vorangegangenen Grillabends mit hohem Fett- und Proteinanteil

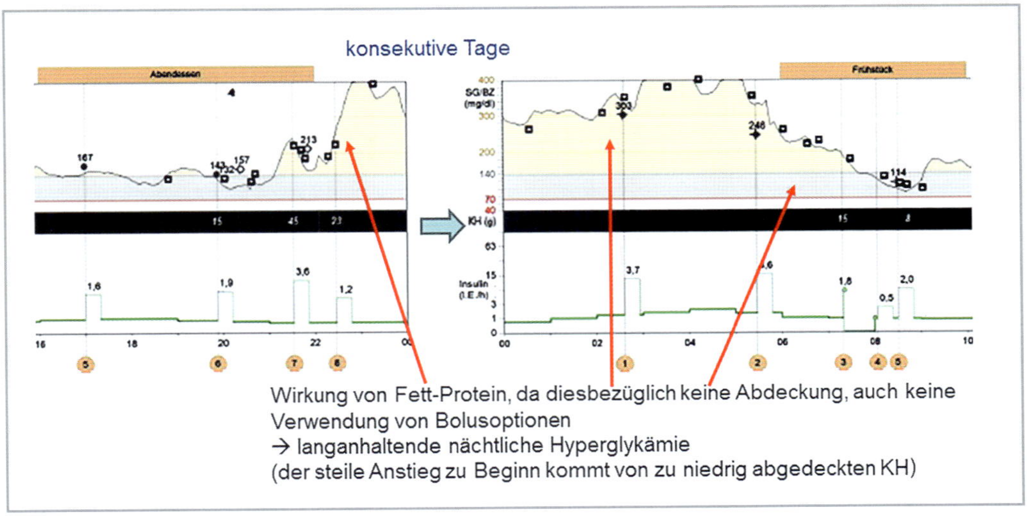

Abb. 7.40 Die Wirkung von Fett und Protein wurde nicht in das Diabetesmanagement einbezogen. Die Folge ist eine langanhaltende nächtliche Hyperglykämie. Es wäre sinnvoll gewesen, die Fett-Protein-Einheiten (FPE) des Grillabends mit einem verlängerten Bolus zu berücksichtigen [7.14]

Charakteristik:

Mögliche Ursachen für nächtliche Hyperglykämien:

- häufigste Ursache ist eine zu geringe Basalrate in der Nacht (das muss an verschiedenen Tagen reproduzierbar sein, d. h. die Hyperglykämie betrifft nahezu jede Nacht, dabei ist spätes Abendessen auszuschließen)
- sind fett- und proteinreiche Mahlzeiten die Ursache, so tritt die nächtliche Hyperglykämie nicht immer auf (beachte Grillabende, häufig am Wochenende)
- der Insulin/Kohlenhydrat-Faktor am Abend stimmt nicht
- nicht selten: allabendliche Snacks (z. B. beim Fernsehen), die nicht oder nicht richtig abgedeckt werden

7.4.4. Morgendliche Hyperglykämien

CGM-Muster: morgendliche Hyperglykämie

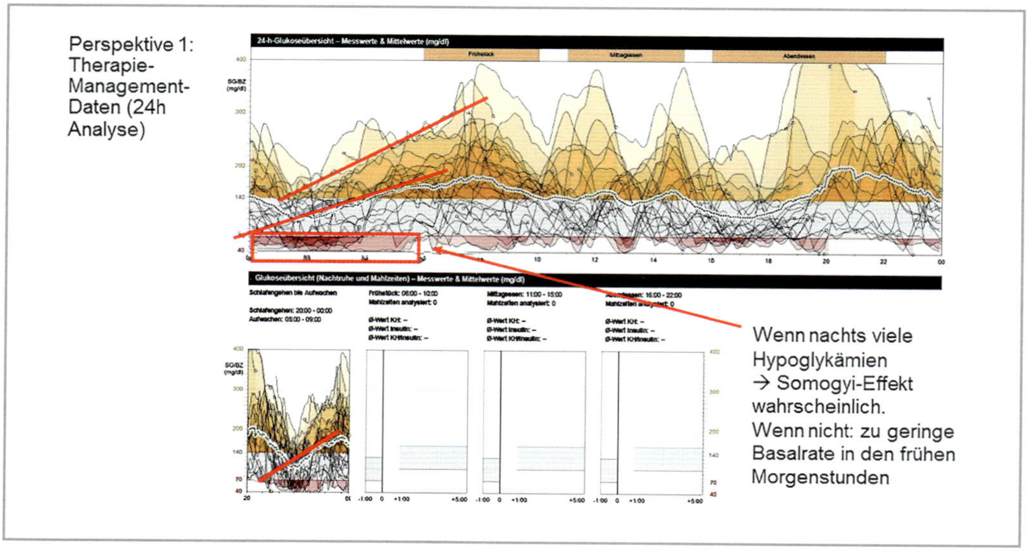

Abb. 7.41 Morgendliche Hyperglykämien sind im CareLink™ Pro erkennbar in Perspektive 1 bzw. Perspektive 4 anhand der morgendlichen „braunen Berge" in den Glukoseprofilen.

CGM-Muster: morgendliche Hyperglykämie wegen nächtlicher Hypoglykämie (Somogyi-Effekt)

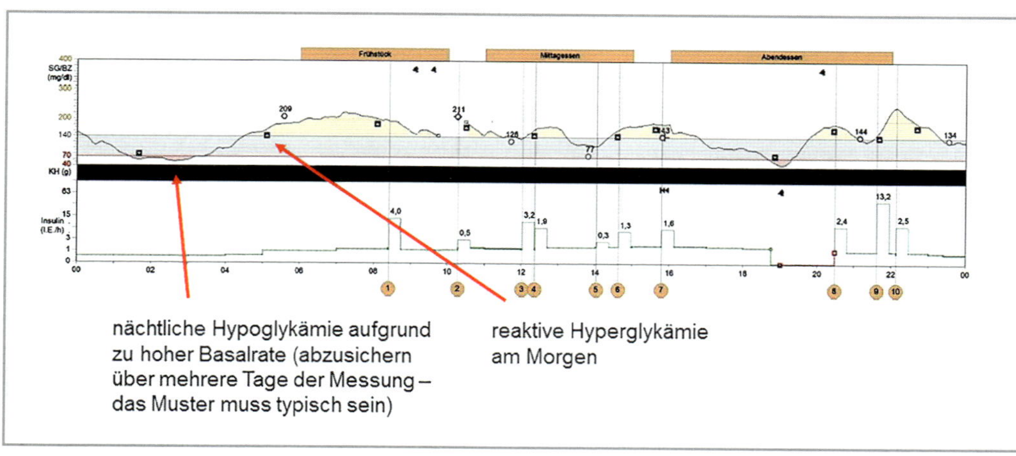

Abb. 7.42 Morgendliche Hyperglykämien aufgrund des Somogyi-Effekts. Aufgrund einer reproduzierbar zu hohen Basalrate in der Nacht tritt eine Hypoglykämie auf und in dessen Folge eine reaktive morgendliche Hyperglykämie.

CGM-Muster: morgendliche Hyperglykämie wegen zu niedriger Basalrate in den späten Nacht-/frühen Morgenstunden

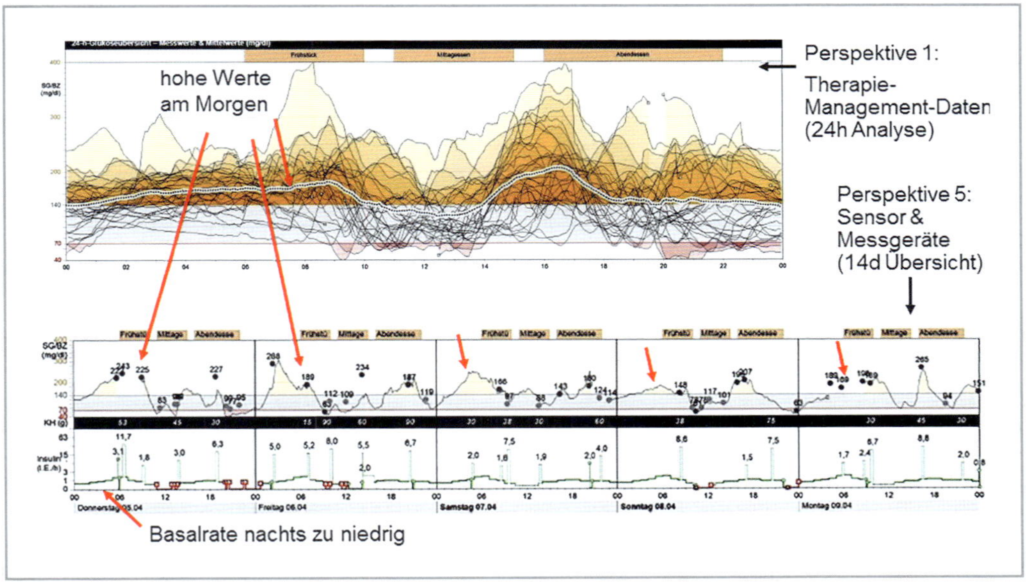

Abb. 7.43 Morgendliche Hyperglykämien aufgrund einer nachts zu niedrig eingestellten Basalrate. In Richtung der Morgenstunden kommt es täglich zu einem Glukoseanstieg, ähnlich dem „Dawn-Phänomen" unter der ICT.

Charakteristik:

Mögliche Ursachen für morgendliche Hyperglykämien sind:

- eine zu geringe Basalrate in der Nacht bzw. den frühen Morgenstunden
- eine Gegenregulation nach einer nächtlichen Hypoglykämie (Somogyi-Effekt, tritt häufig auf)
- die Nachwirkung opulenter Abendmahlzeiten mit hohem Verbrauch an Fett und Protein, insbesondere zu bemerken nach Grillabenden (auf den Wochentag achten!)
- auch eine Gastroparese ist nicht auszuschließen (allerdings ist die morgendliche Hyperglykämie da nicht das entscheidende Glukosemuster)

7.4.5. Postprandiale Hyperglykämien

CGM-Muster: postprandiale Hyperglykämie nach vergessenem Bolus

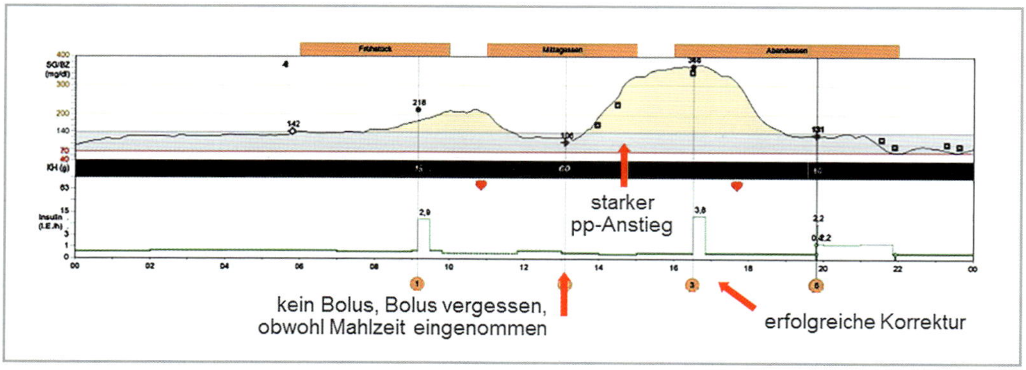

Abb. 7.44 Postprandiale Hyperglykämie wegen eines vergessenen Bolus. Der Patient hat um 13.00 Uhr zu Mittag gegessen (60 g Kohlenhydrate), aber keinen Bolus abgerufen. Die Folge ist eine Hyperglykämie, die er erfolgreich mit einem Korrekturbolus kompensiert.

CGM-Muster: postprandiale Hyperglykämie aufgrund zu niedriger Bolusgabe

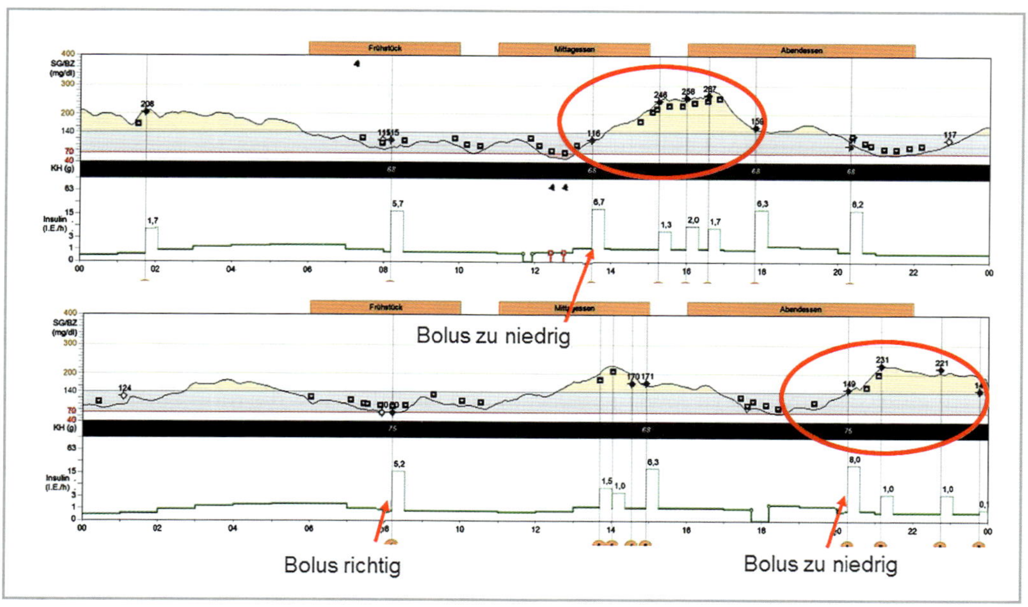

Abb. 7.45 Der Bolus gegen 13.45 Uhr von 6,7 Einheiten (oben) war zu gering, um die eingenommene Mittagsmahlzeit richtig abzudecken. Die Folge ist eine postprandiale Hyperglykämie, die der Patient versucht, mit mehreren Bolusgaben zu kompensieren. Das gleiche Muster tritt am Folgetag beim Abendessen auf. Dieses Verhalten ist typisch bei Patienten mit Angst vor Hypoglykämien.

Charakteristik:

Mögliche Ursachen für postprandiale Hyperglykämien sind:

- der Mahlzeitenbolus wurde vergessen (nicht selten)
- es wurde ein zu niedriger Mahlzeitenbolus abgerufen (ein häufig sichtbares Muster, insbesondere bei Patienten mit Angst vor Hypoglykämien; sie versuchen nachfolgend, mit kleinen Boli wieder den präprandialen Ausgangswert der Glukosekonzentration zu erreichen)
- der Insulin/Kohlenhydrat-Faktor stimmt nicht (das wird sichtbar, indem das Problem immer zu der entsprechenden Mahlzeit auftritt)
- fett-/proteinreiche Mahlzeiten (z.B. immer das Abendessen) ohne Verwendung von verlängertem Bolus/Dualbolus

7.4.6. Hyperglykämien aus Angst vor Hypoglykämien

CGM-Muster: Hyperglykämien aus Angst vor Hypoglykämien

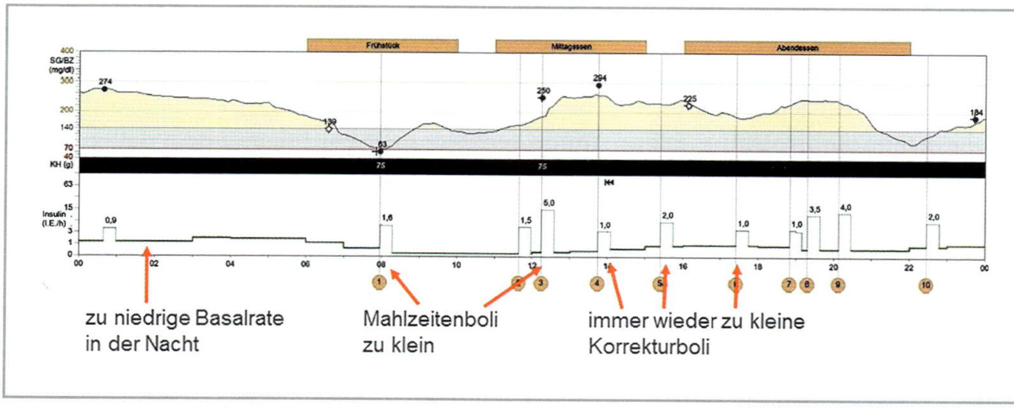

Abb. 7.46 Auftretende Hyperglykämien aus Angst vor Hypoglykämien: Immer wieder wird sichtbar, dass die Boli zur Abdeckung einer Mahlzeit bewusst zu niedrig gewählt werden. Dadurch wird das „Molnar-Dreieck" nie erreicht (bedeutet, dass bei Verwendung eines Insulinanalogons der postprandiale Glukosewert nach ca. 3 Stunden wieder den präprandialen Ausgangswert erreicht hat). Nachfolgend wird versucht, mit kleinen Boli wieder den Glukosezielbereich zu erreichen.

Charakteristik:

- einige Patienten nehmen bewusst hohe Glukosewerte in Kauf, um Hypoglykämien zu vermeiden
- Kennzeichen dafür sind
  - aus Angst bewusst zu gering gewählte Mahlzeitenboli
  - viele vorsichtige Korrekturboli über den Tag („Bolus-Chaos")
  - in seltenen Fällen wird vor der Mahlzeit immer die Basalrate verringert
- es muss ausgeschlossen werden, dass die Ursache nicht in einem falschen Insulin/Kohlenhydrat-Faktor liegt (überprüfen!)

7.4.7. „Falsche“ Hyperglykämien

CGM-Muster: „falsche“ Hyperglykämien

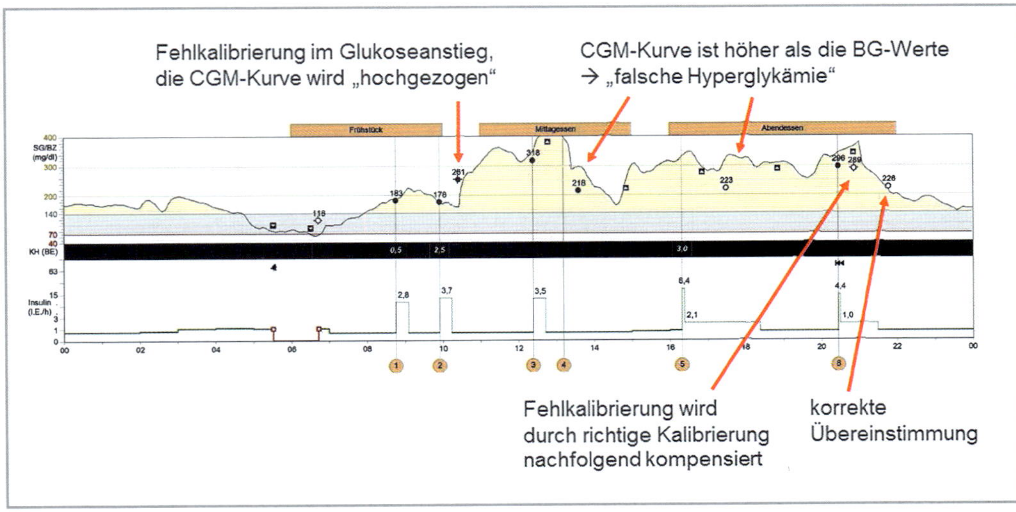

Abb. 7.47 „Falsche“ Hyperglykämien haben fast ausschließlich die Ursache in einer fehlerhaften Kalibrierung. Der Patient hat gegen 10.00 Uhr im Glukoseanstieg kalibriert, wodurch die CGM-Kurve nach oben verschoben wurde. Nachfolgend liegt die CGM-Kurve immer über den Blutglukosewerten „falsch“ zu hoch. Die in diesem Fall anhand des Blutglukosewerts sowieso schon zu konstatierende Hyperglykämie wird im CGM „falsch“ verstärkt.

Charakteristik:

- „falsche“ Hyperglykämien: die CGM-Kurven zeigen falsch zu hohe Werte an, identifiziert durch eine zeitnahe Blutglukosemessung
- die Ursache für „falsche“ Hyperglykämien ist in den meisten Fällen in einer falschen Kalibrierung des Glukosesensors zu sehen, z. B. Kalibrierung im Glukoseanstieg, wodurch die CGM-Kurve nach oben gezogen wurde
- falsche Sensorperformance, ungünstiges Gewebeareal oder Ähnliches können ausgeschlossen werden (das führt zu „falsch“ niedrigen Werten)

7.5. Beurteilung von Mahlzeiten im Rahmen der CGM-Muster

7.5.1. Richtige Dosierung des Mahlzeitenbolus: Bolusmanagement

Ansicht in der Auswertesoftware CareLink™ Pro zum Bolusmanagement (Perspektive 1)

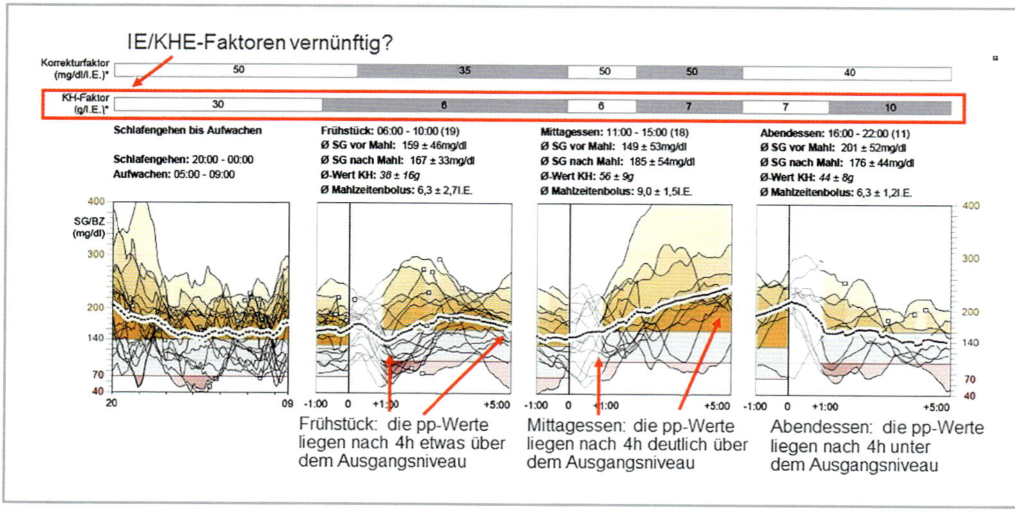

Abb. 7.48 Ansicht aus Perspektive 1 in der Auswertesoftware CareLink™ Pro: Anhand der Detailansichten zu den Mahlzeiten kann geschlussfolgert werden, ob das Bolusmanagement vernünftig ist. Dabei sollten weder zu hohe „braune Berge", vor allem aber keine „roten Seen" auftreten. Eine Voraussetzung für die Beurteilung ist eine vergleichbare Tagesrhythmik. Werden Mahlzeiten zu vollkommen unterschiedlichen Tageszeiten eingenommen, so nivellieren sich die Muster. In diesem Fall muss man sich Tage mit vergleichbarem Essens- und Bolusmanagement heraussuchen.

Charakteristik:

- bei optimaler Bolusdosierung müsste die Kohlenhydratresorption mit der Pharmakodynamik des Insulins übereinstimmen; dann wären die postprandialen Auslenkungen akzeptabel (nicht wesentlich >180 mg/dl bzw. 10,0 mmol/l, Ausgangswert nach ca. 3 Stunden erreicht)
- Kriterien für die richtige Dosierung von Mahlzeitenboli (Abb. 7.49):
  - bei Verwendung von kurzwirksamen Insulinanaloga liegen die Glukosewerte ca. 2 Stunden nach dem Essen (Normalinsulin nach ca. 3 Stunden) ca. 30 mg/dl bzw. 1,7 mmol/l höher als präprandial
  - nach 3 Stunden wird wieder der präprandiale Ausgangswert erreicht („Molnar-Dreieck")
  - bei Kindern liegen diese Zeiten um ca. 1 Stunde kürzer

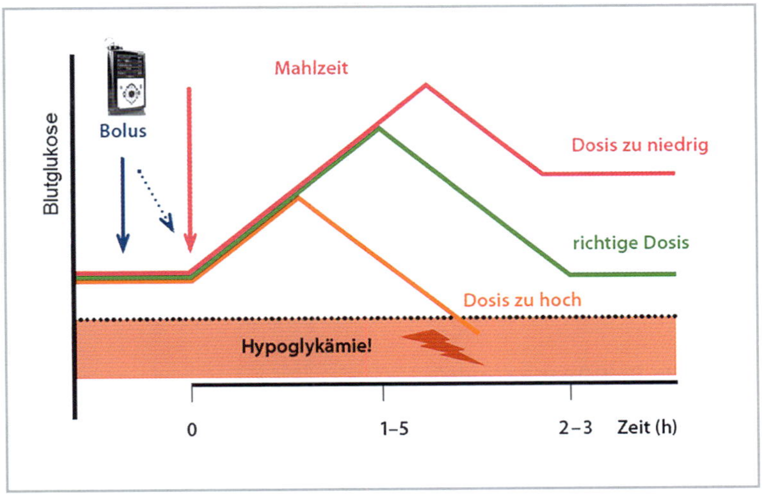

Abb. 7.49 Kriterien für die richtige Dosierung von Mahlzeitenboli. Postprandial muss nach ca. 3 Stunden wieder der präprandiale Ausgangswert erreicht sein („Molnar-Dreieck“).

– ein erfolgreiches Bolusmanagement beinhaltet auch, dass versucht wird, die Unterschiede von Kohlenhydratresorption und Insulinwirkung nicht zu groß werden zu lassen; die Insulinpumpe bietet verschiedene Bolusoptionen (kurzer Bolus, verzögerter Bolus, Dualbolus), womit die unterschiedliche Resorption verschiedener Mahlzeiten berücksichtigt werden kann (Abb. 7.50)

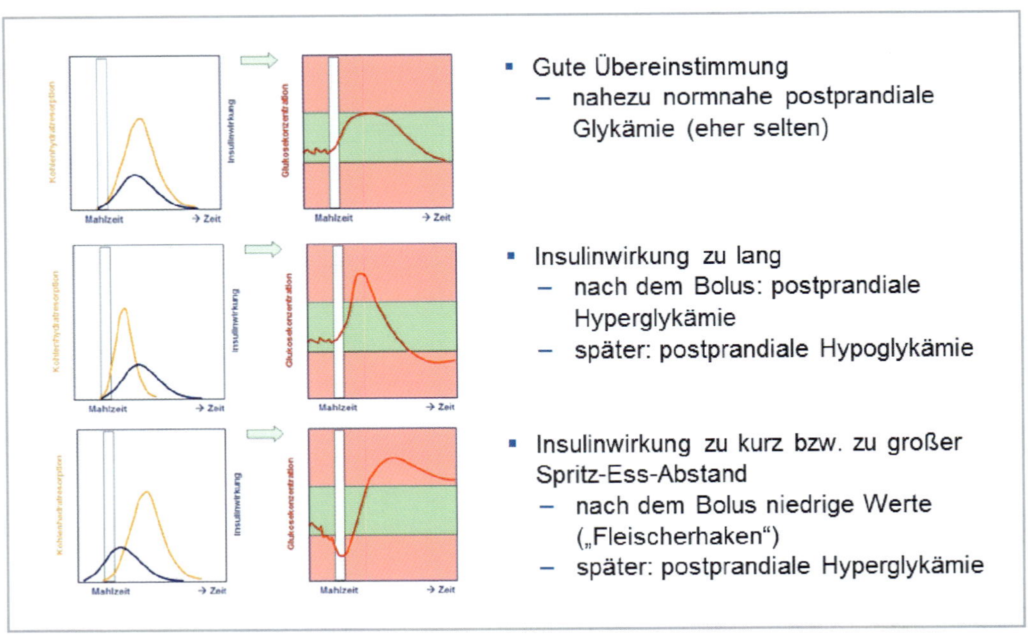

Abb. 7.50 Unterschiede von Kohlenhydratresorption und Insulinwirkung und sich daraus ergebende Konsequenzen für die postprandialen Glukosewerte.

- verschiedene Faktoren sind verantwortlich, um einen optimalen Essensbolus zu bestimmen und abzugeben:
  - Kohlenhydratmenge
  - glykämischer Index der Kohlenhydrate
  - Resorptionsverzögerung durch den Fettanteil der Mahlzeit sowie Einfluss von aufgenommenem Protein
  - Insulin/Kohlenhydrat-Faktoren
  - Bolusform (kurzer, verlängerter oder Dualbolus)
  - Spritz-Ess-Abstand

CGM-Muster: optimales Bolusmanagement

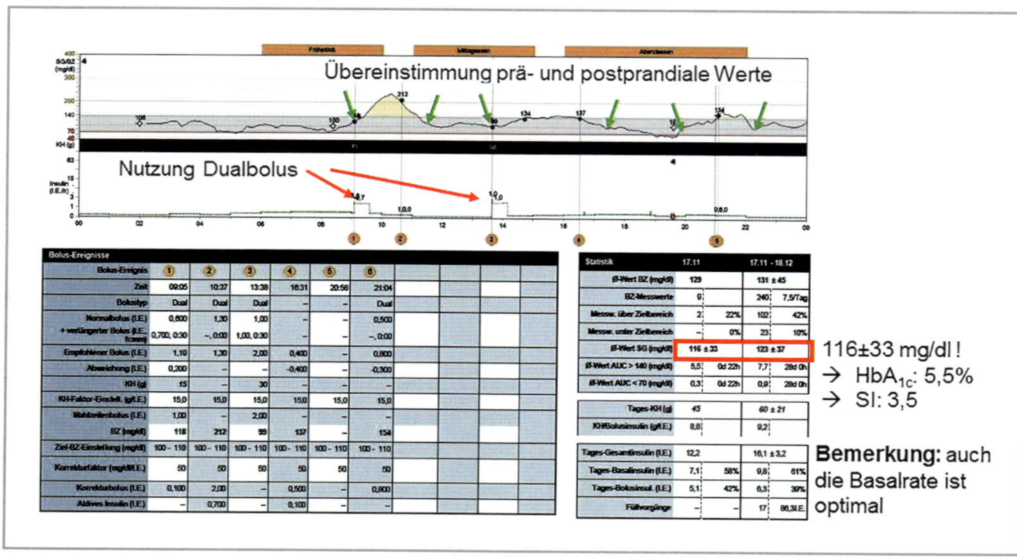

Abb. 7.51 Durch Nutzung des Dualbolus erfolgte die optimale Anpassung der Boli an die jeweiligen Mahlzeiten. Bei allen Mahlzeiten wurde das „Molnar-Dreieck" erreicht.

7.5.2. Postprandiale Hypoglykämien

Siehe Abschnitt 7.3.8.

7.5.3. Postprandiale Hyperglykämien (siehe auch Abschnitt 7.4.5.)

CGM-Muster: richtiger Bolus, richtiger Insulin/Kohlenhydrat-Faktor, aber trotzdem postprandiale Hyperglykämie aufgrund von Fett-Protein-Einfluss

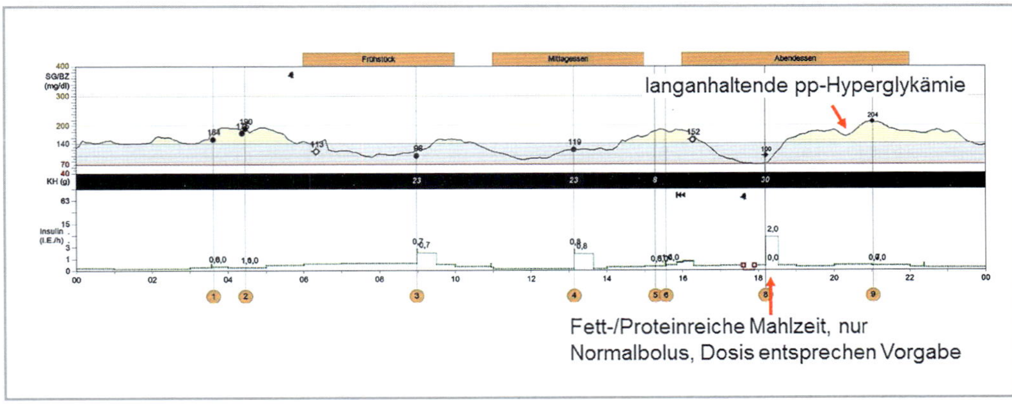

Abb. 7.52 Die fett- und proteinreiche Mahlzeit (das Abendessen bestand u.a. aus einer Forelle) sorgt über etwa 6 Stunden für erhöhte Glukosewerte. Sinnvoll wäre gewesen, einen Dualbolus zu benutzen und dabei die Fett-/Proteineinheiten über die Bolusverlängerung abzudecken.

CGM-Muster: richtiger Bolus, richtiger Insulin/Kohlenhydrat-Faktor, aber trotzdem postprandiale Hyperglykämie aufgrund langsam resorbierbarer Kohlenhydrate (niedriger glykämischer Index)

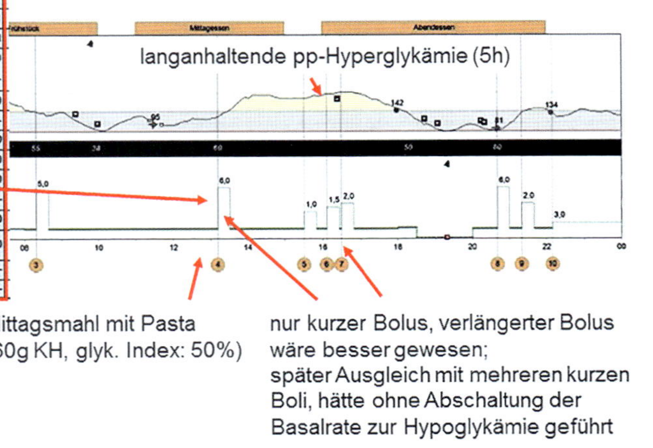

Bolus-Ereignisse

Bolus-Ereignis	1	2	3	4
Zeit	02:38	05:42	08:18	13:11
Bolustyp	Normal	Normal	Normal	Normal
Normalbolus (I.E.)	5,10	2,00	5,00	6,00
+ verlängerter Bolus (I.E., h:mm)	–	–	–	–
Empfohlener Bolus (I.E.)	–	1,90	5,50	6,00
Abweichung (I.E.)	–	0,100	-0,500	–
KH (g)	–	–	55	60
KH-Faktor-Einstell. (g/I.E.)	–	10,0	10,0	10,0
Mahlzeitenbolus (I.E.)	–	–	5,50	6,00
BZ (mg/dl)	–	258	–	–
Ziel-BZ-Einstellung (mg/dl)	–	70 - 180	70 - 180	70 - 180
Korrekturfaktor (mg/dl/I.E.)	–	40	40	40
Korrekturbolus (I.E.)	–	1,90	–	–
Aktives Insulin (I.E.)	–	–	–	–

Abb. 7.53 Das Mittagessen besitzt einen niedrigen glykämischen Index (Nudeln), was wegen der geringen Resorptionsgeschwindigkeit für erhöhte Glukosewerte über etwa 5 Stunden führt. Statt vieler kleinerer Boli wäre die Anwendung des Dualbolus sinnvoll gewesen.

Charakteristik:

- postprandiale Hyperglykämien treten insbesondere auf bei:
  - langsam resorbierbaren Kohlenhydraten (niedriger glykämischer Index)
  - Mahlzeiten mit hohem Fett- und/oder Proteinanteil
- Ursache für postprandiale Hyperglykämien ist eine nicht optimale Abstimmung der Kohlenhydrate (besser gesagt deren Resorption) auf die Pharmakodynamik des Insulins
- die Kohlenhydratresorption ist abhängig vom glykämischen Index, dem Anteil an Fett und Protein in der Mahlzeit und auch von der Magenentleerung (abhängig von dessen physiologischer Regulation und dem Mageninhalt); dieses lässt sich nur beeinflussen über die Wahl der Mahlzeit
- beeinflussen lässt sich aber die Abstimmung des Bolusmanagements von Insulinpumpen auf die Mahlzeit durch verschiedene Bolusformen:
  - Anwendung von verlängertem Bolus oder Dualbolus
  - Berechnung und Kalkulation von Fett-Protein-Einheiten (FPE)
  - daraus ergibt sich die Bolusgabe (nach [7.14]):
    - eine Fett-Protein-Einheit (FPE) entspricht 100 kcal Fett/Protein
    - für den FPE-Bolus gilt:
      Bolus = Insulinempfindlichkeit × FPE-Menge (bei Kindern, nach Pankowska) * bzw.
      Bolus = 0,5 × Insulinempfindlichkeit × FPE-Menge (bei Erwachsenen) *
    - als Insulinempfindlichkeit wird der Faktor genommen, mit dem eine KHE abgedeckt wird (Insulinempfindlichkeit: tageszeitabhängiger Insulin/Kohlenhydrat-Faktor)
    - für die FPE wird ausschließlich der verlängerte Bolus gewählt; die Länge des Bolus hängt dabei von der FPE-Menge ab:
      - 1 FPE: 3 Stunden
      - 2 FPE: 4 Stunden
      - 3 FPE: 5 Stunden
      - > 3 FPE: 8 Stunden
  - die Schulung und Verwendung von FPE zur Bolusberechnung ist sinnvoll bei hochmotivierten Patienten, die bereits einen Dualbolus nutzen und idealerweise mit einem CGM-System den Effekt der aufwendigeren Therapie nachvollziehen können

* dieser Wert ist individuell zu verifizieren

7.5.4. Langanhaltend höhere Glukosewerte nach Snacks

CGM-Muster: „Snacking“

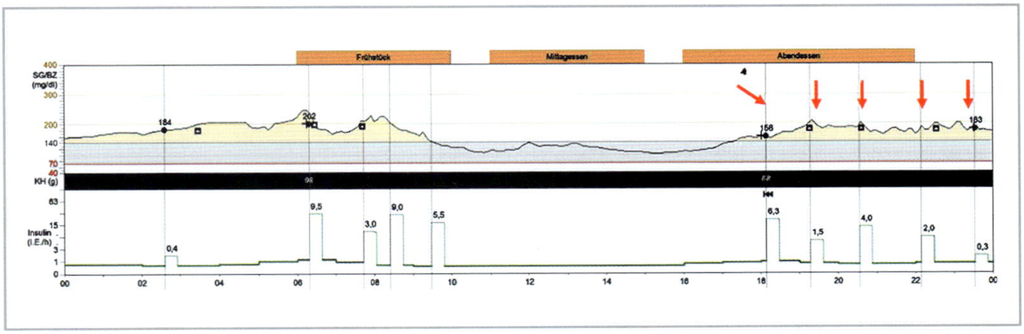

Abb. 7.54 Der Patient isst abends vor dem Fernseher fortlaufend kleine Mengen an Kohlenhydraten. Die erhöhten Glukosewerte bleiben mitunter die ganze Nacht bis in die Morgenstunden des folgenden Tags bestehen (in diesem Beispiel ist das vorabendliche „Snacking“ die Ursache für die erhöhten Nachtwerte bis 06.00 Uhr). Auch das Bolusmanagement mit der Abgabe kleinerer Insulindosen kompensiert nicht die erhöhten Glukosewerte. Die vielen kleinen Boli (rote Pfeile) sorgen nicht für die Senkung der Glukosewerte in den Zielbereich.

Charakteristik:

- Aufnahme vieler kleinerer Kohlenhydratmengen durch zahlreiche Snacks (Salzstangen etc.), in der Regel abends vor Computer/Fernseher
- im Ergebnis ist der Glukosespiegel über weite Bereiche der Nacht erhöht
- sinnvoll wäre die Abgabe von verlängerten Boli
- wichtig ist weiterhin die Schulung der Patienten

7.5.5. Große postprandiale Glukoseanstiege

CGM-Muster: große postprandiale Anstiege aufgrund zu geringer Bolusgabe

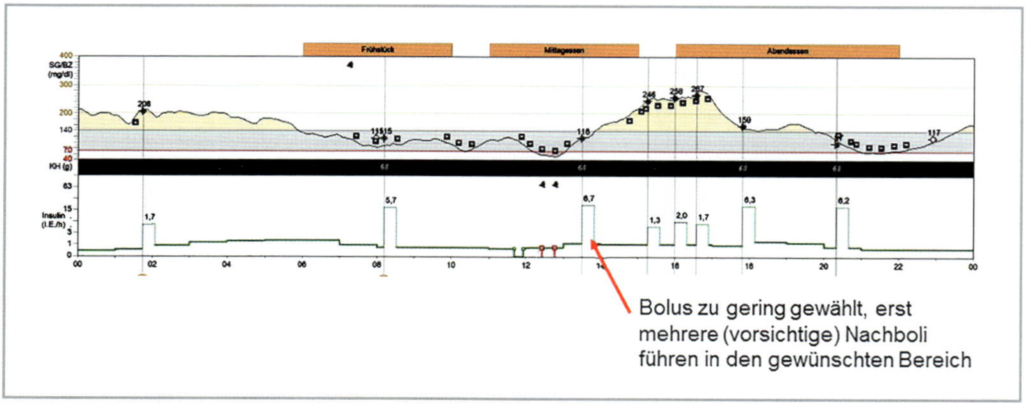

Abb. 7.55 Der Bolus, der zur Abdeckung des Mittagessens gegen 14.00 Uhr abgerufen wurde, war zu gering. Nachfolgend tritt ein erhöhter Glukosespiegel auf, der nachfolgend durch mehrere kleine Bolusgaben kompensiert wird.

CGM-Muster: große postprandiale Anstiege aufgrund vergessener Boli

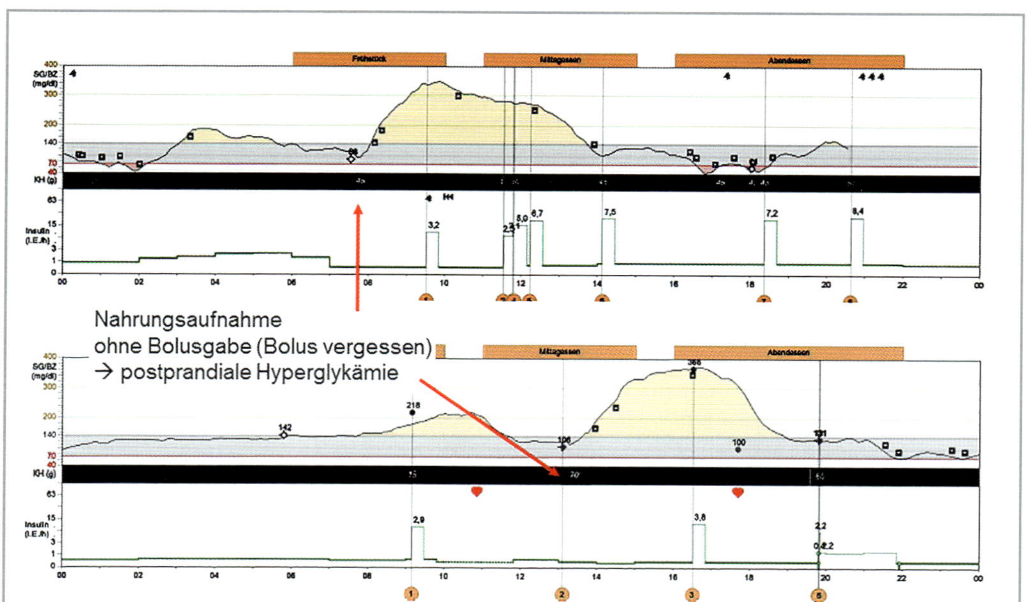

Abb. 7.56 An beiden konsekutiven Tagen wurde vergessen, einen Bolus abzurufen. Die Folge sind langanhaltende, hohe postprandiale Glukoseanstiege, die durch „Nachboli" kompensiert werden.

Charakteristik:

- treten große postprandiale Glukoseanstiege selten (nur an einzelnen Tagen) auf, so sind mögliche Ursachen:
  - zu geringe Insulinabdeckung
  - zu geringer Bolus
  - Bolus ganz vergessen (häufig)
  - nicht gerechtfertigte Gabe eines verlängerten Bolus (selten)
  - ggf. unlogisch hoher Glukoseanstieg trotz richtiger Insulinabdeckung, weil nach vorheriger Hypoglykämie und nachfolgender Nahrungsaufnahme eine Kombination von hypoglykämiebedingter Gegenregulation und Essensanstieg auftritt (der Teil der Kurve, der die Gegenregulation repräsentiert, ist steiler als der Anstieg durch die Mahlzeit)
- treten große postprandiale Glukoseanstiege selten auf, so sind mögliche Ursachen:
  - Bolus häufig vergessen? Schulung dringend erforderlich
  - abgegebene Boli häufig zu klein → Insulin/Kohlenhydrat-Faktor überprüfen

7.5.6. Geringfügige oder fehlende postprandiale Glukoseanstiege

CGM-Muster: geringfügige oder fehlende postprandiale Anstiege durch Mahlzeiten mit geringer Kohlenhydratmenge

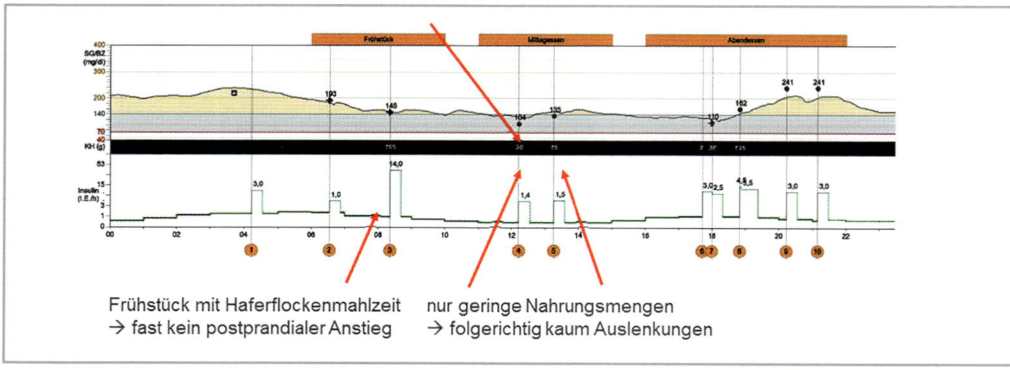

Abb. 7.57 Dass kleine Kohlenhydratmengen nur geringe postprandiale Auslenkungen verursachen, ist naheliegend. In diesem Fall sind es 105 g, 30 g und 15 g. Die Voraussetzung für eine richtige Beurteilung ist, dass der Patient die Kohlenhydratmengen auch eingetragen hat.

CGM-Muster: geringfügige oder fehlende postprandiale Anstiege durch Mahlzeiten mit niedrigem glykämischen Index

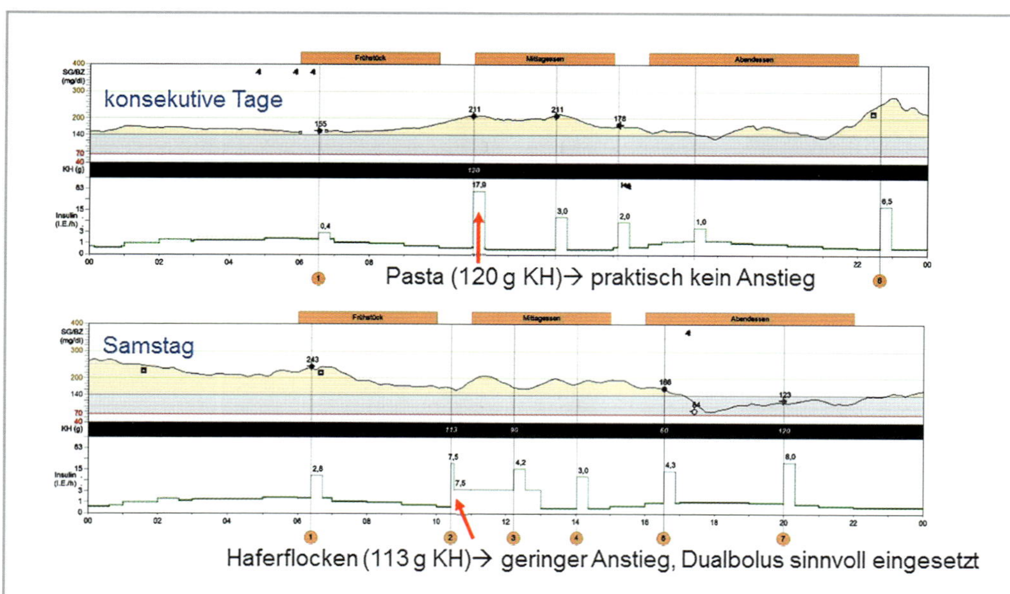

Abb. 7.58 Essen von Kohlenhydraten mit geringem glykämischem Index: Durch die geringe Resorptionsgeschwindigkeit von Nahrungsmitteln wie Nudeln, Pizza, Haferflocken u. ä. sind auch die Glukoseanstiege langsam und die Auslenkung gering.

CGM-Muster: geringfügige oder fehlende postprandiale Anstiege durch Mahlzeiten mit hohem Fett-Protein-Anteil

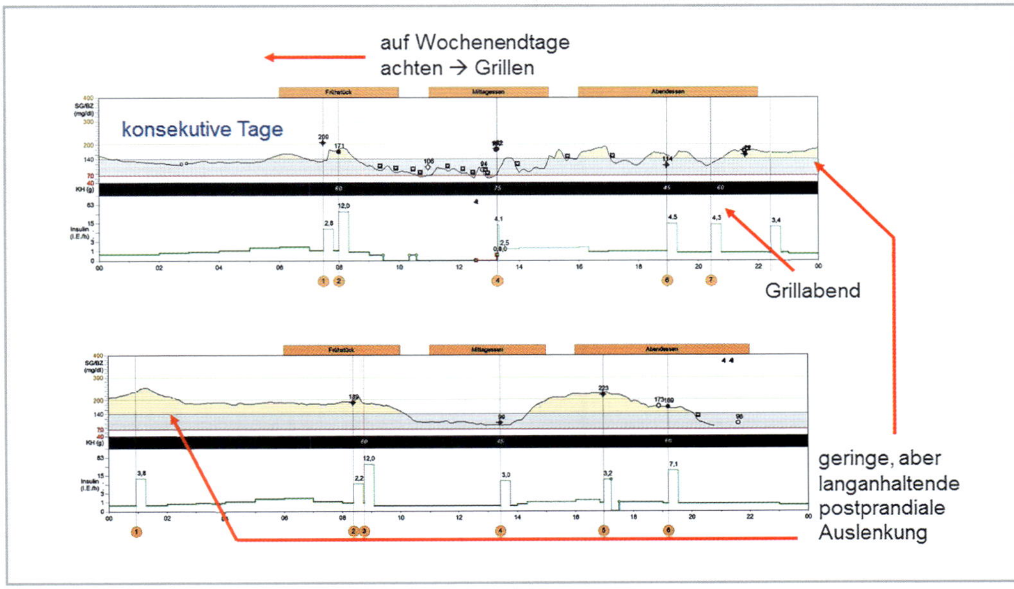

Abb. 7.59 Mahlzeiten mit hohem Fett- und Proteinanteil führen zu einer verringerten Resorption der Kohlenhydrate wegen verzögerter Magenentleerung und zum Glukagonanstieg. Die Folge sind langanhaltende, aber nur moderat ausgeprägte Glukoseauslenkungen.

Charakteristik:

- treten geringe postprandiale Glukoseanstiege selten (nur an einzelnen Tagen) auf, so sind mögliche Ursachen:
  - Mahlzeit mit geringer Kohlenhydratmenge
  - Mahlzeit mit niedrigem glykämischen Index (Nudelgericht)
  - Mahlzeit mit hohem Fett-Protein-Anteil (an Grillabend denken!)
  - nach vorangegangenen Hypoglykämien fließt Glukose ab zum Wiederauffüllen der Glykogenspeicher in der Leber; Gefahr für repetitive Hypoglykämien! („Pseudonormalisierung", siehe Abschnitt 7.3.4.)
  - vorangegangene längere Hungerphasen mit leeren Glykogenspeichern
  - vorangegangene Sportphasen mit leeren Glykogenspeichern
  - zu hohe Insulinabdeckung (in diesem Fall tritt nachfolgend meist eine Hypoglykämie auf)
- treten geringe postprandiale Glukoseanstiege häufig auf, so ist eine mögliche Ursache
  - eine „Pseudonormalisierung" als eine der größten Gefahren für eine schwere Hypoglykämie (siehe Abschnitt 7.3.4.)

7.5.7. „Fleischerhakenmuster“

CGM-Muster: „Fleischerhakenmuster“ nach Mahlzeiten mit einem niedrigen glykämischen Index

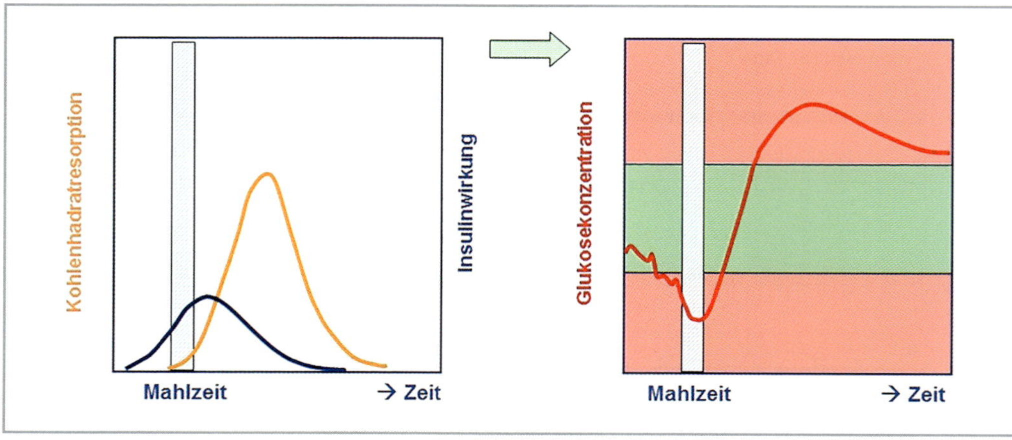

Abb. 7.60 Schematische Darstellung der Kohlenhydratresorption von Mahlzeiten mit niedrigem glykämischem Index und deren Auswirkung auf das Glukoseprofil. Am Anfang wirkt das Insulin bereits, während die Kohlenhydratresorption noch gering ist. Die Folge sind abfallende Glukosewerte unter das präprandiale Ausgangsniveau. Später ist die Kohlenhydratresorption noch nicht abgeschlossen, wenn bereits die Wirkung des Insulins nachlässt. Die Folge ist ein Glukoseanstieg, der meist anhält, weil die Wirkung des Insulins immer mehr nachlässt. Sinnvoll wäre die Nutzung des Dualbolus.

CGM-Muster: „Fleischerhakenmuster“ durch zu großen Spritz-Ess-Abstand

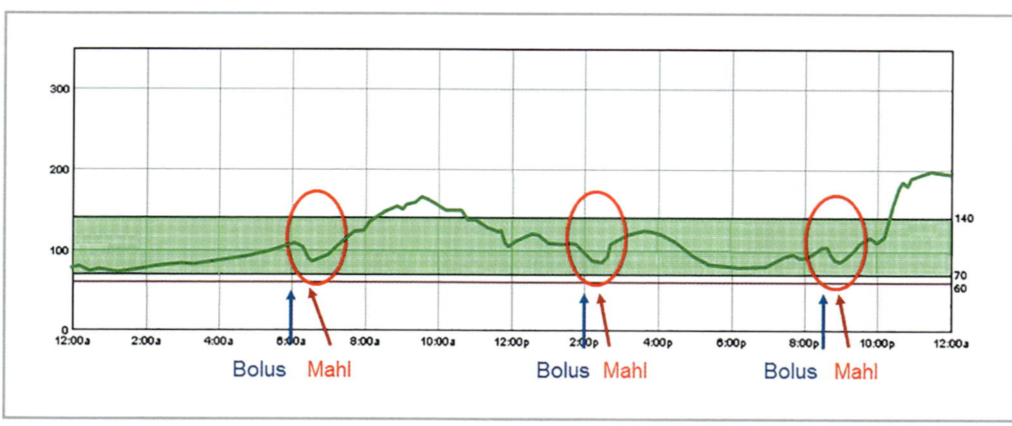

Abb. 7.61 Die „Fleischerhakenmuster“ treten an verschiedenen Tagen bei der jeweiligen Mahlzeit immer in gleicher Weise auf. In diesem Beispiel benutzte der Patient Normalinsulin mit einem Spritz-Ess-Abstand (Bolus-Ess-Abstand) von jeweils 30 Minuten. Dieser Abstand erweist sich als zu groß (Kurve übernommen aus Messung mit dem CGMS® Gold). Charakteristisch ist, dass die „Fleischerhaken“ vergleichbar lang sind.

CGM-Muster: „Fleischerhakenmuster“ durch Gastroparese

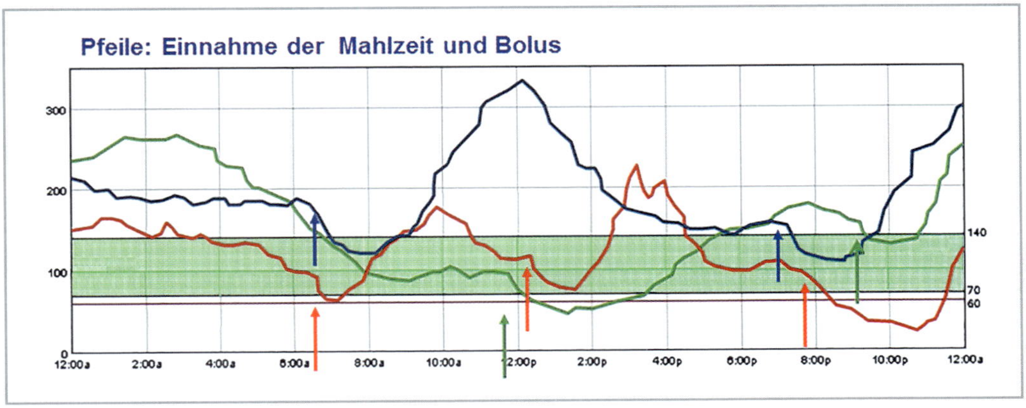

Abb. 7.62 Bei Gastroparese treten die „Fleischerhakenmuster“ an verschiedenen Tagen völlig unterschiedlich auf. Diese „Fleischerhaken“ sind immer unterschiedlich lang und reichen nicht selten bis in den hypoglykämischen Bereich.

Charakteristik:

- „Fleischerhakenmuster“ zeichnen sich dadurch aus, dass die CGM-Kurven zu Beginn der Mahlzeiten und nach der Bolusgabe abfallende Glukosewerte zeigen
- mögliche Ursachen für „Fleischerhakenmuster“ sind:
  - Mahlzeiten mit einem niedrigen glykämischen Index (z.B. Pizza, Nudeln, Kartoffeln usw.): die Kohlenhydratresorption hat bei beginnender Insulinwirkung noch nicht eingesetzt
  - zu großer Spritz-Ess-Abstand: in diesem Fall treten die „Fleischerhaken“ zur jeweiligen Mahlzeit auf; ist der Spritz-Ess-Abstand festgelegt, betrifft das die jeweilige Mahlzeit an allen Tagen in vergleichbarer Weise
  - Gastroparese: die „Fleischerhaken“ sind unterschiedlich lang; bei stark ausgeprägter Gastroparese fehlen die Glukoseanstiege zu den Mahlzeiten zunächst völlig; die „Fleischerhaken“ aufgrund der einsetzenden Insulinwirkung führen nicht selten in den hypoglykämischen Bereich, später kommt es zu spontanen, völlig unkontrollierten Glukoseanstiegen

Literatur

7.1 Klueh U: Analysis: on the path to overcoming glucose-sensor-induced foreign body reactions. J Diabetes Sci Technol 2013; 7: 452–454

7.2 Freckmann G, Schmid C, Baumstark A, Pleus S, Link M, Haug C: System accuracy evaluation of 43 blood glucose monitoring systems for self-monitoring of blood glucose according to DIN EN ISO 15197. J Diabetes Sci Technol 2012; 6: 1060–1075

7.3 Dreval AV, Dreval O, Kovaleva Y, Starostina E: Comparison of glycemic variability assessed by continuous versus discrete glucose monitoring. Diabetes Technol Ther 2013; 15 (Suppl 1): A60

7.4 Kovatchev B, Anderson S, Heinemann L, Clarke W: Comparison of the numerical and clinical accuracy of four continuous glucose monitors. Diabetes Care 2008; 31: 1160–1164

7.5 Basu A, Dube S, Slama M, Errazuriz I, Amezcua JC, Kudva YC, Peyser T, Carter RE, Cobelli C, Basu R: Time lag of glucose from intravascular to interstitial compartment in humans. Diabetes 2013; 62: 4083–4087

7.6 Buckingham B, Wilson DM, Lecher T, Hanas R, Kaiserman K, Cameron F: Duration of nocturnal hypoglycemia before seizures. Diabetes Care 2008; 31: 2110–2112

7.7 Danne T, Kordonouri O, Remus K, Bläsig S, Holder M, Wadien T, Haberland H, Golembowski S, Zierow S, Hartmann R, Thomas A: Prevention of hypoglycaemia by using low glucose suspend function in sensor-augmented pump therapy. Diabetes Technol Ther 2011; 13: 1129–1134

7.8 Wittek-Pakulo J: persönliche Mitteilungen

7.9 Ziegelasch HJ, Thomas A, Hahn B: Analoginsuline reduzieren postprandiale Glukosewerte. Diabetes Stoffw Herz 2009; 18: 9–14

7.10 Choudhary P, Olsen BS, Conget I, Welsh JB, Vorrink L, Shin JJ: Hypoglycemia prevention and user acceptance of an insulin pump system with predictive low glucose management. Diabetes Technol Ther 2016; 18: 288–291

7.11 Kordonouri O, Biester T, Danne T, Holder M, Remus K, Wadien T, Kieninger-Baum D, Thomas A: Hypoglycemia reduction in sensor-augmented pump therapy (SAP) with predictive low glucose management (SmartGuard) in children with type 1 diabetes. Diabetes 2016; 65 (Suppl 1): A223

7.12 Freckmann G, Hagenlocher S, Baumstark A, Jendrike N, Gillen RC, Rössner K, Haug C: Continuous glucose profiles in healthy subjects under everyday life conditions and after different meals. J Diabetes Sci Technol 2007; 1: 695–703

7.13 Bantle JP, Neal L, Frankamp IM: Effects of the anatomical region used for insulin injections in type 1 diabetic subjects. Diabetes Care 1993; 16: 1592–1597

7.14 Pankowska E, Blazik M, Groele L: Does the fat-protein meal increase postprandial glucose level in type 1 diabetes patients on insulin pump: the conclusion of a randomized study. Diabetes Technol Ther 2012; 14: 16–22

8. Abschließende Bemerkungen

Mit der Möglichkeit, CGM im Rahmen der Therapieunterstützung häufiger anwenden zu können, erweitert sich zwangsläufig die Erfahrung mit dieser Methode. Mit wachsender Erfahrung wird folglich auch die Interpretation von CGM-Kurven einfacher werden. Dabei erfolgt nicht nur der Übergang von der Betrachtung eines Einzelwerts hin zu einem Bild im Zeitverlauf, sondern insbesondere auch die Wandlung von der rein intuitiven, empirischen Diabetologie zu einer datenbasierten Diabetologie. Darin liegen Vorteile, aber auch Nachteile.

Der wichtigste Vorteil ist, dass umfassend Daten verfügbar sind, die eine Feinregulierung der Therapie ermöglichen. Die Voraussetzung ist natürlich, dass die Therapie dazu überhaupt die Voraussetzung bietet. Für die Behandlung des Typ-1-Diabetes ist das nach derzeitigem Ermessen insbesondere die Insulinpumpentherapie in Verbindung mit CGM zur sensorunterstützten Pumpentherapie (SuP).

Ein Nachteil liegt in einer größeren Datenmenge, in einer höheren Komplexität von Erkenntnissen und damit schließlich in der Notwendigkeit, eine Entscheidung über den Umfang der Datenanalyse zu treffen. Die harte Randbedingung besteht in der vorhandenen Zeit. Letztendlich kommt damit auch wieder die Erfahrung bei der Analyse von CGM-Daten ins Spiel, weil das entscheidet, wie schnell die Analyse erledigt werden kann.

Es kann noch ein weiteres Problem auftreten. Die derzeit noch übliche Orientierung am Surrogat-Parameter HbA_{1c} lässt eine umfassende Kontrolle der Einstellungsqualität nur beschränkt zu. Anders ist das bei CGM, denn dessen Kurven dokumentieren nicht nur die Auswirkungen der unterschiedlichen Aktivitäten und Lebenssituationen der Patienten auf den Glukosestoffwechsel, sondern auch, wie sich die durch die Diabetologen eingestellten Therapien unter Alltagsbedingungen bewähren. Die Diabetesteams müssen sich darauf einlassen, Details der Stoffwechselregulation zu ergründen, die möglicherweise die bisherige Therapieauffassung grundsätzlich infrage stellen. Doch ist jeder bereit, die Therapie unter einem neuen Blickwinkel zu betrachten und dazu noch einen Mehraufwand für die Datenanalyse zu betreiben? Zahlreiche Diabetesteams tun das, doch die Haupttriebkraft ist derzeit immer noch der Idealismus der Ärzte, deren Wunsch, Lücken in der Diabeteseinstellung zu schließen und neue Erkenntnisse zu gewinnen. Schließlich stellt sich angesichts der vielen durch CGM sichtbaren Feinheiten der Stoffwechselregulation die Frage, wie viele Erkenntnisse aus den Daten zu ziehen sind, um das gewünschte Therapieziel für einen bestimmten Patienten zu erreichen. Muss nun die gesamte Detailanalyse erfolgen oder reicht es, nur wenige, aber wichtige Schlussfolgerungen abzuleiten? Es geht also um die Verbindung von vorliegenden Daten, deren Umfang beliebige Detailbewertungen zulässt, die aber möglicherweise für die bestimmte Fragestellung redundant sind. Doch das erfordert eine kompetente Entscheidung.

Um das deutlicher auszudrücken: Es ist gut, dass praktisch alle Details über die glykämische Regulation aus der Messung hervorgehen. Die Methode CGM liefert diese, auch im Zusammenspiel mit der Blutglukosemessung. Dieser Pool erfordert die Verantwortung der Betrachter, also der Therapeuten, die richtigen Parameter für eine relevante Fragestellung auszuwählen. Es ist folglich nicht nur notwendig, CGM-Kurven schnell und richtig interpretieren zu können, sondern diese auch zielgerichtet in die Therapie zu integrieren.

Dass das ein Prozess ist, liegt auf der Hand. Es ist nicht nur die Gewohnheit, aus einem einzelnen Parameter wie dem HbA_{1c} abzuleiten, ob die Therapie erfolgreich war oder nicht. Unter den Bedingungen des Zeitmangels in dem „Wirtschaftsunternehmen Praxis oder Krankenhaus“ war und ist das zweifelsohne ein toller Parameter – schnell gemessen, sofort interpretierbar, fertig! Allerdings weiß auch jeder Diabetologe, dass das HbA_{1c} kein hinreichendes Kriterium für die Beurteilung der Diabetesprognose darstellt. Mit CGM ist die Methode vorhanden, welche das Bild vollständig beschreiben kann, folglich auch Parameter wie die Glukosevariabilität oder die Glukoseänderungsgeschwindigkeit in den Blickpunkt rückt.

Wie lassen sich diese Herausforderungen bewerkstelligen? Nachfolgend seien einige Kriterien formuliert:

- Das Erste und Wichtigste ist die schnelle Interpretation der CGM-Daten. Dabei soll das hier vorliegende Buch unterstützen. Darüber hinaus gibt es ein „Flussschema“, eine elektronische Form über die Herangehensweise bei der CGM-Interpretation [8.1]. Es beinhaltet auch die im Kapitel 7 zusammengestellte „CGM-Bibliothek“. Jeder wird feststellen, dass eine wachsende Erfahrung bei der CGM-Datenanalyse den dafür notwendigen Zeitrahmen immer mehr verkürzt.
- Das Zweite ist die Auswahl der wichtigen CGM-Daten für eine spezielle therapeutische Fragestellung. An dieser Stelle sei auf das AGP, das ambulante Glukoseprofil, hingewiesen [8.2–8.4]. Aus den CGM-Kurven ergibt sich ein Mittelwert bzw. ein medianer Glukosewert. Weiterhin ergeben sich aus der Statistik die Standardabweichung bzgl. des Glukosemittelwerts und auch Perzentilen. Im AGP orientiert man sich am Median und dem 10. bis 90. Perzentil bzw. dem 25. bis 75. Perzentil. Damit ist ein Makroblick möglich. Voraussetzung für Erkenntnisgewinn ist allerdings, dass sich die übereinandergelegten Tageskurven nicht vollständig nivellieren. Das wäre zum Beispiel der Fall, wenn eine bestimmte Mahlzeit an verschiedenen Tagen zu sehr verschiedenen Zeitpunkten eingenommen wird, der Patient an anderen Tagen auch mal darauf verzichtet und an noch anderen Tagen zu diesem Zeitpunkt Hypoglykämien auftraten.

Im Mikroblick kann dann auf Detailsuche gegangen werden. Es liegt also an der Fragestellung, wie man so ein AGP auswertet und natürlich auch jede andere Datenmenge, die mit beliebiger anderer Software aufbereitet wurde. Das entscheidende Kriterium bei Verwendung von AGP ist, dass sich die Betrachter über dessen Grenzen bewusst sind. Derzeit wird AGP allerdings nur in der Software für das Flash-Glukose-Monitoring, also das FreeStyle Libre angeboten. Unabhängig davon kann in einer CGM-Software wie dem CareLink™ auf Mittelwert und Standardabweichung zugegriffen werden, mit vergleichbarem Effekt. Die Begriffe Glukosestabilität, Glukoseniveau und Glukosemuster helfen bei einer umfassenden Beurteilung, was auch in Kapitel 6 anhand von Fallbeispielen gezeigt wurde.

- Zu diesem zweiten Kriterium gehört auch die zugrunde liegende Therapie. Es ist ein großer Unterschied, ob CGM unter der ICT oder der CSII eingesetzt wird. Wie bei jeder Form der Insulintherapie wird auch die ICT vor allem durch die Pharmakodynamik des Insulins bestimmt. Unter der sensorunterstützten Therapie (ICT mit CGM) ist deren Flexibilität und damit die Auswirkung auf die CGM-Kurven begrenzt. Im Grunde genommen beschränkt sie sich auf die flexible Verwendung des kurzwirksamen Insulins, ausschließlich als „Normalbolus". Bezüglich des Verzögerungsinsulins gibt es nur wenig Variationsbreite. Dagegen wird unter der CSII ausschließlich kurzwirksames und damit besser steuerbares Inulin eingesetzt. Deswegen ist die Basalrate ebenso steuerbar wie das Bolusmanagement mit der Möglichkeit, Mahlzeitenboli auch verzögert abgeben zu können, wenn die eingenommene Mahlzeit das notwendig erscheinen lässt (z.B. Nudeln). Weiterhin liefert die sensorunterstützte Pumpentherapie (CSII mit CGM) umfassendere Daten, nämlich neben den CGM-Kurven die Profile der Insulinabgabe. Die Datenanalyse kann somit umfassender sein. Darüber hinaus ist bei der modernsten Form der SuP die Möglichkeit des automatischen Beeinflussens der Stoffwechselregulation gegeben, wenn auch bisher nur im Fall der Gefahr von Hypoglykämien. Das erfordert einerseits den Blick auf die CGM-Kurve und die durch den Algorithmus beeinflusste Insulinabgabe – andererseits kann sich das Diabetesteam entspannen, weil ein wichtiger Teil der Therapie durch das SuP-System kontrolliert wird. In Zukunft wird das Diabetesteam in dieser Rolle deutlich passiver sein können, wenn nämlich ein artifizielles Pankreas die gesamte glykämische Steuerung autonom durchführt.
- Ein drittes, ganz wichtiges Kriterium ist die Frage, wie alle Herausforderungen durch die CGM-unterstützte Therapie in den Alltag einer Praxis integriert werden können. Mit einem klaren Praxismanagement, mit festgelegten Verantwortlichkeiten für die Schulung der Patienten und die Analyse von deren Daten ist das gut zu bewältigen. In der Regel arbeitet jede Diabetesschwerpunkt-

praxis bzw. Klinik bereits nach genauen Festlegungen, oft sogar integriert in ein Qualitätsmanagementsystem (QM). Diese Struktur muss nur bezüglich der Herausforderungen durch das CGM erweitert werden. Im Anhang finden sich einige QM-Bögen der Praxis von Dr. Ralf Kolassa aus Bergheim. Daraus wird sofort ersichtlich, was den Patienten beigebracht werden muss, wenn sie CGM anwenden. Im Grunde genommen geht es um wenige, aber ganz wichtige Punkte: die richtige Kalibrierung, die richtige Alarmsetzung, das Verhalten bei Hypoglykämien, das Verhalten bei physiologischen Glukoseanstiegen (keine vorzeitigen Korrekturboli) und die Reaktion auf typische Kurvenverläufe. Das Diabetesteam überträgt die Erkenntnisse aus der eigenen Datenanalyse am besten derart auf die Patienten, dass diese im Alltag jederzeit die eigenen richtigen Schlussfolgerungen bzgl. des angezeigten CGM-Profils ziehen können. Wenn das gelingt, dann hilft CGM auch, die Arbeit mit den Patienten und folglich das gesamte Praxismanagement effektiver zu gestalten.

Zusammenfassend lässt sich feststellen, dass CGM initial zwar einen gewissen Aufwand bedeutet, letztendlich aber sogar für eine Zeitersparnis sorgen kann, wenn die Patienten sozusagen „Selbstläufer" mit einer hervorragenden Diabeteseinstellung werden. Vor allem aber liefert CGM viele Einblicke in die physiologische Stoffwechselregulation. Die Beschäftigung mit dieser Methode führt zu vielen Erkenntnissen. CGM macht die Diabetesbehandlung zu einer richtig spannenden und interessanten Angelegenheit.

Literatur

8.1 Thomas A, Tsioli C, Kolassa R, Danne T für die RANSuP-Studiengruppe: MiniMed Flussschema zum Erkennen, Lernen und Verstehen von CGM-Profilen und SuP/CSII-Daten. 2013/2014. Erhältlich über Medtronic GmbH Deutschland

8.2 Mazze RS, Strock E, Wesley D, Borgman S, Morgan B, Bergenstal R, Cuddihy R: Characterizing glucose exposure for individuals with normal glucose tolerance using continuous glucose monitoring and ambulatory glucose profile analysis. Diabetes Technol Ther 2008; 10: 149–159

8.3 Bergenstal RM, Ahmann AJ, Bailey T, Beck RW, Bissen J, Buckingham B, Deeb L, Dolin RH, Garg SK, Goland R, Hirsch IB, Klonoff DC, Kruger DF, Matfin G, Mazze RS, Olson BA, Parkin C, Peters A, Powers MA, Rodriguez H, Southerland P, Strock ES, Tamborlane W, Wesley DM: Recommendations for standardizing glucose reporting and analysis to optimize clinical decision making in diabetes: the ambulatory glucose profile (AGP). Diabetes Technol Ther 2013; 15: 198–211

8.4 Siegmund T, Matthaei S, Reuter M, Reichel A, Kellerer M, Kröger J: Empfehlungen zum Einsatz des ambulanten Glukoseprofils in der klinischen Praxis. Diabetes Stoffw Herz 2015; 24: 115–120

9. Anhang

Anhang 1

Algorithmus für die Beurteilung von CGM-Profilen

Die beim kontinuierlichen Glukosemonitoring (CGM) aufgezeichneten Glukoseprofile stellen eine beachtliche Datenmenge mit vielfältigen Detailinformationen dar. Eine effektive Auswertung von CGM-Profilen ist möglich, wenn für den ersten Überblick ein strukturierter Algorithmus angewandt wird.

Sind die Voraussetzungen für die Beurteilung der CGM-Profile erfüllt?

- Ist die Messdauer ausreichend lang, damit die Messergebnisse den Glukoseverlauf des Patienten unter repräsentativen Bedingungen belegen? Dazu ist eine Messdauer von mindestens sechs Tagen notwendig.
- Erfolgte das Kalibrieren des CGM-Systems in der Glukosehomöostase?
- Ausschluss repetitiver Hypoglykämien (>2 Hypoglykämien/<2 Tagen über den größten Zeitraum der Messung)
  → dadurch auftretende endogene Glukoseflüsse verhindern eine kalkulierbare Therapiebeurteilung und -optimierung

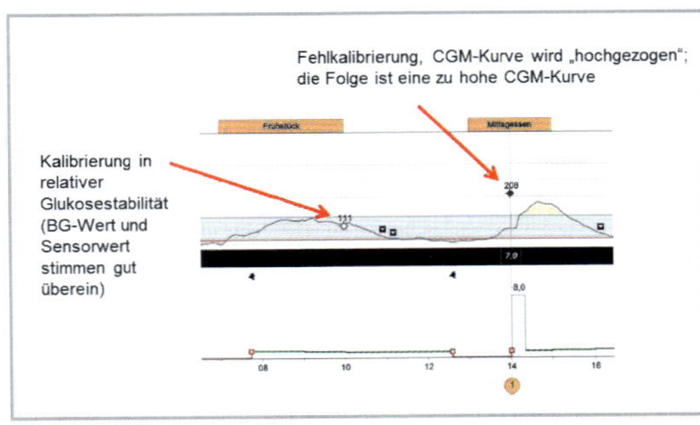

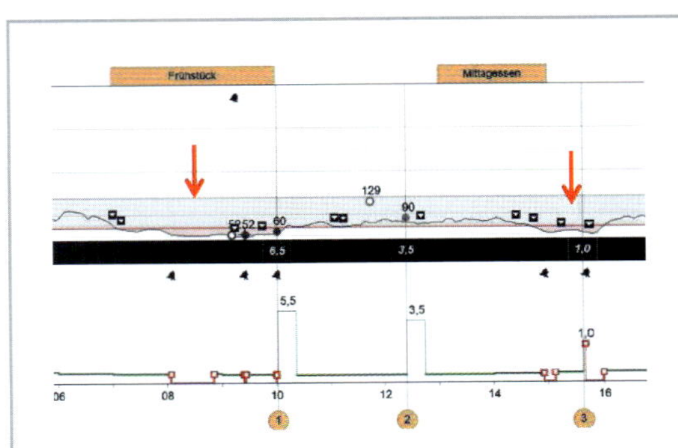

Beurteilung der Glukoseregulation in den CGM-Profilen:

- **Glukosestabilität:**
  der Glukoseverlauf ist **stabil**, wenn MW/SD > 3 (Mittelwert der Glukosekonzentration ist mehr als 3-fach höher als dessen Standardabweichung)

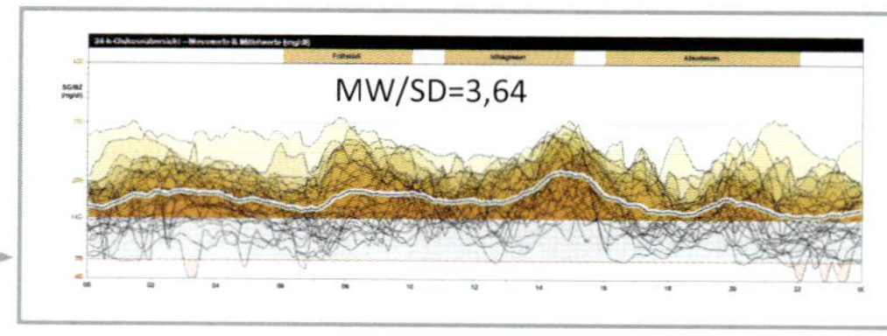

- der Glukoseverlauf ist **instabil**, wenn MW/SD < 2

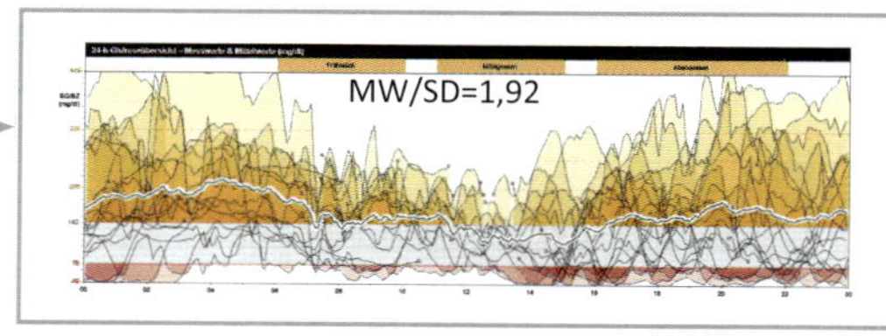

- **Glukoseniveau:**
  (sichtbar an der Mittelwertkurve)

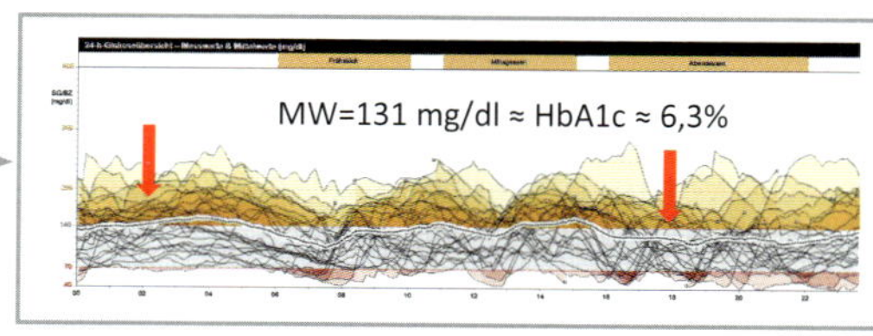

- **Glukoserhythmik:**
  (bezeichnet wiederkehrende Muster wie das Auftreten von Hypoglykämien oder Hyperglykämien immer zu einer vergleichbaren Zeit)

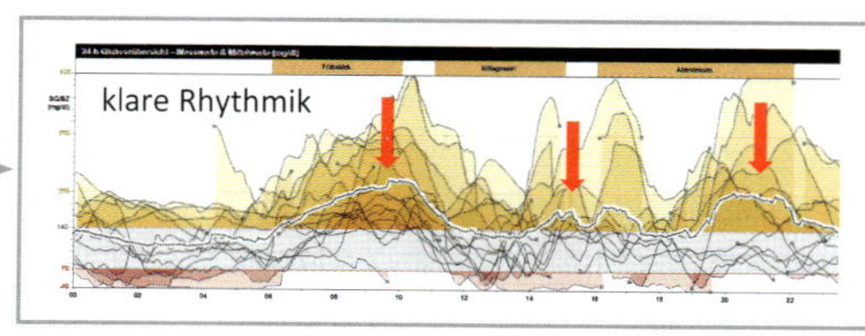

- sie ist abhängig von der Stoffwechseleinstellung und der Tagesrhythmik (z. B. gleiche Zeiten beim Aufstehen, bei Einnahme von Mahlzeiten, körperlicher Aktivität usw.)
- bei beurteilbarer Rhythmik:
  Liegen die Glukosewerte unter, im oder über dem Normbereich?:
  1. Betrachtung der Nacht

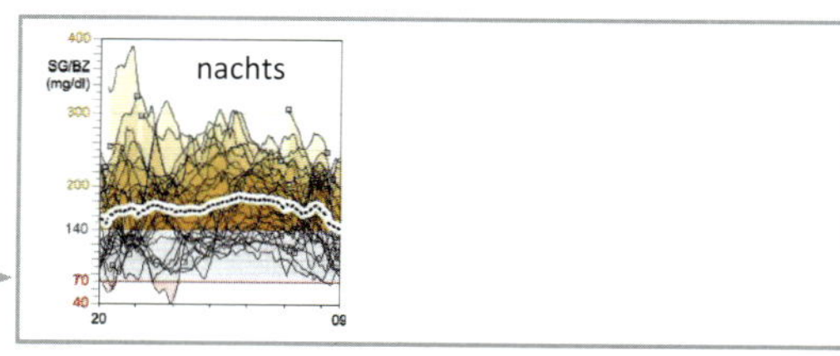

  2. Betrachtung der Nüchternglukose
  3. Betrachtung des Glukoseniveaus vor den Mahlzeiten
  4. Betrachtung des Glukoseniveaus nach den Mahlzeiten

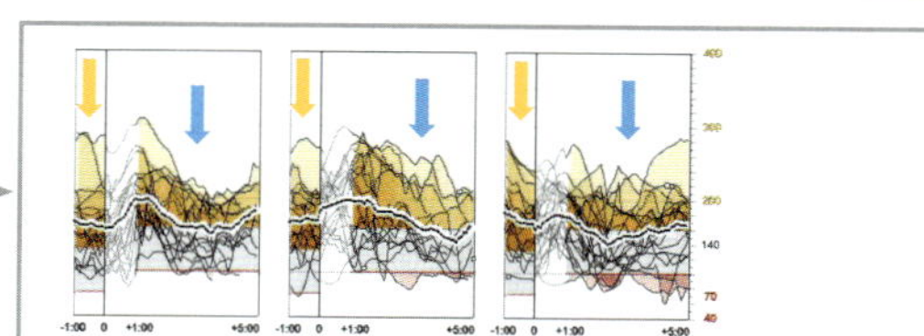

- bei nicht beurteilbarer Rhythmik: prüfen, ob es bestimmte Wochentage betrifft (z. B. Wochenende), und diese getrennt betrachten

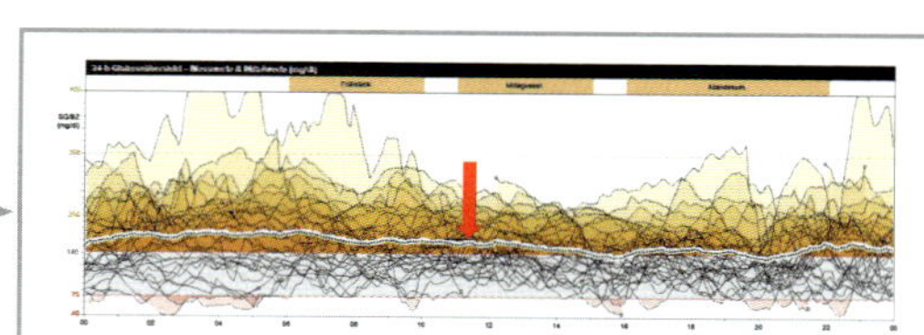

Anhang 2

Checkliste zur Auswertung von CGM-Profilen nach dem Flussschema

Patient: ____________________

Basisbedingungen	Ja	Nein
➢ Messdauer mindestens 6 Tage	☐	☐
➢ Stoffwechselführung dokumentiert	☐	☐
➢ Einstellung der Alarme		
➢ Warnmeldung niedrig (70-80 mg/dl)	☐	☐
➢ Warnmeldung hoch (180-200 mg/dl)	☐	☐
➢ Hypoglykämieabschaltschwelle (LGS) (70-75 mg/dl)	☐	☐
➢ Schlummern niedrig (30 min)	☐	☐
➢ Schlummern hoch (120 min)	☐	☐
➢ Voralarm niedrig (20 min)	☐	☐
➢ Voralarm hoch (aus)	☐	☐
➢ Abfallrate niedrig (2,0 mg/dl/min)	☐	☐
➢ Anstiegsrate hoch (3,0 mg/dl/min)	☐	☐
➢ Kalibrationsfehler (Kalibration häufig im Anstieg oder Abfall)	☐	☐
➢ Wirken sich die Kalibrationsfehler auf die Beurteilung der CGM-Profile aus?	☐	☐
➢ **Beurteilbarkeit der Stoffwechseleinstellung**		
➢ Treten Hypoglykämien selten oder gar nicht auf?	☐	☐
➢ Repetitive Hypoglykämien?	☐	☐
➢ Verhindern die repetitiven Hypoglykämien die weitere Beurteilung der Stoffwechselsituation (außer Hypoglykämie-management)?	☐	☐
➢ Hypoglykämien zu gleichen Zeitpunkten?	☐	☐
➢ Regelmäßige Tagesrhythmik?	☐	☐
➢ Messung zu ähnlichen Zeitpunkten	☐	☐

Seite 1

RANSuP_Version 2 vom 22.05.2013

Nach dem Download der Daten in die entsprechende Software hat sich die nachfolgende Herangehensweise als effizient erwiesen:

Checkliste zur Auswertung von CGM-Profilen nach dem Flussschema

Analyse der CGM-Daten	**Ja**	**Nein**
➢ Betrachtung Glukosestabilität		
Glukoseverlauf ist		
➢ stabil (MW/SD > 3)	☐	☐
➢ Pseudonormalisierung ausgeschlossen?	☐	☐
➢ Instabil (MW/SD < 2)	☐	☐
➢ weder stabil noch instabil (2 < MW/SD <= 3)	☐	☐
➢ Betrachtung Glukoseniveau		
➢ niedrig (< 120 mg/dl)	☐	☐
➢ normnah (120-175 mg/dl)	☐	☐
➢ hoch (> 175 mg/dl)	☐	☐
➢ Betrachtung Glukoserhythmik		
Reproduzierbare Rhythmik		
➢ mit optimalem Glukoseverlauf	☐	☐
➢ mit suboptimalem Glukoseverlauf:		
➢ Nachts	☐	☐
➢ Nüchtern	☐	☐
➢ Prä-prandial	☐	☐
➢ Post-prandial	☐	☐
Keine reproduzierbare Rhythmik		
➢ mit optimalem Glukoseverlauf	☐	☐
➢ mit suboptimalem Glukoseverlauf:		
➢ an bestimmten Wochentagen	☐	☐
➢ Nachts	☐	☐
➢ Nüchtern	☐	☐
➢ nur zu bestimmten Mahlzeiten	☐	☐
➢ ohne ersichtlichen Grund	☐	☐

Seite 2

RANSuP_Version 2 vom 22.05.2013

Anhang 3

Vorbereiten für das erste Kalibrieren

Die Anzahl der Blutglukosemessungen muss zu bestimmten Zeitpunkten erhöht werden (das Schlimmste, was passieren kann, sind eine Nachtmessung und -mahlzeit).

Zusatzmessung: zwei Stunden nach dem Essen (Zweistundenwert)

1. Der Zweistundenwert soll höher sein als der Wert vor dem Essen (Molnar-Dreieck): keine weitere Zusatzmessung erforderlich.

2. Ist der Wert gleich oder niedriger als der Wert vor dem Essen, dann sind zusätzliche Kohlenhydrate notwendig: Zusatzmessung als Nachtprofil um 02.00 Uhr.

Reguläre Spätmessung unter Berücksichtigung des Zeitabstands zur Abendmahlzeit:

1. Abstand zum Abendessen weniger als drei Stunden:
   a. der Blutglukosewert ist gleich oder niedriger als vor dem Abendessen, dann zusätzliche Kohlenhydrate und Zusatzmessung als Nachtprofil um 02.00 Uhr
   b. der Blutglukosewert ist höher als vor dem Abendessen: keine weiteren Maßnahmen

2. Abstand zum Abendessen mindestens drei Stunden:
   a. der Blutglukosewert ist höher als 110 mg/dl (6,1 mmol/l): keine weiteren Maßnahmen
   b. der Blutglukosewert ist gleich oder niedriger als 110 mg/dl (6,1 mmol/l): zusätzliche Kohlenhydrate und Zusatzmessung als Nachtprofil um 02.00 Uhr

Zusatzmessung als Nachtprofil um 02.00 Uhr

1. unter 100 mg/dl (5,6 mmol/l): zusätzliche Kohlenhydrate und erst schlafen, wenn ein Blutglukoseanstieg dokumentiert werden kann
2. über oder gleich 100 mg/dl (5,6 mmol/l): keine weiteren Maßnahmen

Anmerkung: Ein Wert unter 70 mg/dl (3,9 mmol/l) entspricht einer Unterzuckerung mit Gegenregulation, die Schwelle für weitere Maßnahmen ist bei 100 mg/dl (5,6 mmol/l) festgelegt, damit mit hoher Wahrscheinlichkeit eine Unterzuckerung vor der ersten Sensoranlage ausgeschlossen werden kann.

Anhang 4

Programmierung von Alarmgrenzen

CGM-Parameter	niedrig	normal	erhöht
Diabetes-Typ-1-Patientengruppe	– Schwangere – mikrovaskuläre Folgeerkrankungen	– gut eingestellte CGM-Anwender	– Hypoglykämiewahrnehmungsstörung – Kinder mit starken Blutglukoseschwankungen
Niedrigalarmgrenze	70–80 mg/dl, 3,9–4,4 mmol/l*	80 mg/dl, 4,4 mmol/l	80 mg/dl, 4,4 mmol/l
Hochalarmgrenze	140–160 mg/dl, 7,8–8,9 mmol/l*	180–200 mg/dl, 10,0–11,1 mmol/l*	240–300 mg/dl, 13,3–16,7 mmol/l*
Voralarm	Niedrig: 0:20 Minuten, Hoch: AUS	Niedrig: 0:20 Minuten, Hoch: AUS	Niedrig: 0:20 Minuten, Hoch: AUS
Meldung Änderungsrate	Abfallrate 2,0 mg/dl/min, 0,11 mmol/l/min Anstiegsrate 2,0 mg/dl/min, 0,11 mmol/l/min	Abfallrate 2,0 mg/dl/min, 0,11 mmol/l/min Anstiegsrate 3,0 mg/dl/min, 0,17 mmol/l/min	Abfallrate 2,0 mg/dl/min, 0,11 mmol/l/min Anstiegsrate 3,0 mg/dl/min, 0,17 mmol/l/min
Hypoglykämieabschaltung (Unterbrechen Niedrig)	60–70 mg/dl, 3,3–3,9 mmol/l*	70 mg/dl, 3,9 mmol/l*	70 mg/dl, 3,9 mmol/l*

*bei Pumpen mit der Einteilung in mmol/l lassen sich nur geradzahlige Werte einstellen (3,0 mmol/l; 3,2 mmol/l usw.)

Anhang 5

Graphische Interpretationshilfen für CGM

Pseudonormalisierung

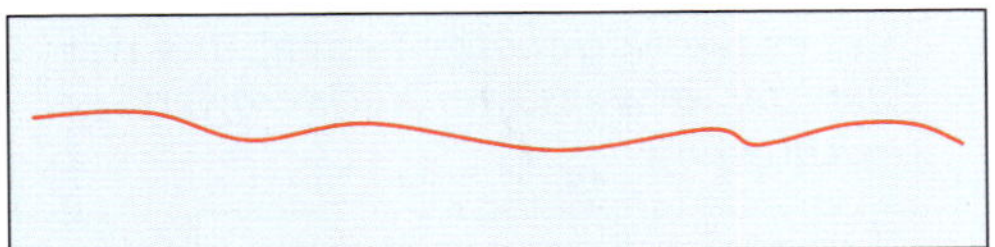

- kein Anstieg nach Kohlenhydrat-Mahlzeiten (< 50 mg/dl, < 2,8 mmol/l) z.B. nach Sport: Muskelreservoir leer, Kohlenhydrate gehen direkt in den Muskel und die Leber

→ **Basalrate für mindestens zwei Stunden halbieren, kein Bolus zu den Mahlzeiten, da noch genügend Insulin im Körper ist**

- *überstanden, wenn Glukose nach zwei Stunden wieder ansteigt*

Alkohol

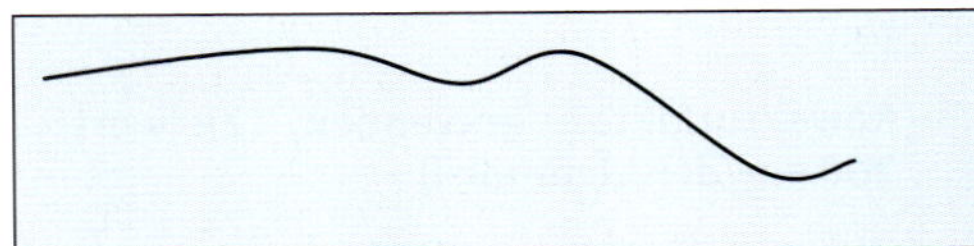

- gute Nüchternglukose mit flachem Verlauf in der zweiten Nachthälfte

→ **Bolus halbieren, Achtung: zwischen 10.00 und 12.00 Uhr Hypoglykämiegefahr, ggf. kohlenhydrathaltige Zwischenmahlzeit**

- *überstanden, wenn der Glukosewert vor dem Mittag nicht unter 100 mg/dl (5,6 mmol/l) gefallen ist*

Aufregung

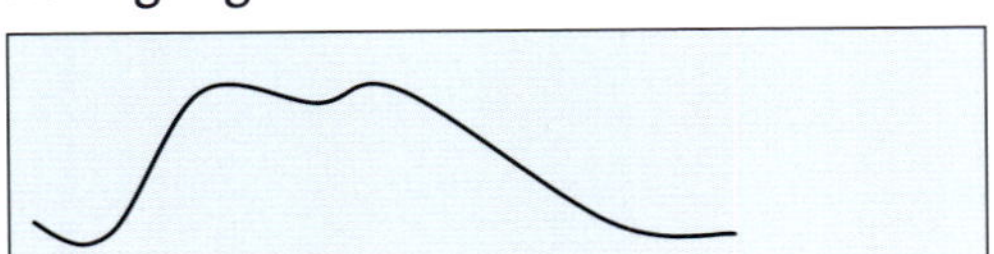

- extrem steile Kurve, hoher Anstieg auf > 300 mg/dl (16,7 mmol/l) nach Aufregung, Stress, Ärger durch Adrenalin

→ **normaler Korrekturfaktor; Achtung: Insulinwirkung tritt i.d.R. ein, wenn Adrenalin nachlässt → Hypoglykämiegefahr!**

- *überstanden, wenn Glukose um 50 mg/dl (2,8 mmol/l) fällt*

Kurve-2- Gegenregulation

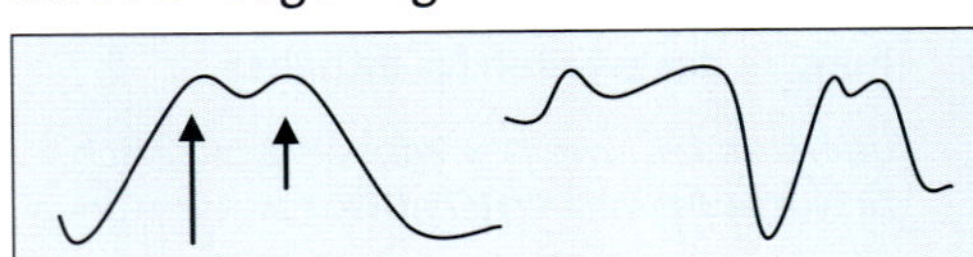

- extrem steiler Anstieg (auch Stunden) nach Hypoglykämie (Glukose < 70 mg/dl, < 3,9 mmol/l), weil die Leber Glukose ausschüttet; Insulin scheint nicht zu wirken, Ketone sind negativ

→ **normalen Korrekturfaktor anwenden, spätestens nach 1,5 Stunden messen und Ketone testen; Gefahr einer erneuten Hypoglykämie**

- *überstanden, wenn keine plötzlichen Glukoseänderungen (Springzucker) mehr bestehen*

Kohlenhydratfehler

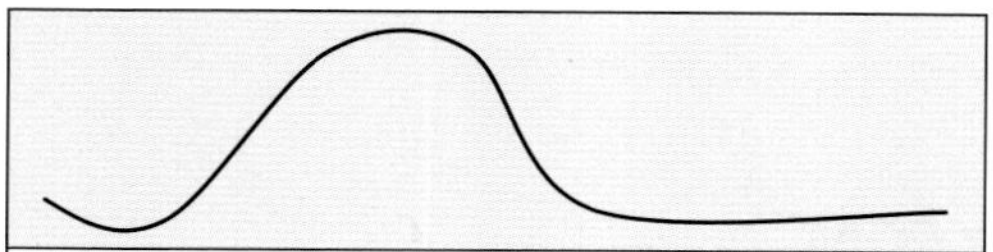

- Anstieg nach Kohlenhydratmahlzeit höher als gewöhnlich (>50 mg/dl, > 2,8 mmol/l; mehr als sonst), z. B.: Kohlenhydratmenge zu gering eingeschätzt, versteckte oder verzögerte Kohlenhydrate …

→ **Korrekturfaktor anwenden, Zielwert: 200 mg/dl (11,1 mmol/l)**

- *überstanden, wenn Glukose nach vier Stunden wieder im Normbereich ist*

späte Abendmahlzeit

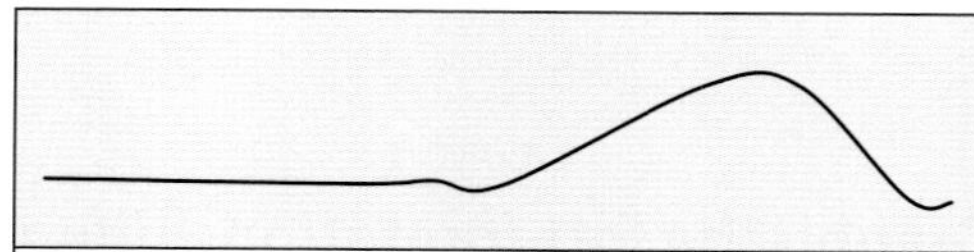

- hohe Glukosewerte in der ersten Nachthälfte

→ **abends dualen Bolus anwenden**

- *überstanden, wenn kein Glukosegipfel in der ersten Nachthälfte besteht und wieder der gewünschte Nüchternwert erreicht wurde*

Schlafmangel/Schmerzen

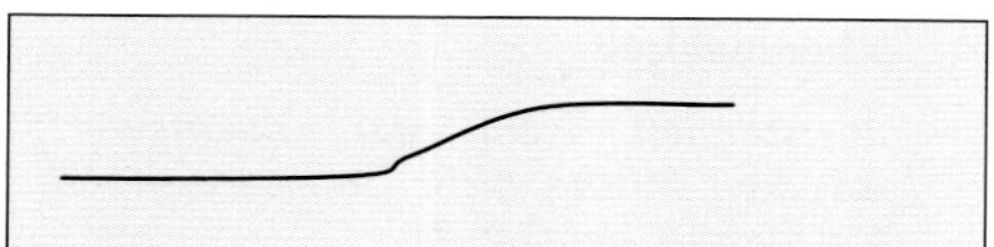

- Schlafdauer weniger als sechs Stunden und hoher Glukosewert morgens

→ **a) einmaliges Ereignis: keine Änderung**
b) dauerhaftes Ereignis: Basalratenerhöhung in der zweiten Nachthälfte

- *überstanden, wenn wieder der gewünschte Nüchternwert erreicht wurde*

Anhang 6

Handlungshilfen für den Anwender in diversen Situationen

Pseudonormalisierung:

- kein Anstieg nach Kohlenhydrat-Mahlzeiten (< 50 mg/dl, < 2,8 mmol/l) z. B. nach Sport: Muskelreservoir leer, Kohlenhydrate gehen direkt in den Muskel und die Leber

→ **Basalrate für mindestens zwei Stunden halbieren, kein Bolus zu den Mahlzeiten, da noch genügend Insulin im Körper ist**

- *überstanden, wenn Glukose nach zwei Stunden wieder ansteigt*

Aufregung:

- extrem steile Kurve, hoher Anstieg auf > 300 mg/dl (16,7 mmol/l) nach Aufregung, Stress, Ärger durch Adrenalin

→ **normaler Korrekturfaktor; Achtung: Insulinwirkung tritt i. d. R. ein, wenn Adrenalin nachlässt → Hypoglykämiegefahr!**

- *überstanden, wenn Glukose um 50 mg/dl (2,8 mmol/l) fällt*

Alkohol:

- gute Nüchternglukose mit flachem Verlauf in der zweiten Nachthälfte

→ **Bolus halbieren, Achtung: zwischen 10.00 und 12.00 Uhr Hypoglykämiegefahr, ggf. kohlenhydrathaltige Zwischenmahlzeit**

- *überstanden, wenn der Glukosewert vor dem Mittag nicht unter 100 mg/dl (5,6 mmol/l) gefallen ist*

Gegenregulation:

- extrem steiler Anstieg (auch Stunden) nach Hypoglykämie (Glukose < 70 mg/dl, < 3,9 mmol/l), weil die Leber Glukose ausschüttet; Insulin scheint nicht zu wirken, Ketone sind negativ

→ **normalen Korrekturfaktor anwenden, spätestens nach 1,5 Stunden messen und Ketone testen; Gefahr einer erneuten Hypoglykämie**

- *überstanden, wenn keine plötzlichen Glukoseänderungen (Springzucker) mehr bestehen*

Kohlenhydratfehler:

- Anstieg nach Kohlenhydratmahlzeit höher als gewöhnlich (>50 mg/dl, > 2,8 mmol/l; mehr als sonst), z. B.: Kohlenhydratmenge zu gering eingeschätzt, versteckte oder verzögerte Kohlenhydrate ...

→ **Korrekturfaktor anwenden, Zielwert: 200 mg/dl (11,1 mmol/l)**

- *überstanden, wenn Glukose nach vier Stunden wieder im Normbereich ist*

Schlafmangel/Schmerzen:

- Schlafdauer weniger als sechs Stunden und hoher Glukosewert morgens

→ **a) einmaliges Ereignis: keine Änderung**
b) dauerhaftes Ereignis: Basalratenerhöhung in der zweiten Nachthälfte

- *überstanden, wenn wieder der gewünschte Nüchternwert erreicht wurde*

späte Abendmahlzeit:

- hohe Glukosewerte in der ersten Nachthälfte

→ **abends dualen Bolus anwenden**

- *überstanden, wenn kein Glukosegipfel in der ersten Nachthälfte besteht und wieder der gewünschte Nüchternwert erreicht wurde*

Anhang 7

Prozessbeschreibung SuP

Die Prozessgestaltung für die sensorunterstützte Pumpentherapie beinhaltet mehrere Etappen und wird in der folgenden Verfahrensanweisung geregelt:

Verfahrensanweisung SuP

Zielsetzung:

Herausforderung, Prozess und Erfahrung bei der Anwendung im Praxisalltag. Sinnvoller, reibungsloser Ablauf und zeitnahe Terminvergabe für die Etablierung der sensorunterstützten Pumpentherapie.

Ablauf:

Voraussetzung ist, dass der Patient Insulinpumpenträger (MiniMed® Veo™, MiniMed® 640G oder Animas®) ist.

Der erste Schritt ist ein Indikationsgespräch zwischen Arzt und Patient. Die Dauer beträgt ca. 30 Minuten.

Bei entsprechender Indikation und Ausschöpfung der bisherigen Therapie werden die Patienten ins „Diablog“-Programm aufgenommen, ein speziell entwickeltes Computerprogramm, in welchem die Patienten online betreut werden können. Dies ist die Plausibilitätsphase für den Arzt. Der Zeitaufwand beträgt drei- bis fünfmal zehn Minuten für etwa drei bis sechs Wochen.

Anschließend erfolgt der „CGM-Führerschein“. Das Seminar mit einem Zeitaufwand von ca. 30 bis 45 Minuten dient der Plausibilitätsphase für den Anwender. Die Patienten werden mit dem Ablauf der kontinuierlichen Glukosemessung vertraut gemacht und lernen Inhalte wie „Kalibrieren“ und den Umgang mit Alarmen. Die Terminierung für die Sensoranlage sowie für die Besprechung der Ergebnisse und letztlich die Terminierung für den CGM-Antrag erfolgt zeitnah nach dem „CGM-Führerschein“ und liegt im Verantwortungsbereich der Diabetesberaterin, Dauer ca. fünf bis acht Minuten.

Der Termin für die Sensoranlage wird mit 30 bis 40 Minuten eingeplant. In dieser Zeit werden die Patienten mit der Technik des Sensors, dem entsprechenden Programm in der Insulinpumpe und dem Ablauf der Glukosemessung vertraut gemacht.

Im Anschluss daran (Sensor zeichnet bis zu sieben Tage auf) erfolgt der Besprechungstermin zwischen dem Anwender und dem Arzt, möglichst zeitnah, einschließlich individueller Zielvereinbarung, bei einem Zeitaufwand von ca. 30 Minuten.

Anschließend wird ein Termin vereinbart für den CGM-Antrag, mit einem Zeitaufwand von ca. 60 Minuten.

Zum Schluss erfolgt die Telemedizin/Präsenzmedizin mit einem Zeitaufwand von zweimal 30 Minuten über mindestens drei Wochen zum Überprüfen der individuellen Zielvereinbarung und, ob erkannte Therapieprobleme gelöst werden konnten.

Nutzen:

für den Anwender:	emotionale Sicherheit und ein lernendes System
für den Arzt:	zusätzliche Erkenntnisebene, schnellere Lösungsansätze
für die Krankenkasse:	weniger Notarzteinsätze

Verantwortlich:

Arzt (Name)

Diabetesberaterin (Name)

Nr.	Aktion	verantwortlich	Aufzeichnung
1	Indikationsgespräch zwischen Arzt und Patient, Dauer ca. 30 Minuten	Arzt	PC
2	„Diablog"-Programm, Plausibilitätsphase für den Arzt, Zeitaufwand ca. 3–5 x 10 Minuten über 3–6 Wochen	Arzt	PC
3	CGM-Führerschein, Plausibilitätsphase für den Anwender, Dauer ca. 30–45 Minuten	Diabetesberaterin	PC
4	Terminierung für die CGM-Anlage, den Besprechungstermin und den CGM-Antrag	Diabetesberaterin	PC
5	Sensoranlage, Vermittlung der Technik, Dauer ca. 30–45 Minuten	Diabetesberaterin	PC
6	Besprechungstermin Arzt und Patient, individuelle Zielvereinbarung, Dauer ca. 30 Minuten	Arzt	PC
7	CGM-Antrag Arzt und Patient, Dauer ca. 60 Minuten	Arzt	PC
8	Telemedizin, Präsenzmedizin zur Überprüfung der individuellen Zielvereinbarung und, ob erkannte Therapieprobleme gelöst werden konnten Zeitaufwand: ca. 2 x 30 Minuten über 3–6 Wochen	Arzt	PC

10. Sachwortverzeichnis

A

Abschaltalgorithmus, prädiktiver 21, 79
AGP 212
Aktivität, körperliche 38 f., 56 f., 85, 93, 112, 122, 165, 171, 184
Alarme 19, 21, 36, 96
Alarmsetzung 214
Alkoholgenuss 167, 171
Animas® Vibe® 20, 125
Aufschaukeln 173, 185

B

Basalrate 127
Bauchspeicheldrüse, künstliche (siehe auch: Pankreas, artifizielles) 14
Blutglukosekonzentration 16
Blutglukosemessung 31
Blutglukoseselbstkontrolle 47, 54
BolusExpert® 76, 79, 109, 113, 122, 129, 180, 185
Boluskalkulator 180
Bolusmanagement 109, 122, 127, 131, 199

C

CareLink™ 67 ff., 73, 80, 88, 96, 108, 114 f., 127, 133, 187, 213
CGM-Kurve 17
CGM-Muster 151
CGM-Profil 29, 34 f., 41
CGMS® 16, 19
CGM-Sensorkurve 37
CGM-System 36
CGM-Tagesprofile 30
Clamp-Test 56
Closed Loop 21
Closed-Loop-System 14, 23
Concanavalin A 56
Contour® Next Link 73
Contour® Next Link 2.4 37, 67, 73
CoPilot 67

D

Datenlücken 156
Dawn-Phänomen 38
DCCT 42 f.
Dead in Bed Syndrome 43 f.
DECODE 42
Dexcom 158, 162
Dexcom G4® 19 f., 23
Dexcom G5® 19, 23
Dexcom Seven Plus 19

Dextran 56
Diabass® 67
Diabetes Control and Complications Trial 42 f.
Diabetes Epidemiology: Collaborative analysis of Diagnostic criteria in Europe 42
Diabetes Intervention Study 42
Diabetesprognose 42
Diasend® 67
Differenz, mittlere absolute relative 24
DIS 42
DPV-Initiative 43
Dusk-Phänomen 38, 84

E

EDIC 42
EGP 24
Einführhilfe 16
Einlaufzeit 90
Enlite™ 16, 158, 162
Enlite™ II 23
Enzymelektrode 16
Epidemiology of Diabetes Interventions and Complications 42
Erkältungskrankheiten 85
Erkrankungen, fiebrige 38
Error-Grid-Plot 24 f.

F

Fehlalarme 97
Fehlkalibrierung 95 f., 154
Fett-Protein-Einheit 52, 202
FGM 14, 17
Flash-Glukose-Monitoring 14, 17, 93, 213
Fleischerhakenmuster 179, 209
Flüssigkeit, interstitielle 25
Flussschema 212
FreeStyle Libre 17, 213
FreeStyle Navigator 162
FreeStyle Navigator II 19

G

Gastroparese 34, 48 f., 122, 179, 193, 209
Gegenregulation 23, 41, 45 f., 59, 61, 102, 106, 114, 170 f., 173
Gehirn 61
Gewebe, subkutanes 25
GlucoDay® 18
GlucoPad 18
GlucoWatch®Biographer 18
Glukoseänderungsgeschwindigkeit 35, 41, 55, 98, 102, 212
Glukoseauslenkungen 41, 48
Glukosebereich 38
Glukose-Clamp-Test 25
Glukosedaten, aktuelle 20
Glukosedynamik 19, 31 f., 53 ff., 57, 61, 63, 93, 161

Glukoseexkursionen 42, 67
Glukosefluktuation 41, 47, 87
Glukoseflussrate 33 f.
Glukosegradient 33 f.
Glukosekonzentration 33 f., 41
Glukosekonzentration, interstitielle 16
Glukosekurve 17, 19, 29
Glukose-Labilitätsindex 87
Glukosemessung, Verfahren 14
Glukosemuster 26, 114 f., 117 f., 129, 213
Glukoseniveau 129, 213
Glukoseoxidase 15, 18
Glukoseprofil 14, 30, 42
Glukoseprofil, ambulantes 212
Glukoseregulation 30 f., 38, 67
Glukoseresorption 52
Glukoseschwankungen 38, 40, 42, 168
Glukosesensor 18, 23 ff.
Glukosespiegel 14
Glukosestabilität 25, 34 f., 94, 129, 213
Glukosestoffwechsel 37
Glukosestoffwechselregulation 32, 55
Glukosestoffwechselsituation, instabile 58
Glukoseströme, endogene 103
Glukosetransporter GLUT3 34
Glukosetransporter GLUT4 34, 56
Glukosetrend 19, 26, 31, 83
Glukoseutilisation 56 f.
Glukosevariabilität 168, 212
Glukoseverlauf 29, 39, 41, 46
Glycaemic Risk Assessment Diabetes Equation 87
Glykämie, postprandiale 49
Glykogenspeicher 59, 62, 102, 164 ff., 168, 170 f., 174 f., 177
GRADE 87
Guardian®2 Link 89
Guardian® Real-Time 19, 24, 67, 89 f.

H

HbA_{1c} 38, 41 ff., 64, 211, 212
HBGI 87
Herzrhythmusstörungen 44
High Blood Glucose Index 87
Hungerphasen 171
Hyperglykämie 19, 52, 122, 187 f.
Hyperglykämie, „falsche“ 197
Hyperglykämie, morgendliche 193
Hyperglykämie, nächtliche 191
Hyperglykämie, postprandiale 195, 202
Hyperglykämiealarm 98
Hyperglykämieschwelle 187
Hypoglykämie 14, 19 ff., 27, 31, 35 f., 38 ff., 43 ff., 51 f., 56, 58, 61, 64, 84, 87, 91, 93, 96, 101, 103, 109, 111 f., 114, 117, 122, 127, 129, 131, 168, 171, 173, 184 f., 214
Hypoglykämie, „falsche“ 176
Hypoglykämie, Folge- 60, 173
Hypoglykämie, nächtliche 177
Hypoglykämie, postprandiale 180
Hypoglykämie, präprandiale 179
Hypoglykämie, repetitive 59, 102, 103 f., 112, 133, 166, 170, 177
Hypoglykämie, schwere 131
Hypoglykämieabschaltung 21, 24, 96, 98, 118, 132, 134

Hypoglykämieabschaltung, prädiktive 100, 118
Hypoglykämiealarm 98
Hypoglykämiegefahr 91, 117 f., 132
Hypoglykämiemanagement, automatisiertes 86
Hypoglykämiemanagement, prädiktives 125, 132
Hypoglykämiemuster 170
Hypoglykämierisiko 106
Hypoglykämieunterbrechung 91
Hypoglykämiewahrnehmungsstörung 35, 46 f., 99, 103 f.

I

Infekte 85
Infusionsset 130
Insulinabgabe 21
Insulinabgabekurve 118
Insulinempfindlichkeit 56
Insulinlast 31, 109
Insulinresistenz 49
Iontophorese 18
iPro™2 17, 67
ISIG-Wert 158

K

Kalibrierung 16, 19, 23, 35 ff., 56, 63 f., 90, 92 f., 95 f., 131, 197, 214
Kalibrierung, falsche 152
Kohlenhydratfaktoren 109
Kompartiment 25, 32, 34 f., 54 f., 58, 61, 93

L

LBGI 87
LGS 21, 79, 89, 100, 118, 131, 132, 134, 176, 178, 184 f.
LI 87
Low Blood Glucose Index 87
Low Glucose Suspend 21, 79, 100, 118, 125, 131

M

MAGE 87
Mahlzeiten 31
Makroblick 76 f., 79 f., 121 f., 130, 212
MARD 24 f., 55, 90
Maturity Onset Diabetes in the Young 38
Mean Average Glucose Excursions 87
Menstruation 38
Menstruationszyklus 85
Messdauer 16, 86
Messgenauigkeit 23 f., 30
Messmethode, elektrochemische 15

Messtoleranz 26
Messtoleranzbereich 35
Messverfahren, chemische 15
Messverfahren, physikalische 15
Messwertdrift 35, 93
Messwerttoleranz 35
Mikroblick 77, 79 f., 121, 131, 213
Mikrodialyse 18 f.
MiniMed® 640G 21, 67, 73, 79, 86, 89 f., 100, 118, 125, 132, 157, 178, 180, 182, 184
MiniMed® Veo™ 21, 24, 67, 79, 86, 89 ff., 100, 118, 125, 131, 184
MODY 38
Molnar-Dreieck 111
Mukoviszidose 38
Muskelauffülleffekt 112, 122

N

Nadelsensor 16, 19
Nahrungskarenz 56, 166
„Nase“ 89, 155 f.

P

Pankreas, artifizielles (siehe auch: Bauchspeicheldrüse, künstliche) 14, 21, 27
Paradigmenwechsel 29, 43
Paradigm® Real-Time 20, 67, 125
Paradigm® Veo™ 21
PARD 25
Phasen, postprandiale 39
PLGM 21, 133
Praxismanagement 213
Precision Absolute Relative Difference 25
Predictive Low Glucose Management 21, 125, 133
Pseudonormalisierung 60, 61, 104, 111, 175
Pumpentherapie, sensorunterstützte (siehe auch: SuP) 20 f., 27, 67, 86, 91, 121, 126 f., 137, 211, 213

R

Real-Time-System 34
Reproduzierbarkeit 86

S

Schlafapnoe 122
Schlafenszeit 39
Schwellenwert 21
Schwellenwertalarme 20
Semi-Closed-Loop-System 22
Sensorempfindlichkeit 24
Sensorperformance, nachlassende 158
Serter 16
SmartGuard® 21 f., 79, 89, 100, 118, 125, 132 ff., 176, 178, 180, 182, 184 f.
Snacking 203
Somogyi-Effekt 193

Sport 31, 39, 56 f., 61, 112, 122, 165, 167, 171, 184

Spritz-Ess-Abstand 54

Stabilitätsindex 108 f., 111

Stoffwechselregulation 50

Stress 85, 114

SuP (siehe auch: Pumpentherapie, sensorunterstützte) 20, 27, 86, 121, 125, 132, 137, 211, 213

SuT (siehe auch: Therapie, sensorunterstützte) 125

T

T1D-Exchange 43

Tagesprofil 29

Tag-zu-Tag-Instabilität 114

Therapie, sensorunterstützte (siehe auch: SuT) 21, 125, 213

Therapieunterstützung 53

Tiefschlafphase 21

Timelag 25, 34 f., 54 f., 95, 162

Trend 20

Trendanalyse 29

Trendpfeile 19

U

UKPDS 42

United Kingdom Prospective Diabetes Study 42

V

Variabilität, glykämische 42 f.

Voralarme 19

W

Warnmeldungen 21, 99